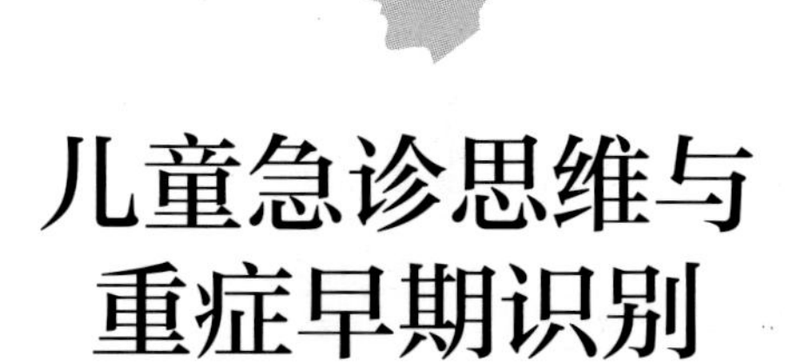

儿童急诊思维与重症早期识别

祝益民　编著

人民卫生出版社

图书在版编目（CIP）数据

儿童急诊思维与重症早期识别 / 祝益民编著 . —北京：人民卫生出版社，2019

ISBN 978-7-117-26255-2

Ⅰ. ①儿… Ⅱ. ①祝… Ⅲ. ①小儿疾病 – 急性病 – 诊疗②小儿疾病 – 险症 – 诊疗 Ⅳ. ①R720.597

中国版本图书馆 CIP 数据核字（2019）第 023508 号

儿童急诊思维与重症早期识别

编　　著：祝益民
出版发行：人民卫生出版社（中继线 010-59780011）
地　　址：北京市朝阳区潘家园南里 19 号
邮　　编：100021
E - mail：pmph @ pmph.com
购书热线：010-59787592　010-59787584　010-65264830
印　　刷：三河市博文印刷有限公司
经　　销：新华书店
开　　本：850 × 1168　1/32　印张：13.5　插页：4
字　　数：272 千字
版　　次：2019 年 4 月第 1 版　2019 年 4 月第 1 版第 1 次印刷
标准书号：ISBN 978-7-117-26255-2
定　　价：49.00 元
打击盗版举报电话：010-59787491　E-mail：WQ @ pmph.com
（凡属印装质量问题请与本社市场营销中心联系退换）

编者简介

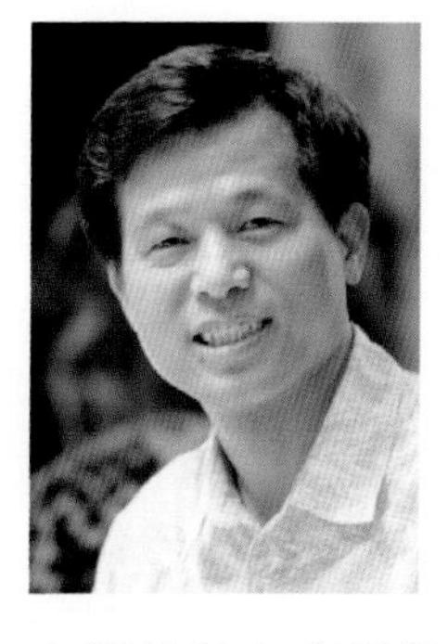

祝益民，二级教授，医学博士，博士生导师，湖南省人民医院（湖南师范大学附属第一医院）院长，湖南省急救医学研究所所长。享受国务院政府特殊津贴专家，百千万人才工程国家级人选，卫生部有突出贡献的中青年专家，原卫生部教材专家指导委员会委员，国家“十二五”重大科技支撑计划项目首席专家。中国医师协会儿科医师分会副会长及儿科急救专业委员会主任委员，中国医师协会儿童重症医师分会副会长，中华医学会科学普及分会候任主任委员，中华医学会急诊医学分会儿科急救学组组长，《实用休克杂志》主编。湖南省医学会副会长、急诊专业委员会主任委员，湖南省优秀专家，湖南省医学领军人才，湖南省首届优秀科技工作者。发表论文 240 篇，先后 8 次获得省部级科技进步奖，主编医学专著 12 部。

前 言

随着国家全面两孩政策的实施，新的生育高峰已经来临，儿童就诊人群明显增加，高危儿和儿科患者从新生儿期到青春期，因其每个阶段的独特性，对于儿科急诊工作者而言无疑是一个巨大的挑战。尤其是基层儿科工作压力大、急诊风险高，在儿科医师数量不足，不能满足儿童和家长需求的大环境下，基层医疗机构的儿科医师和全科医师需要承担更多的儿科患者，这就要求其对儿科急症的早期识别，既要判断准确，又要恰当处理或及时转诊，保证重症儿童的安全。

一般来说，各级医疗机构急诊科就诊者大约30%是儿童，绝大部分儿科急诊和危重症患儿首次就诊都不在儿童专科医院，而是在社区和综合医院的急诊科。虽然大部分前往急诊科就诊的患儿病情平稳，但其中有部分婴幼儿确实是危重病例。病情危重的急诊患儿病因各异，可掩盖疾病，使其难以早期识别。要求急诊医师和护士能掌握其解剖学、生理学、免疫学、发育等特点，整合儿科急症的医疗体系。许多危重儿在基层医疗机构和社区医院无法获得有效的救治，院间转运资源及有效诊疗的协作网络是必不可少的。因此，急诊医生掌握如何识别、评估急诊患儿、有效及时处理或转诊的知识是十分必要的。

根据全美卫生统计中心的数据，在美国，急诊科就诊者 20.5% 是 18 岁以下儿童，6 岁以下儿童有 28.2% 在 1 年内至少有过一次急诊室就诊经历，急诊室就诊率最高的年龄组是 12 个月以下的婴儿，100 名婴儿中有 91.3 人曾在急诊室就诊过。然而，89% 的儿童首诊都是在非儿童专科医院或专科门诊就诊，只有 4% 的医疗场所设有专门的儿科诊室、23% 的医院急诊室配有专业儿科急诊医生、6% 的急诊室配备符合美国儿科学会 / 美国急诊医生协会所推荐的设施设备条款。说明国内外儿科急诊的特点是就诊量大、急诊条件不够、儿科急诊医师不足，强化培训、规范诊疗十分必要，这就是本书构思的出发点。

本书从儿科急诊诊疗方法、重症患儿病情危重度评分和重症儿童转运着手，系统描述急症症状学，重点对儿科常见的儿童呼吸系统急症、心脏疾病相关急症和消化系统急症进行深入浅出的描述，使儿科医生能领会儿科急诊的诊治思路，在实践中把握病情的判断，了解疾病的发展过程，做出最恰当和合理的决策，使急诊患儿得到有效救治。本书在编写过程中得到湖南省人民医院和湖南省儿童医院同道们的大力支持，感谢杨梅雨、刘萍萍、吴琼等医师在资料收集和整理方面提供的帮助。本书适合儿科医师、急诊科医师、全科医师、医学生和研究生学习，特别是工作在一线的青年骨干可以将本书作为随手查阅和仔细研读的参考书。

本书出版之际，恳切希望广大读者在阅读过程中不吝赐教，欢迎发送邮件至邮箱 renweifuer@pmph.com，或扫描封底二维码，关注“人卫儿科”，对我们的工作予以批评指正，以期再版修订时进一步完善，更好地为大家服务。

编者

2019 年 3 月

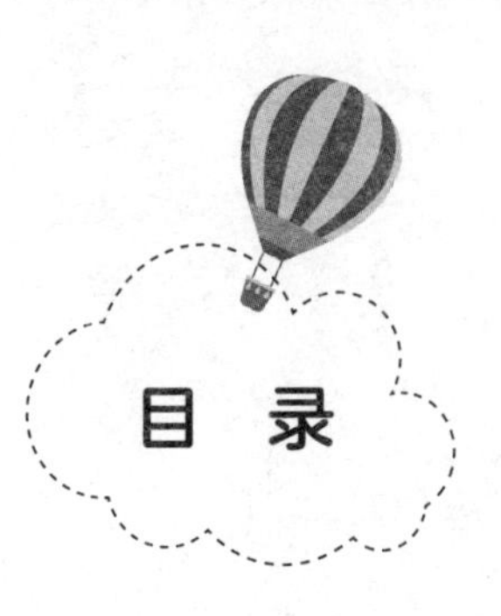

目录

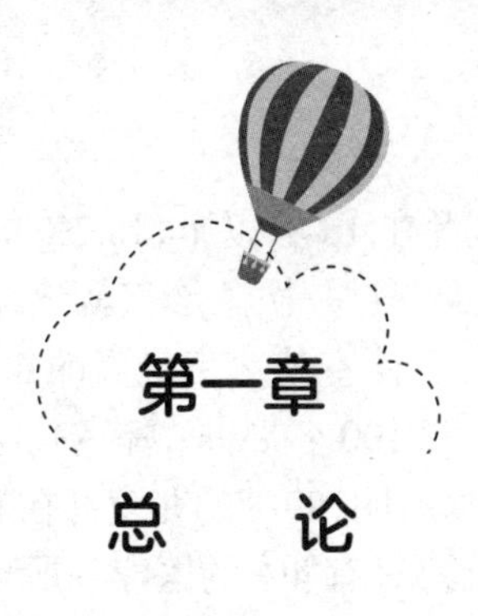

第一章 总 论

第一节 儿科急诊诊疗方法

儿科患者从新生儿期到青春期,因其每个阶段的独特性,对于急诊工作者而言无疑是一个巨大的挑战。急诊科就诊者大约30%是儿童,绝大部分儿科急诊和危重症患儿首次就诊都不在儿童专科医院,而是在社区和综合医院的急诊科。虽然大部分前往急诊科就诊的患儿病情平稳,但其中有部分婴幼儿确实是危重病例。病情危重的急诊患儿病因各异,这就要求急诊医师和护士应掌握儿童的解剖学、生理学、免疫学、发育等特点,以早期识别。急诊监护不仅限于急诊室,一个整合的可以应对各种儿科急症的医疗体系是儿科急诊监护的关键。许多危重儿在社区医院无法获得有效的救治,院间转运资源及有效诊疗的协作网络是必不可少的。因此,急诊医生如何识别、评估急诊患儿是必要的。

一、儿科急诊流行病学

根据美国国家卫生统计中心(National Center for Health Statistics,NCHS)的数据,2003年大约有11 530万急诊室就诊者。2005年,美国20.5%的

急诊室就诊者在18岁以下，28.2%的6岁以下儿童1年内至少有过一次急诊室就诊经历。2005年的调查显示，急诊室就诊率最高的年龄组是12个月以下的婴儿，100名婴儿中有91.3人曾就诊过。近期研究数据表明，89%的儿童都在非儿童专科医院或门诊就诊，只有4%的医疗场所设有专门的儿科诊室。调查显示，只有23%的医院急诊室配有专业儿科急诊医生，62%配有儿科主治医师，71%配有急诊医生；只有6%的急诊室配备符合美国儿科学会/美国急诊医生协会所推荐的设施设备条款。按照急诊室患儿救治预备指南，半数急诊室达到了至少85%的推荐配备。

呼吸道急症及外伤是急诊室就诊者的主要病因，最常见的包括急性呼吸道感染、发热、中耳炎、其他头颈部感染、肠炎、轻微割伤及挫裂伤。外伤是导致15岁以下儿童死亡及伤残最常见的原因，占每年急诊室就诊人数的14.1%。在儿童组，大约95%的就诊者为意外伤害，而这些意外伤害大部分都是可预计、可预防的。虽然就诊于急诊室的患儿病因多种多样，但是对危重儿及外伤患儿的救治应始终聚焦于休克和呼吸衰竭两个方面。

二、儿童解剖及生理差异

对于儿科患者的体格评估需要注意不同年龄组解剖、生理、发育上的差异。有时要严格区分解剖及生理问题存在一定难度。如小婴儿体表面积大，面积体重比增加，可导致散热增加及体温不稳定，因此体查时维持适当的环境温度非常重要。

（一）生长过程

婴幼儿相对头身比例大，颈部支持弱，极易造成头部外伤。胸腹部钝性外伤常导致轻微甚至无外伤体征的内脏器官损伤。正在生长的长骨具有弹性，可造成儿科的一些特殊问题。柔韧的生长中的肋骨在钝器伤后不会折断，而是弯曲将外力传导至胸腔及上腹部的器官。生长骨最弱的部分在生长板，这部分较周围的韧带组织更易受伤。处于生长期的儿童，罕见扭伤，生长板骨折占儿童骨折的20%，对生长板外伤的认识是避免骨生长失衡至关重要的因素。

成人及儿童呼吸道的解剖学差异对于做出适当评估及急诊支持是非常重要的。婴幼儿的小呼吸道更容易被分泌物阻塞，从而导致病情急剧恶化成呼吸窘迫及衰竭。简单的操作如上呼吸道吸痰，可改善小婴儿呼吸道的气体运动，因为婴儿更倾向鼻呼吸，分泌物所致的鼻塞可导致明显呼吸道受损。一个易激惹哭吵不安的婴儿，可因鼻塞而学会用口呼吸。

幼儿也有其独特的优势。代偿机制如心率增快、外周血流回所需的中央循环等，可保护婴幼儿不至于失代偿休克，从而避免了休克带来的严重后果。

（二）发育问题

基础行为知识及年龄相关的发育差异对评估患儿而言十分重要。2 岁以内与年龄相关的运动功能、语言功能、社会适应力等方面具有里程碑式的差异。

1. 新生儿 在新生儿及早期婴儿期，正常的行为包括睡觉、喂养、在饥饿或者不适的时候哭吵。这一时期婴儿没有眼神交流也不会对人微笑，不适没有什么特异性，激惹或哭吵的原因可能难以解释。在评估婴儿时应该听取其父母的意见。一个母亲对于她孩子的“感觉”通常都是准确的，应该认真考虑。

2. 婴儿（1岁以下） 2~3个月的婴儿已经开始会对人笑，以及对友善的声音做出反应。缺乏适当的社交互动可能会导致一些问题。一个有着空洞眼神及“没人在家”式凝视的婴儿，很容易与会随光线追视或会对你微笑的正常婴儿区别开来。该年龄段的婴儿对语言基本上无理解力，但他们能对安静舒缓的声音做出反应。6个月大的婴儿如果不能注意到人的出现，应该要当心了。这个年龄段的正常行为包括任何用来表达好奇心或焦虑的动作，比如哭。6个月以上的婴儿已经学会谨慎，当他们从一个熟悉的人的怀里被带离时会哭。急诊科医生应该预计婴儿会“认生”，如果可以的话，可以让患儿熟悉的人抱着进行检查。在检查时用玩具或者手电筒吸引患儿注意对于情感控制也十分有用。

3. 幼儿期（1~3岁） 在幼儿期，随着语言的发育，直接对小孩说话是十分重要的。我们应该认识到，除了表达性语言，幼儿和学龄前期幼儿有着更为广泛的可接受语言，可从他们的父母或者保姆那里获得恐惧和关心，从而让他们感到恐惧。如果孩子表现的很镇定，医生在患儿进入诊室后继续和其讲话或游戏，而不是一进诊室就开始检查，更有助于建立和孩子们的关系。

4. 学龄前期(4~5岁) 学龄前期的孩子都是爱幻想的,这种幻想常导致一些不符合常理的推断及梦魇。该年龄的孩子可能因为受到监护人的关心而感到害怕,这种恐惧造成了之前的推断及假设。该年龄段孩子外伤或疾病的原因可能被误解为他们自己的行为不当。医生可以在检查时允许他们自己控制一些部分,比如自己提起想先检查的那只耳朵。

5. 学龄期(6~12岁) 当小孩到达学龄期,真诚的解释整个过程、回答问题、缓解他们的恐惧就会变得格外重要。要尊重他们的隐私。可能的话,应该跟他们交谈,从孩子及父母那里得到既往史信息。当理由变得成熟时,碰到会痛的或者没尝试过的操作,学龄期的儿童会尝试用谈判来解决。当他们不肯妥协的时候我们才能行为限制。可以给孩子一些自主权,比如抽血时问他抽左手还是右手,或告诉他可以哭但手不能动。

6. 青春期(13~19岁) 随青春期而来的是独立和自主。相比家长施加的压力,来自同辈的压力更容易造成青春期孩子的行为障碍。青春期的孩子喜欢冒险,毫不惧怕外伤或危险。他们不能预计后果,缺乏共识。需要尊重他们的隐私和保密,询问病史及体查时将青春期患儿和监护人分开是明智之举。应该让青春期的孩子对治疗发表自己的看法。

三、儿童生命体征的特点

医务人员应当对于不同年龄的生命体征值非常熟悉。对异常生命体征的认识是成功治疗患儿的关键之一。不同年龄的正常心率均有不同。虽然发热、焦虑、疼痛或恐惧均可造成心动过速，但心率仍是患儿最起始也是最敏感的心血管异常体征。测量心率时，同时摸脉搏（同一肢体的近远端脉搏）是极有帮助的。比较臂动脉及桡动脉或者股动脉及足背动脉的搏动常可以提供很多的信息，从而区别心血管异常和良性心动过速。心动过缓通常是患儿心肺衰竭及心搏骤停前的不祥之兆。

血压是评估心血管功能的关键之一，且在所有年龄组的患儿都能测到。婴幼儿代偿机制好，在循环血量明显减少时仍可测得，代偿机制包括心率增快、外周血管阻力增加。当代偿机制无效时，血压可降至正常值以下，患儿从代偿到失代偿休克状态。婴幼儿的血压因其不合作及选择的袖带不合适，很难精确测定。适当的袖带气囊大小应该要覆盖臂围的 2/3 及上臂长度的一半。

1 岁以上儿童血压的低限可套用以下公式计算：收缩压（mmHg）=70+（2× 年龄[岁]）。脉氧仪波形可用来决定收缩压。血压计袖带放气后观察脉搏血氧仪体积描记与传统方式测得的血压相近。可能的话，应该给所有患儿测血压。哭吵的婴儿如果外周脉搏搏动良好，精神状态正常，可推测其血压正常。

呼吸频率与心率一样，也因年龄不同而不同。单靠呼吸频率不能说明通气是否足够。当评估通气时，应将呼吸频率与气体交换及呼吸做功结合起来。呼吸增快是儿童呼吸系统异常最初及最敏感的体征。但是呼吸增快并非特异性体征，在发热、恐惧、焦虑或疼痛时都能出现。在发热婴儿中，体温每升高1℃,呼吸频率每分钟增加5次。呼吸增快或减慢都可能是呼吸衰竭的前兆。周期性呼吸是急诊室就诊者被关注的主要原因,通常是父母最先发现。婴儿的周期性呼吸中呼吸暂停的时间不超过20秒。如要判断异常情况,周期性呼吸必须与心率下降或氧饱和度下降联系起来。

在任一时间点的生命体征可能很难解释。反复测量呼吸、心率、血压能更准确地评估患儿的生理情况。再者,医务人员在处理患儿前就应该对异常生命体征进行合理解释。

四、儿科床旁评估

对失代偿及病情恶化的高危患儿的认识对于急诊室所有医护工作者而言都是一个巨大的挑战。尽管有高科技的帮助,患儿的床旁评估仍是准确评估及管理的关键之一。医务人员检查患儿的呼吸做功、皮肤循环及意识敏锐度,从而得到一个最初评估结果"病了还是没病"。儿科评估三角(PAT)为所有年龄段的孩子提供了一个灵敏有序的评估方式,可识别异常心肺生理学,可对急症定义从而进行挽救生命的干预。在接触患儿前,医护人员应该在较远距离观察患儿的视力及听力。PAT定义包括三个方面:外观、呼吸做功、皮肤循环。这样简洁的评估通常只要花不到30秒的时间,就可得出一个最初的结论,是"病了"还是"还好"。

1. 外观 医护人员应站在较远距离很快确定患儿的一般情况。通过对婴幼儿的"放手"评估,检查者可以在进行有创检查前先收集一些关键信息。对外观的评估可用首字母记忆法

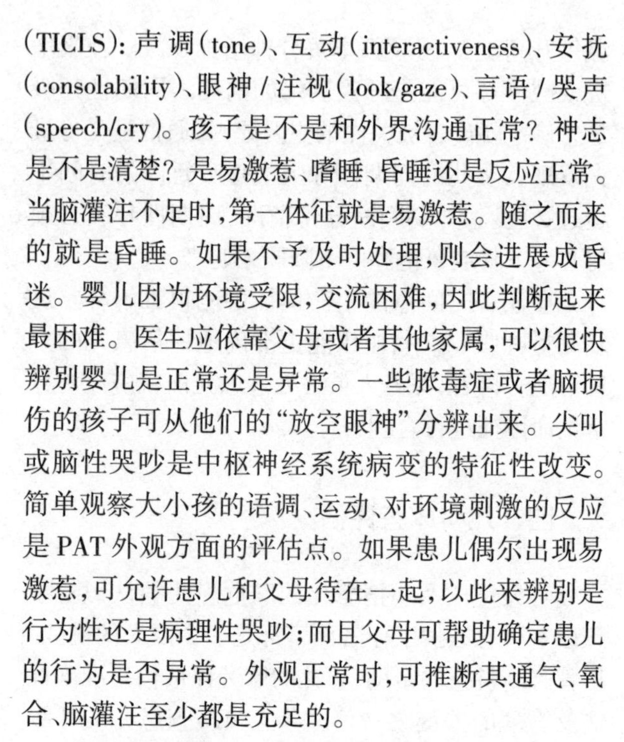

(TICLS):声调(tone)、互动(interactiveness)、安抚(consolability)、眼神/注视(look/gaze)、言语/哭声(speech/cry)。孩子是不是和外界沟通正常?神志是不是清楚?是易激惹、嗜睡、昏睡还是反应正常。当脑灌注不足时,第一体征就是易激惹。随之而来的就是昏睡。如果不予及时处理,则会进展成昏迷。婴儿因为环境受限,交流困难,因此判断起来最困难。医生应依靠父母或者其他家属,可以很快辨别婴儿是正常还是异常。一些脓毒症或者脑损伤的孩子可从他们的"放空眼神"分辨出来。尖叫或脑性哭吵是中枢神经系统病变的特征性改变。简单观察大小孩的语调、运动、对环境刺激的反应是PAT外观方面的评估点。如果患儿偶尔出现易激惹,可允许患儿和父母待在一起,以此来辨别是行为性还是病理性哭吵;而且父母可帮助确定患儿的行为是否异常。外观正常时,可推断其通气、氧合、脑灌注至少都是充足的。

2. 呼吸做功 对婴幼儿呼吸做功的评估最好不要在床旁进行。一旦婴儿开始哭闹,就很难对氧合及通气进行判断解释,呼吸音也很难听清。必须仔细听有无异常气管音,比如呼噜声、喘鸣音、鼾音。呼噜声是婴幼儿保持自身呼气末正压的方式,防止复张塌陷或被肺液充斥肺泡。吸气相的喘鸣提示上呼吸道梗阻。闷响、声嘶、异常言语常提示喉外伤或扁桃体周、咽周的脓肿。评估喘息的严重程度应该看呼吸音是在吸气相及呼气相均可闻及还是只在呼气相出现,以及是否有呼气相延长。置不同体位观察有助于确定呼吸道梗阻的原因及严重程度。如果一个孩子呈"嗅探体位"说明其正尝试缓解呼吸道梗阻。严重呼吸窘迫者，最大程度利用呼吸肌做功时常见三凹征。当出现肋间隙、胸骨上窝、锁骨上窝下陷时，说明呼吸肌做功增加。婴儿在出生后头几个月通常会有异常呼吸。胸腹腔的反向呼吸运动通常是异常的。婴幼儿呼吸做功增加时还可见鼻扇和点头样呼吸。无效的呼吸增快，或呼吸增快但不伴呼吸做功增加是儿童代偿代谢性酸中毒的特征性表现，通过增加呼吸频率让 pH 达到正常值。当患儿从呼吸窘迫到呼吸衰竭时，呼吸做功及呼吸频率都会下降。当这种情况发生时，外观会有改变，意识水平也会下降。

3. 皮肤循环 通过肉眼观察皮肤可以对外周循环做出快速评估。年幼儿有足够的代偿储备，当处于休克早期或者代偿期时，血液由皮肤回流至重要器官。代偿性休克常因面色苍白而被发现。一个面色苍白的幼儿伴心率增快，在确诊其他疾病前多半会诊断为休克。心输出量进一步下降，重要器官的灌注量随之减少，出现皮肤花纹。当局部皮肤血管随机收缩或扩张时，就出现花纹。这可反映小血管完整性的破坏，这与在多器官系统衰竭时重要器官的表现是一致的。皮肤花纹通常是不祥之兆，但不要与小婴儿的大理石样皮纹所混淆。大理石样皮纹是由于血管稳定性差而形成，是正常的，常见于低温环境下的婴儿。发绀是休克晚期或伴呼吸衰竭的表现。除非患儿为发绀型慢性原发性心肺问题或发绀型先天性心脏病，否则发绀都是呼吸衰竭或失代偿性休克的表现。因此，使用 PAT 可以解释患儿特异性的生理异常以及临床表现。

五、儿科急诊的初始评估

(一) 基本方法

在判断患儿的生命体征时,必须牢记两点:

1. 使用该年龄段的生命体征标准(表 1-1,表 1-2)。

表 1-1 不同年龄组生命体征正常值

年龄(岁)	呼吸频率(次 /min)	心率(次 /min)
1	30~60	100~160
1~2	24~40	90~150
2~5	22~34	80~140
6~12	18~30	70~120
12	12~16	60~100
收缩压低限[†]:		
0~28 天:60mmHg		
1~12 个月:70mmHg		
1~10 岁:70mmHg+(2×年龄【岁】)		

表 1-2 儿科评估三角(初始评估)

外观	呼吸做功	皮肤循环
平静	异常声音:气喘、喘鸣、呻吟、鼾声	苍白
易激惹	异常姿势:用力吸气、三足支撑、不能平躺	斑点
互动		
可安抚	吸气凹陷	发绀
眼神 / 凝视	点头征	瘀斑
言语 / 哭声	鼻扇	

2. 随时间变化的生命体征远比一个单独的报告重要的多。当一个处于监护中且安静入睡的婴儿突然心率增快时,不应该被忽略。

动手评估应该遵循一贯的先后顺序:呼吸道、呼吸、循环。当发现问题时,应逐步解决才开始下一步评估(表 1-3)。

表 1-3 儿科评估三角

生理状态	外观	呼吸做功	皮肤循环
呼吸窘迫	正常	异常	正常
呼吸衰竭	异常	异常	正常/异常
代偿性休克	正常	正常	异常
失代偿性休克	异常	正常/异常	异常
脑损伤/功能衰竭	异常	正常	正常
心肺衰竭	异常	异常	异常

进行 PAT 外表评估后,对神志或疾病状态的评估可以提供更详细的内容。格拉斯哥昏迷评分或儿科评分可对一些神志改变的患儿进行疾病评估。AVPU(警醒、语言、疼痛、无反应)评分是一个改良的评估方式,可以评估患儿是警醒的、对语言是有反应的,或是仅对疼痛刺激有反应或无反应。

在父母的协助下,暴露婴幼儿是很容易的。但要注意尽量保持环境中性温度,避免体查时不必要的热能丧失,最好是一次只暴露需要体查的那一部分。

(二)急诊分诊

分诊的目的是快速评估患儿、明确紧急程度。分诊评分包括:加拿大儿童分诊准确评分,其使用

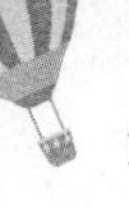

了5级系统；美国分诊工具，包括美国城市中的急诊室10个分诊时最常见的体征、症状或问题。第一层次分诊患儿就是休克或呼吸衰竭，无反应，或生命体征缺如或不稳定。外伤患儿占据了这一层次的第一位以及第二层次的第三位。第二层次中其次常见的病因是抽搐，占第一层次患儿的16%。呼吸衰竭占第一层次的10%。呼吸窘迫是第二层次最常见的病因。

（三）询问病史

与患儿及父母最开始的接触通常可以明确父母的合作度及满意度。来急诊室的父母通常觉得孩子患的是急症。按家长所希望的那样温柔、平易近人地去治疗，有助于建立诚信的医患关系。如果候诊时间太长，在谈话前先简单为此道个歉，对家长和患儿均做个自我介绍会更有助于放松谈话的气氛。

一般不希望年幼儿和学龄前期儿童说太多，但可以让他们回答某些适当的问题。急诊状态下，收集关于主诉和目前疾病的信息是至关重要的。与病情有关的既往史、家族史也应该适当询问。不要以"是什么问题"开头，家长不喜欢他们的孩子或目前的情况称为"问题"。较好的方式为"是什么让您今天带着孩子来急诊室呢？"

SAMPLE（包括症状/体征、过敏史、用药史、既往病史、最后进食时间、疾病诱因）记忆法有助于系统获得关键信息。关于起病及主诉本质的体征和症状应详细描述。过敏史及药物反应也应记录在病史中。目前服用的药物应该记录，包括最后使用的剂量和时间。既往患病史及特殊公共卫生需求也应记录详尽，包括怀孕分娩史、免疫接种状态。如果要进行麻醉或镇静、呼吸道管理或行手术，最后一次进食、进饮的时间也应记录在案。导致外伤或疾病的诱因也应记录。在进行体查时进行温和的交谈，常有助于收集信息，缓解焦虑。如果是再次评估，既往史通常不用再询问了。

（四）重点体查

婴幼儿体查顺序没有严格的规定。体查时应遵循先轻后重的原则，先查受伤最轻的部位，疼痛剧烈的部位留到最后检查，最有价值的部分优先检查。体查婴儿及年幼儿时应该让其熟悉的人环抱。

1. 外伤的观察 对外伤患儿的初始评估是从呼吸道评估、通气氧合是否足够、是否有循环不足的体征开始的。一旦确定有危及生命的异常，就应该开始适当的复苏。仔细检查继发伤可以协助明确一些看似稳定实则有潜在威胁的伤口。对于儿童外伤的系统治疗包括第一反应者到急诊室的处理稳定其情况，再通过转运得到最终治疗这一连贯过程。

2. 颈椎 颈椎是评估内容中的一个关键部分。因为年幼儿颈椎的柔韧性，脊椎外伤通常在放射学检查时显示正常。这些外伤可导致韧带不稳定，如果忽略的话，易致死或致残。即使颈椎平片是正常的，如果有过颈部疼痛史、感觉异常、麻木、针刺感或局灶性神经系统阳性结果则不容忽略。因为大部分院外急救医疗系统要求院外转运者固定好患儿的颈部，固定只是一个预防策略，固定前患儿是否曾站起来走动或移动颈部，是否有疼痛、感觉异常或神经损伤依据，这些信息都有利于确定患儿是否需要放射学检查或解开颈椎固定。如果患儿清醒、警觉和合作，没有分裂伤，否认颈椎疼痛，则基本可以解除颈椎固定。如果体查中任何时候患儿诉颈椎疼痛或敏感，都不能解除颈椎固定。

意外伤害是造成儿童死亡的主要原因，多数与钝器伤有关，外观上可以表现得无任何异常。当有证据提示可能有虐待史时，应强制儿童保护服务介入。检查皮肤有无虐待造成的烧伤或撞伤是外伤检查的一部分。在完成对继发伤的检查后，还是回到 PAT 和对原发问题的检查，对明确活动性出血或呼吸异常是非常关键的。外伤患儿如果面色苍白，要建立好血管通路及备血后才能进行第二部分的检查。

六、相关疾病的急诊评估

1. 惊厥 是急诊室就诊的常见病因，虽然大部分幼儿惊厥为良性，且有自限性，但评估时还是要注意呼吸道和通气。惊厥时应该快速评价其通气氧合是否足够。鼻导管吸氧可缓解呼吸道阻塞，必要时还可予面罩 / 复苏囊给氧。当患儿惊厥发作结束清醒后，可拔除鼻导管以防止呕吐。进一步检查时，急诊科医生应仔细观察惊厥的特点，有无任何局部发现。对于无癫痫家族史的惊厥患儿，必须考虑发热、中枢神经系统感染、脑外伤的可能。其他应该排除的疾病包括中毒、代谢紊乱、脑血管畸形、肿瘤等。新生儿惊厥可因发作细微而难以察觉，常表现为对外界环境刺激缺乏适当反应、眼球震颤、眨眼或任何细微的重复动作。

2. 困难呼吸道和呼吸道梗阻 对于评估危重

症和外伤患儿是非常关键的。虽然困难呼吸道定义的科学证据有限,但确切的病情观察还是有帮助的。因为某些畸形限制了儿童口部完全张开,或颈部不能移动,造成了“困难呼吸道”。如果将口腔打开后看不到悬雍垂,则可将患儿列入“困难呼吸道”高危人群。任何有呼吸衰竭倾向的儿童,只要有上呼吸道梗阻的依据,急诊室工作人员都应警惕,及时更改呼吸道设备或采取呼吸道外科手术。呼吸道梗阻严重度评分对于监测干预的反应是一种有利的工具,如儿科哮喘严重度评分是评估1~18岁儿童急性哮喘严重度可信、可复制的有效工具(表1-4,表1-5)。

表1-4 儿童哮喘危重度评分

临床表现	定义	0	1	2
喘息	因气体交换差,听诊时只有喘息,没有高调的呼气音	无或轻度	中度	重度
吸气	吸气声音强度	正常或轻度减低	中度减低	重度减低
呼吸做功	可见呼吸肌辅助呼吸、三凹征	没有或轻度	中度	重度
呼气相延长	呼吸比	正常或轻度延长	中度延长	重度延长
气促	呼吸频率高于该年龄段正常值	无	活动时	休息时
意识状态	观察患儿的警觉状态	正常	萎靡	嗜睡、意识模糊

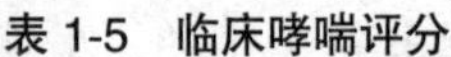

表 1-5 临床哮喘评分

喘鸣	分值
无	0
安静时可用听诊器闻及	1
安静时不用听诊器可闻及	2
凹陷征	
无	0
轻度	1
中度	2
重度	3
吸气	
正常	0
减低	1
严重减低	2
发绀	
无	0
激动时	4
安静时	5
意识水平	
正常	0
改变	5

3. 意识水平改变 占急诊室就诊原因的3%。有序评估意识水平对于器官损伤的最小化是很重要的。呼吸模式的快速评估可以明确是否有潮式呼吸,潮气量呈周期性逐渐增强与减弱,其间伴有呼吸暂停,这种呼吸模式多见于颅内压增高的患儿。中脑功能不全也可造成过度通气,呼吸频率增快但节律整齐,可维持正常氧饱和度,低动脉血二

氧化碳分压($PaCO_2$)。眼部检查有助于明确意识改变的原因。一个无反应的患儿瞳孔固定散大通常被诊断为严重颅内病变,不会出现于因为电解质紊乱所致的无反应患儿中。单侧瞳孔扩大继发于肿瘤病变引起的颅内压增高,肿瘤可使颞叶受压影响第三对脑神经或直接造成视神经损伤。颅压明显增高形成的脑幕切迹疝,可增加脑干压力导致瞳孔不对称散大或固定。应首先密切观察眼球运动的对称性,是否有眼球震颤,是否有斜视。眼底检查有助于识别视乳头水肿及视网膜出血。意识改变的次要评估包括大运动的肌力及肌张力。要严密观察运动的对称性,如果运动不对称要考虑脑卒中,姿势异常则提示颅内病变和(或)惊厥。

4. 休克 外伤、脓毒症、心血管疾病、糖尿病酮症酸中毒、腹泻、呕吐、中毒等都可导致休克,就诊时应当引起重视,询问有利于鉴别休克的原因。传统四个大器官的评估有助于确定休克的病因和严重程度及对治疗的反应。

(1) 心脏:心脏是首先对休克产生应答的器官,可表现为心率增快。心输出量与血容量和心率有关,任何原因导致的血容量下降,都可致心率增快。仔细听诊是否有奔马律、杂音、心音低钝或心律失常,有助于明确心源性休克。这些体征的出现伴肝大,特别是输液后肝大,也提示心源性休克。分布性休克时可能没有心动过速。失代偿性休克晚期会出现心动过缓,提示心肺衰竭。

(2) 皮肤:对休克产生应答的第二个器官是皮肤。除了 PAT 提到的表现外,应该观察皮肤温度及是否有脱水征。逆向体温征有助于评估低血容量性休克的程度。检查者评估皮肤温度时可用手指按压肢体皮肤，来看冷暖的分界点。在复苏期间，随着皮肤再灌注的发生，冷暖交界点进一步向外周进展。在脓毒性休克早期，皮肤温暖红润，应仔细观察有无脱水征，皮肤弹性差、眼眶凹陷、黏膜干燥，都提示脱水及低血容量性休克。任何时候都要检查毛细血管再充盈时间，以免静脉回流造成错误结果。在中性环境温度时，所有形式的休克中毛细血管再充盈时间会延至2秒以上。

（3）大脑：对休克产生应答的第三个器官是大脑。易激惹及意识状态的下降与休克的进展是一致的。

（4）肺部：肺部对休克的应答是呼吸增快或呼吸深大。低血容量性休克时通常表现为无效的呼吸增快，患儿可能有酸中毒。心源性休克、分布性休克、脓毒性休克都可造成呼吸做功增加，捻发音及喘息（或三者兼而有之）。

七、特殊照护需求儿童

急诊室常会遇到有特殊照护需求的儿童。发育迟缓或明显神经系统异常儿童临床评估比较困难，因常规评估工具不好使用。监护人提供的监护人所描述的行为改变可能是严重疾病或并发症的唯一线索，故信息对于评估十分有用。

八、急诊室的无创监护技术

无创监护技术如氧饱和度监测、呼气末二氧化碳监测已逐渐成为各种儿科疾病的常规监测手段。血氧监测可对动脉血氧饱和度进行连续无创监测，渐成为一个新的“生命体征”。在呼吸窘迫及呼吸衰竭的患儿中血氧监测尤为重要。对于心肺异常的患儿而言，使用氧饱和度监测是有效的评估工具，可帮助临床工作者调整氧供及呼吸支持的需求。

九、儿科急诊室的准备

急诊室对于救治患儿的准备有特殊需求，需要精简的资源，以及医护人员的专业支持和宣传。显然，大部分医院的急诊室都以接收儿童急症为主，不论大小、容量、综合资源多少。不具备相应资源的医院也必须做好接收危重儿的准备，确保为转运至上级医院赢得时间。建立急诊室救治儿科患者的准备指南十分重要，目的是为了确保及时将重症患儿安全稳定转运，故转运的方案和政策都是儿科评估程序的一部分。

第二节 重症患儿病情危重度评分

儿科疾病具有起病急、变化快、发展迅速、病情重、病死率高的特点，抢救成功不仅需争分夺秒，还需要高质量的医疗技术和护理条件。如果医生能够及时、准确地通过临床表现、生化指标和常规检查手段对危重患儿的病情和死亡风险进行判断，会对患儿的诊断和治疗带来极大帮助，同时也会改善患儿临床结局，降低伤残率和死亡率。判断患儿病情严重程度、预计死亡风险容易受到其基础健康情况、所患疾病种类和治疗干预措施等多种因素的影

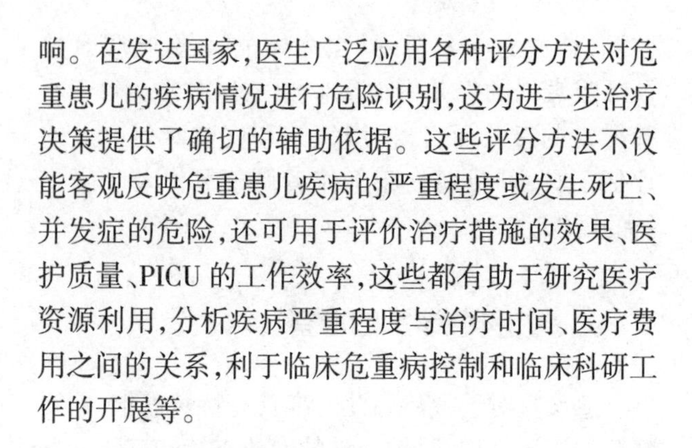

响。在发达国家，医生广泛应用各种评分方法对危重患儿的疾病情况进行危险识别，这为进一步治疗决策提供了确切的辅助依据。这些评分方法不仅能客观反映危重患儿疾病的严重程度或发生死亡、并发症的危险，还可用于评价治疗措施的效果、医护质量、PICU 的工作效率，这些都有助于研究医疗资源利用，分析疾病严重程度与治疗时间、医疗费用之间的关系，利于临床危重病控制和临床科研工作的开展等。

一、生理稳定指数

一个直接的方法来评估疾病的严重程度将非常有益，对评估疾病严重性、护理的要求、治疗的效果和预后有极大的帮助。PICU 没有一个依据生理指标的评分来评价婴儿和儿童疾病的严重程度。儿童在生长发育过程中生理指标会发生正常的变化而不能利用成人的参数范围可能成为建立一个评分系统的阻碍因素之一。1984 年 Yeh、Pollack 等学者提出了生理稳定指数（physiologic stability index，PSI），该评分体系是用心血管系统、呼吸系统、神经系统、血液中的生化指标等 34 个有代表性的生理参数对重症患儿进行评价，对每个参数进行年龄调整，按照异常程度规定相应的分值，依次为 1、3、5 分，具体评分细则见表 1-6。PSI 为 7 个生理系统中的 34 个变量指标，1 分说明该生理指标紊乱值得引起注意但不需要治疗，3 分说明这个异常指标引起一些变化大部分时候是需要治疗的，5 分说明该指标的变化会危及生命。将患儿每个生理参数对应分值相加即可得出总分值，总分值越高代

表 1-6　生理稳定指数

变量	分数		
	1+	3+	5+
心血管系统			
婴儿			
收缩压（mmHg）	55~65/130~160	40~54/>160	<40
心率（次/min）	75~90/160~180	50~74/181~220	>220/<50
儿童			
收缩压（mmHg）	65~75/150~200	50~64/>200	<50
心率（次/min）	60~80/150~170	40~59/171~200	>200/<40
所有年龄			
舒张压（mmHg）	90~110	>110	
心脏指数	2.0~3.0	1.0~1.9	<1.0
动静脉氧分压差 $avDO_2$（vol%）	<3.0/5.5~6.5	>6.5	

续表

变量	分数		
	1+	3+	5+
中心静脉压（mmHg）	<0/>15		
肺毛细血管楔压 /LA	<5，15~25	>25	
呼吸			
婴儿			
呼吸频率（次 /min）	50~60	61~90	>90
儿童			
呼吸频率（次 /min）	30~50	51~70	>70
所有年龄			
PaO_2（mmHg）	50~60	61~90	>90
PaO_2/FiO_2	200~300	<200	
$PaCO_2$（mmHg）	<30/45~50	51~65	<65

续表

变量	分数		
	1+	3+	5+
神经系统			
GCS 评分	8~11	5~7	<5
颅内压	15~20	21~40	>40
癫痫发作	局部	癫痫大发作	
瞳孔	双侧等大反应迟钝	非均等性扩大且反应迟钝	两侧瞳孔固定 / 扩大
血液			
所有年龄段			
血红蛋白（g/L）	180~220/50~70	30~50/221~250	<30/>250
血小板	20~500/1 × 10^9/L	<20 × 10^9/L	
PT/PTT	>1.5 × 控制值		

续表

变量	分数		
	1+	3+	5+
FSP（μg/ml）纤维蛋白原裂解产物	>40		
肾脏			
所有年龄段			
BUN（mg/dl）	40~100	>100	
肌酐 Cr（mg/dl）	2.0~10.0	>10.0	
尿量[ml/（kg·h）]	0.5~1.0	<0.5	
消化系统			
所有年龄段			
AST/ALT（天冬氨酸 / 丙氨酸转氨酶）IU/L	>100		
淀粉酶（U/L）	>500		

续表

变量	分数		
	1+	3+	5+
总胆红素（mg/dl）	>3.5		
白蛋白（g/dl）	1.2~2.0	<1.2	
代谢			
所有年龄			
钠（mmol/L）	115~125/150~160	<115/>160	
钾（mmol/L）	3.0~3.5/6.5~7.5	2.5~2.9/7.6~8.0	<2.5/>8.0
钙（mmol/L）	7.0~8.0/12.0~15.0	7.6~8.0/5.0~6.9	<5.0
血糖（mmol/L）	40~60/250~400	20~39/>400	
克分子渗透压浓度（Osm）	320~350	>350	
pH	7.20~7.30/7.55~7.65	7.10~7.19/<7.65	<7.10
HCO_3^-（mmol/L）	<16	>32	

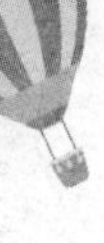

表病情越严重。有研究将 PSI 评分和 CCS（clinical classification system）、TISS（therapeutic intervention score system）进行相关性分析，CCS 分值越高的患儿 PSI 评分也越高，TISS 评分越高 PSI 的分值也越高。通过 PSI 评分发现，存活患儿总分值低于死亡病例且有统计学意义。虽然 PSI 很全面，但因它使用过于繁琐、工作量大、费用高等缺点，导致其未能得到广泛应用。

二、小儿死亡危险评分

1988 年，Pollcak 等学者考虑到 PSI 的实用性、简便性、推广性，提出在 PSI 评分基础上进行简化，建立并发表了由 14 个生理参数、23 个生理参数范围构成的小儿死亡危险评分（pediatric risk of mortality score，PRISM），并经过北美多中心大样本临床验证，广泛应用于发达国家和发展中国家。PRISM 评价指标包括收缩压（systolic blood pressure，SBP）、舒张压（diastolic blood pressure，DBP）、心率（heart rate，HR）、呼吸频率（respiratory rate，RR）、PaO_2/FiO_2、$PaCO_2$、Glasgow 昏迷评分（Glasgow coma score，GCS）、瞳孔反应、凝血酶原时间 / 凝血活酶时间（PT/PTT）、总胆红素、血钾、血钙、血糖、碳酸氢盐等 14 个生理参数。在患儿入 ICU 后第 1 个 24 小时进行评估，记录每个患儿各项生理参数的最差值并进行评分，每项参数计 1~10 分，然后计算出每个患儿的总分，据评分值计算患儿的死亡危险概率。PRISMP 评分细则、计算公式和注意事项见表 1-7。随着儿科疾病谱的改变和诊疗技术的不断进步，1996 年 Pollack 等人把 PRISM 修订为 17

个生理参数、26个生理参数范围的PRISMⅢ。这是目前最新、应用最广泛且经过北美多中心大样本应用和验证的小儿危重病例评估工具。与PRISM相比，PRISMⅢ去掉了一些与评估病情和预后不够密切的指标，包括舒张压、呼吸频率、PaO_2/FIO_2、血钙、总胆红素等5项，新增体温、pH、PaO_2、白细胞计数、血小板计数、血肌酐、血尿素氮及酸中毒状态等8项指标。同时，PRISMⅢ对预后判断较重要的指标，如：低收缩压、神志改变、瞳孔反射异常，评分赋值较高。PRISMⅢ应在患儿入ICU后第1个12小时和24小时内生理参数最差值进行评估。PRISMⅢ评分指标包括：收缩压、心率、温度、瞳孔反射、精神状况、总CO_2、pH、PaO_2、PCO_2、葡萄糖、钾、肌酸酐、血尿素氮、白细胞总数、血小板总数等17个生理参数，具体评分细则和注意事项见表1-8。PRISM评分系统的优点：经过北美多中心大样本临床验证，相对比较成熟。选择参数较全面，能准确反映患儿疾病严重程度，评分分辨力和专区额度较高。PRISM广泛应用在院间转诊重症患儿的研究中，并对不同疾病、不同年龄的患儿的死亡风险具有很强的分辨力。PRISM评分系统的缺点：①生理参数多，收集全部数据有一定难度；② 17项生理参数的收集不仅增加了评估成本，还给患儿带来经济负担，计算公式需要收费，不适合在发展中国家推广；③评分是在24小时内进行的，容易受到治疗措施干预的影响，不能很好反映PICU的治疗水平；④ 40%的重症患儿在入院24内发生死亡，因此认为该评分是在诊断死亡而不是预测死亡；⑤ PRISM评分仅对患儿是否手术进行了调整，对患儿疾病的种类没有调整；⑥该评分系统只包括了临床和实验室定量客观的生理参数，并没有包括像心输出量、颅内压等有创测量的生理参数，这可能导致低估了患儿疾病的严重程度；⑦所有生理参数是用24小时/12小时最小或者最大的值来计算得分，可能存在放大病情。

表1-7　儿童死亡风险评分

变量	年龄范围		评分
	婴儿	儿童	
收缩压（mmHg）	130~160	150~200	2
	55~65	65~75	
	>160	>200	6
	40~54	50~64	
	<40	<50	7
舒张压（mmHg）	所有年龄范围		
	>110（mmHg）		6
心率（次/min）	>160	>150	4
	<90	<80	
呼吸频率（次/min）	61~90	51~70	1
	>90	>70	5
	呼吸暂停	呼吸暂停	
PaO_2/FiO_2 比值[a]	所有年龄范围		
	200~300		2
	<200		3
$PaCO_2$[b]	所有年龄范围		
	51~65		1
	>65		5
GCS评分[c]	所有年龄范围		

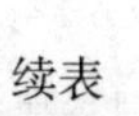

续表

变量	年龄范围	评分
	<8	6
瞳孔反射	所有年龄范围	
	双侧不等或者扩大	4
	固定并且扩大	10
PT/PTT	所有年龄范围 1.5× 控制值	2
总胆红素（mg/dl）	>1 个月 >3.5	6
钾（mEq/L）	所有年龄范围	
	3.0~3.5	1
	6.5~7.5	
	<3.0	5
	>7.5	
钙（mg/dl）	所有年龄范围	
	7.0~8.0	2
	12.0~15.0	
	<7.0	6
	>15.0	
葡萄糖（mg/dl）	所有年龄范围	
	40~60	4
	250~400	
	<40	8
	>400	
碳酸氢盐[d]	所有年龄范围	
	<16	3
	>32	

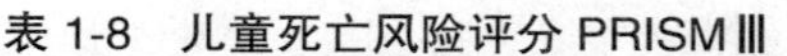

表 1-8 儿童死亡风险评分 PRISM Ⅲ

指标	年龄段	评分方法	
心血管 / 神经系统重要指标（1~6）			
收缩压（mmHg）	________分	3 分	7 分
	新生儿	40~55	<40
	婴儿	45~65	<45
	儿童	55~75	<55
	青少年	65~85	<65
心率（每分钟）	________分	3 分	4 分
	新生儿	215~225	>225
	婴儿	215~225	>225
	儿童	185~205	>205
	青少年	145~155	>155
温度	________分	3 分	

续表

指标	年龄段	评分方法	
	各年龄段	<33℃ />40℃	
瞳孔反射	____分	7 分	11 分
	各年龄段	一侧固定	两侧固定一个有反应
精神状况	____分	5 分	
	各年龄段	僵直 / 昏迷（GCS<8）	
ACID 血气分析（1,2,7,8）			
酸中毒（总 CO_2mmol/L 或者 pH）	____分	2 分	6 分
	各年龄段	pH 7.0~7.28/ 总 CO_2 5~16.9	pH<7.0/ 总 CO_2<5
总 CO_2（mmol/L）	____分	4 分	
	各年龄段	>34.0	
pH	____分	2 分	3 分
	各年龄段	7.48~7.55	>7.55

续表

指标	年龄段	评分方法	
PaO_2（mmHg）	______分	3 分	6 分
	各年龄段	42.0~49.9	<42.0
PCO_2（mmHg）	______分	1 分	3 分
	各年龄段	50.0~75.0	>75.0
生化检测	______分	2 分	
葡萄糖	各年龄段	>200mg/dl　>11.0mmol/L	
钾（mmol/L）	______分	3 分	
	各年龄段	>6.9	
肌酸酐	______分	2 分	
	新生儿	>0.85mg/dl 或 >75μmol/L	
	婴儿	>0.90mg/dl 或 >80μmol/L	
	儿童	>0.90mg/dl 或 >80μmol/L	

续表

指标	年龄段	评分方法		
	青少年	>1.30mg/dl 或 >115μmol/L		
血尿素氮 BUN	______分	3 分		
	新生儿	>11.9mg/dl 或 >4.3μmol/L		
	其他年龄段	>14.9mg/dl 或 >5.4μmol/L		
血常规	______分	4 分		
白细胞总数（$\times 10^9$/L）	各年龄段	<30		
PT/PTT（s）	______分	3 分		
	新生儿	PT>22.0 或 PTT>85.0		
	其他年龄段	PT>22.0 或 PTT>57.0		
血小板总数（$\times 10^9$/L）	______分	2 分	4 分	5 分
	各年龄段	100~200	50~99	<50
	PRISM 总得分	______分		

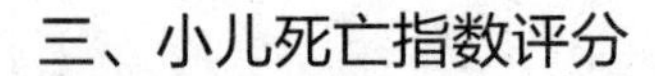

三、小儿死亡指数评分

1997年,澳大利亚学者Shann等人创建并发表了小儿死亡指数(pediatric risk of mortality,PIM)评分,患儿于入住PICU的1小时内对收缩压、瞳孔反射、吸入氧浓度、碱剩余、动脉氧分压、是否机械通气、是否选择性收入PICU及是否有其他潜在疾病等7项生理参数进行量化评估,再通过特定公式计算出患儿的死亡风险,具体评分细则见表1-9。PIM评分的注意事项:① PIM包括的指标是按患儿入住ICU病房1小时内由重症监护室医生(或者急救团队医生)面对面接触记录的第一个值来计算患儿的死亡指数;②瞳孔对光反射反映的是脑功能的指标,因此要排除不是由药物、中毒或者局部损伤引起该指标异常的情况;③如果信息记录丢失(比如碱过剩没有记录)则记为零,但是收缩压没有记录则记为120;④不要留任何空白项。2003年Shann等学者对PIM进行了升级更新,发表了包括收缩压、瞳孔反射、动脉氧分压、碱剩余、是否行机械通气、是否为选择性收入ICU的病例、是否为心脏分流术后的病例、是否为外科手术或其他操作后需康复而入住PICU的病例、是高危诊断或低危诊断等10项生理指标的PIM2,并在澳大利亚、新西兰和英国等国家的14个ICU得到有效证明。患儿于入PICU 1小时内对上述指标进行量化评估,再通过特定公式计算出患儿死亡的可能性,具体评分细则见表1-10。Borrows等人在院间转诊重症患儿中使用PIM评分体系来评估患儿病情的严重程度,同时也表明评分越高转运团队在转出医院稳定患儿的时间越长。PIM 评分体系包括的指标较 PRISM 少，Slater A 等人对 PIM、PIM2、PRISM、PRISMⅢ进行比较，发现 PIM2 是预测重症患儿死亡风险的最佳评分体系。PIM 评分系统的优点：①所有参数都在患儿入住 ICU 的 1 小时内收集，这样能最大限度地减少早期治疗和干预措施的影响；② PIM 的计算公式可以免费使用，并可通过互联网完成评分，这对该评分在发展中国家推广应用有广阔前景；③ PIM 观察时间短，收集指标少，有利于医生早期识别患儿疾病的严重程度；④ PIM 使用相对简便，易于医生掌握，可在 PICU 常规开展，但在发展中国家推广仍然有一定难度。PIM 评分系统存在以下缺点：①该评分生理参数是在接触患儿 1 小时收集，未考虑到患儿状态稳定需要一段时间；②这些生理指标只测一次，随机变异较大；③ PIM 在北美地区是否适用，还有待于进一步应用和验证。

表 1-9 小儿死亡指数

1. 选择性手术后预定入住 ICU，或者因为中心静脉插管 / 监测 / 家庭通气等处理措施实施后选择性入住 ICU（否 = 0，是 =1）
2. 如果存在下列情况，请在对应的方框里打√

[0]无

[1]院前有心脏骤停

[2]严重的免疫缺陷

[3]第一次诱导后的白血病或者淋巴瘤

[4]脑出血

[5]心肌病或者心肌炎

[6]左心发育不全综合征

[7]HIV 感染

[8]智力 IQ<35，比唐氏综合征更严重

[9]神经精神紊乱

续表

3. 瞳孔对光反射________分(双侧固定不动且直径大于3mm为1分 其他或不知道为0分)
4. 在动脉或者毛细血管里碱过剩________mmol/L(不知道=0)
5. PaO_2 ________ mmHg(不知道=0)
6. 如果通过气管插管或者气压箱给氧测量PaO_2时也测FiO_2 ________ g(不知道=0)
7. 收缩压________mmHg,如果不知道记为120。
8. 入住ICU后1小时内是否机械通气(否=0,是=1)
9. 入住ICU后的结局(从ICU存活出院=0,在ICU死亡=1)

表1-10 小儿死亡指数(修改版)

1. 收缩压________mmHg,如果不知道记为120。
2. 瞳孔对光反射________分(双侧固定不动且直径大于3mm为1分 其他或不知道为0分)
3. PaO_2 ________ mmHg如果有气管插管或者气压箱给氧,则需测量PaO_2 ________ g和FiO_2 ________ g(不知道=0)
4. 在动脉或者毛细血管里碱过剩________mmol/L(不知道=0)
5. 入住ICU后1小时内是否机械通气(否=0,是=1)
6. 选择性到ICU住院(否=0,是=1)
7. 是否因为外科手术或其他后需操作后需要康复而入住ICU(否=0,是=1)
8. 是否是心脏搭桥而入院(是否为心脏分流术后的病例)(否=0,是=1)
9. 高危诊断。在下面方框里选择,如果只是怀疑记为0。

[0]无

[1]入住ICU之前有心搏骤停

[2]严重的免疫缺陷

[3]第一次诱导后的白血病或者淋巴瘤

[4]自发性的大脑出血

[5]心肌病或者心肌炎

[6]左心发育不全综合征

续表

[7]HIV 感染

[8]入住 ICU 的主要原因是肝衰竭

[9]神经退行性疾病

10. 低危险性诊断。在下面方框里选择，如果只是怀疑记为 0。

[0]无

[1]入住 ICU 的主要原因为哮喘

[2]入住 ICU 的主要原因为细支气管炎

[3]入住 ICU 的主要原因为义膜性喉炎

[4]入住 ICU 的主要原因为阻塞睡眠性呼吸暂停

[5]入住 ICU 的主要原因为糖尿病酮症酸中毒

四、儿科早期预警评分

儿科早期预警评分(pediatric early warning scores,PEWSs)是首个对入院患儿疾病严重程度进行评估的评分标准(表 1-11)。PEWS 评分将患儿划分为需要正常儿科护理的轻症患儿和需要紧急医疗干预措施的重症患儿。PEWS 以 5 分为分界点，计算出该方法的敏感度是 78%，特异度是 95%。PEWS 评分能在患儿发生紧急事件前至少 1 小时识别危险的发生，从这个时间开始加强病房的管理是有效的。对于急危重患儿可以安排及时有效地转运到上级医院治疗。儿科早期预警评分能帮助医生明确住院患儿临床症状的恶化，最近几年得到了很好的发展和修订。2006 年，由 Duncan 等人通过德尔菲法创立包括 20 个临床生理指标的第一版评分系统，具体评分细则见表 1-11。考虑到第一版指标多、在基层医院实施难度大，英国 Brington 儿童医院将其简化为意识、面色、毛细血管充盈时间

(CRT)、呼吸频率(RR)和吸入氧浓度(FiO_2)5个生理参数,研究表明简化后的评分系统能将87%的病情可能发生恶化的患儿分辨出来。2007年,亚特兰大儿童健康研究所用修改后的版本对2个地区的入院患儿进行预实验。2008年,亚特兰大儿童健康研究所对入院患儿实施PEWS评分,这样入住普通病房的患儿明显减少。基于这个评分方法在其他医院的成功实施,急诊室也开始实施这个评分。然而一些研究团队应用这个评分到成人中预测来自急诊室的患儿将入住何种病房,但是几乎没有人在成人中利用这个评分到转诊中。再者,利用其他评分方法来评价患儿疾病严重程度的研究少之又少,同样也没有研究意识到用PEWS评分去评价转诊患儿。2008年,儿童转运团队(children's transport team,CCT)在Brighton简化版的PEWS基础上进一步修改创立了转运儿童早期预警评分系统(transport pediatric early warning scores,TPEWS),具体评分细则见表1-12。随着儿科疾病谱的改变和治疗技术的不断更新,2012年Petrillo-Albarano等学者建立并发表了TPEWS修改版,具体评分细则见表1-13。TPEWS评分的作用如下:①能帮助转运团队评价转诊患儿在基层医院的疾病严重程度,同时也能建立更加系统的方法对患儿进行分类,从而派送到合适的医院就诊。②用TPEWS评分可以作为一个标准的院间转诊语言,能准确一致地描述患儿疾病的严重程度。该评分使得院间交流更加方便,能更加快速地识别和治疗临床症状不稳定的患儿。③如果持续重新评估,这将对转运团队到达患儿身边之前或者在转运过程中认识到患儿病情恶化。此时,TPEWS可以提供一个标准化

表 1-11 儿童早期预警评分

	项目评分				
	2	1	0	1	2
年龄 <3 个月					
HR	<90	90~109	110~150	151~180	>180
RR	<20	20~29	30~60	61~81	>80
SBP	<50	50~59	60~80	81~100	>100
3~12 个月					
HR	<80	80~99	100~150	151~170	>170
RR	<20	20~24	25~50	51~70	>70
SBP	<70	70~79	80~99	100~120	>120
1~4 岁					
HR	<70	70~89	90~120	121~150	>150
RR	<15	15~19	20~40	41~60	>60

续表

		项目评分				
		2	1	0	1	2
	SBP	<75	75~89	90~110	111~125	>125
>12 岁						
	HR	<50	50~59	60~100	101~120	>120
	RR	<8	8~11	12~16	15~24	>24
	SBP	<86	85~101	100~130	131~150	>150
一般项目						
	脉搏	有	水冲脉	出现	交替脉	
	SaO_2	<85	85~95	>95		
	CRT	CRT>3	2~3	CRT<2		
意识水平（GCS）		<7	7~11	12~15		
	氧疗	>50% 或 >4L/min	Any<50% 或 <4L/min	–		

续表

	项目评分				
	2	1	0	1	2
补液		有	无		
温度	<35	35~<36	36	>38.5~<40	>40

计算总分时要加上人口学特征和使用药物得分。如果有以下情况出现得 1 分：通气异常（没有气管切开）、家庭氧疗、以前入住重症监护室、中心静脉置管、接受移植、严重脑瘫、胃造口术、超过3名医学专家治疗。药物得分是指24小时内受用药物的种类：≤3种药物=0分，4~6=1 分，7~9=2 分，9~12=3 分，12~15=4，≥16=5 分。该评分最大分值为 34 分

表 1-12　转诊患儿早期预警评分

PEWS	3	2	1	0
呼吸系统（≥2 分需要专业呼吸护理，不包括旋转翼直升机）	□通气不稳定	□人工通气		□没有辅助
	□ RR 比低于 5 次且无反弹	□ RR 超过（>）正常 20 次	□ RR（>）超过正常 10 次	□没有给氧

续表

PEWS	3	2	1	0
呼吸系统（≥2 分需要专业呼吸护理，不包括旋转翼直升机）	□ >50% Fio_2	□中度使用副肌肉群	□轻度使用副肌肉群	□在该年龄段正常范围
		□ 40%~49% FiO_2 或者	□ 24%~40% FiO_2 或者	□无退缩
		□≥3LMP（每分氧通气量 L/min）	□ >2LMP	
循环系统（3 分就需要专业注册护士）	□面色灰色		□苍白	□粉红
	□ CRT≥5s	□ CRT 4s	□ CRT 3s	□ CRT 1~2s
	□心率（HR≥30）超过正常范围 30 次	□心率（HR≥20）超过正常 20 次	□心率（HR）≥10 超过正常	□心率（HR）正常
	□心动过缓	□收缩压（SBP）<70 ± 2 × 年龄（岁）	□收缩压（SBP）<90 ± 2 × 年龄（岁）如果大于 2 岁	□收缩压正常范围
	□需要使用高容量液体或者血液加压	□平均动脉压 MAP>90		

续表

PEWS	3	2	1	0
神经系统	□昏睡 昏迷	□烦躁或者易激惹且不能安慰	□嗜睡,易激惹但可安慰	□正常
	□对疼痛反应减弱			
	□麻痹瘫痪			

表 1-13 转诊患儿早期预警评分(修改版)

PEWS	3	2	1	0
通气、呼吸(3 分或者给予氦氧混合气 2 分的患儿,不包括直升机转运或者医学控制批准)	□不稳定或者人工通气			□没有辅助通气
	□ RR>25 超过正常范围 25 次以上	□ RR>20 超过正常范围 20 次以上	□ RR>10 超过正常范围 10 次以上	□没有给氧
	□ RR 低于 5 次且无反弹	□使用辅助呼吸肌肉群		□呼吸在正常范围
	□ >50% FiO_2 在没有进行雾化吸入疗法	□ 40%~49% FiO_2 在没有进行雾化吸入疗法	□ 24%~40% FiO_2 在没有进行雾化吸入疗法	□无退缩

续表

PEWS	3	2	1	0
通气、呼吸（3分或者给予氦氧混合气2分的患儿，不包括直升机转运或者医学控制批准）	□PCO_2>55且pH<7.35（没有插管时）	□≥3LMP（每分氧通气量L/min）或者对于婴儿>1LMP	□≤2LMP（每分氧通气量L/min）或者对于婴儿<1LMP	
	□双水平式呼吸道正压通气	□持续进行雾化吸入疗法或者在1小时内间隔进行3次雾化吸入	□间隔进行雾化吸入疗法	
	□通过气管插管或者双水平式呼吸道正压通气给予氦氧混合气体	□面罩给予氦氧混合气体治疗		
	□体外膜肺	□ PCO_2>50且pH<7.35（没有插管时）	□ PCO_2>45（没有插管时）	
	□要求呼吸治疗师给NO治疗			

续表

PEWS	3	2	1	0
循环(3分要求注册的护士护理)	□灰色(发绀)		□皮肤苍白	
	□ CRT>5s	□ CRT 4s	□ CRT 3s	□皮肤粉红 CRT 1~2s
	□ HR≥30超过正常值30以上并体温低于38℃	□ HR≥20超过正常值20以上并体温低于38℃	□ HR≥10超过正常值10以上并体温低于38℃	□心率HR在正常范围
	□心动过缓	□大于2岁的孩子收缩压低于较低的正常值，(70±2)×年龄	□大于2岁的孩子收缩压低于较高的正常值，(90±2)×年龄	□ BP血压正常
	□需要>40ml/kg扩容治疗	□ MAP平均动脉压>90		
	□需要加压或者紧急血液制品			

续表

PEWS	3	2	1	0
残 疾（GCS≤10的患儿急需呼吸治疗，除非由医学控制同意不需要呼吸治疗）	□昏睡，昏迷		□嗜睡	□可以玩耍
	□对疼痛反应减弱	□烦躁或者易激惹且不可安慰	□易激惹但可安慰	□正常
	□ GCS≤10	□ GCS≤12		
	□需给予麻醉或者镇静药物			

工具，使得转出医院和接收医院可以更加清楚地交流，有利于接收医院分派合适的急救团队和转运模式（陆地或是航空）。④ TPEWS 评分能帮助接诊分派中心根据疾病或者受伤严重程度对患儿进行优先次序分类。⑤ TPEWS 评分工具还可以用急诊室或者门诊来预测就诊患儿是否需要住院治疗。

五、小儿危重病例评分

正确评估危重患儿的病情，对于进一步提高儿童危重病的诊治水平有重要意义。

（一）重患儿童评分的意义

1. 评价医护质量 病死率高低是衡量医疗水平的重要指标，在比较不同时期或不同医院的病死率时，使用评分法可以避免偏差。

2. 有利于临床科研工作的开展 多中心合作科学研究已成为一种普遍采用的有效方式，合理的临床经验治疗方案的实施，需要统一的病例选择标准和一致的病情评估方法。

（二）重患儿童评分的注意事项

1. 客观 应选用设备测定或人工检查得出的定量指标，依靠主观判断的定性指标和涉及因素较多、意义不十分明确的指标不宜采用。

2. 全面 主要器官系统有代表性的生理参数应包括在检测指标内。

3. 简便 为便于推广应用，在准确、全面的基础上，评分指标数量应尽可能减少。

4. 适应国内情况 检查项目在一般实验室条

件下可完成。

5. 符合小儿特点 小儿的生理正常值与年龄关系密切,多设年龄组以提高准确性。

（三）小儿危重病例评分法

1. 小儿危重病例评分法(表 1-14)

（1）小儿危重病例评分法说明

1）不适用于新生儿及慢性疾病的危重状态。

2）首次评分应在 24 小时内完成。根据病情变化可多次进行评分,每次评分依据最异常测值评定病情危重程度。当某项测值正常,临床考虑短期内变化可能不大且取标本不便时,可按测值正常对待,进行评分。

3）患儿病情分度:非危重,分值 >80 分;危重,分值 71~80 分;极危重,分值≤70 分。

4）不吸氧条件下测血 PaO_2。

（2）小儿危重病例评分法评估患儿病情:全国小儿危重病例评分试用协作组 1998 年对 12 所三级医院 PICU 中的 1235 例患儿进行了危重病例评分及器官功能衰竭的评估。评分值从高到低分为:81~100、71~80、0~70 3 个组,依次代表病情非危重、危重、极危重。住院期间共进行 4 次评分。首次结果评分显示:非危重、危重、极危重患儿病死率依次为 3.2%、10.2%、25.2%,各组差异有非常显著意义($P<0.01$)。以后各次评分结果与首次评分相似,分值越低病死率越高。1、2、3、3 个以上器官功能衰竭分别占 31.9%、19.5%、10.6%、3.5%,病死率依次为 4.8%、7.4%、26.5%、53.8%,差异有非常显著意义($P<0.01$)。非危重、危重、极危重患儿多系统器官功能衰竭发生率依次为 15.4%、47.5%、83.0%,差异

表 1-14　小儿危重病例评分法

检查项目	测定值及表现		分值
	<1 岁	≥1 岁	
心率（次 /min）	<80 或 >180	<60 或 >160	4
	80~100 或 160~180	60~80 或 140~160	6
	其余	其余	10
血压（收缩压）	<7.3（55）或 >17.3（130）	<8.7（65）或 >20.0（150）	4
kPa（mmHg）	7.3~8.7（55~65）或	8.7~10.0（65~75）或	6
	13.3~17.3（100~130）	17.3~20.0（130~150）	
	其余	其余	10
呼吸（次 /min）	<20 或 >70 或明显节律不齐	<15 或 >60 或明显节律不齐	4
	20~25 或 40~70	15~20 或 35~60	6
	其余	其余	10
PaO_2	<6.7（50）	以下各项同左	4

续表

检查项目	测定值及表现	分值
kPa（mmHg）	6.7~9.3（50~70）	6
	其余	10
pH	<7.25 或 >7.55	4
	7.25~7.30 或 7.35~7.55	6
	其余	10
Na^+	<120 或 >160	4
（mmol/L）	120~130 或 150~160	6
	其余	10
K^+	<3.0 或 >6.5	4
（mmol/L）	3.0~3.5 或 5.5~6.5	6
	其余	10
Cr（μmol/L）	>159（118）	4

续表

检查项目	测定值及表现	分值
（mg/dl）	106~159（112~118）	6
或	其余	10
BUNmmol/L	>14.3（40）	4
（mg/dl）	7.1~14.3（20~40）	6
	其余	10
Hbg/L	<60（6）	4
（g/dl）	<60~90（6~9）	6
	其余	10
胃肠系统	应激性溃疡出血及肠麻痹	4
	应激性溃疡出血	6
	其余	10

有非常显著意义($P<0.01$)。本次多中心调查结果显示小儿危重病例评分可准确判断病情轻重,分值越低,器官功能衰竭越多,病死率亦越高。

2. 改良的Glasgow昏迷评分法(表1-15)

表1-15　改良的Glasgow昏迷评分法

功能测定	<1岁		>1岁	评分
睁眼	自发		自发	4
	声音刺激时		声音刺激时	3
	疼痛刺激时		疼痛刺激时	2
	刺激后无反应		刺激后无反应	1
最佳运动反应	自发		服从命令动作	6
	因局部疼痛而动		因局部疼痛而动	5
	因疼痛而屈曲回缩		因疼痛而屈曲回缩	4
	因疼痛而呈屈曲反应(似去皮层强直)		因疼痛而呈屈曲反应(似去皮层强直)	3
	因疼痛而呈伸展反应(似去大脑强直)		因疼痛而呈伸展反应(似去大脑强直)	2
	无运动反应		无运动反应	1
	0~23个月	2~5岁	>5岁	
最佳语言反应				
	微笑,发声	适当的单词,短语	能定向说话	5
	哭闹,可安慰	词语不当	不能定向	4
	持续哭闹,尖叫	持续哭闹,尖叫	语言不当	3
	呻吟,不安	呻吟	语言难于理解	2
	无反应	无反应	无说话反应	1

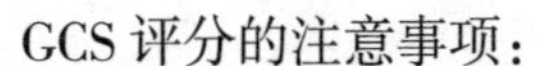

GCS 评分的注意事项：

（1）GCS 评分包括运动、语言和睁眼三个独立的反应。评定时注意服从命令与自发的握持反射和体位改变相区别。

（2）疼痛刺激的方式从压指甲开始，逐步对颈、头、躯干局部进行刺激。因为脑死亡时可以有下肢屈曲的脊髓反射，刺激时应以上肢为主。

（3）判断运动功能评分时，应以任何一个肢体的全面最佳反应为准，这与一般的神经系统检查不同。

（4）睁眼的疼痛刺激时应避免压迫眶上和下颌角，这样易出现闭眼反应。

（5）评分时应排除药物作用的影响，止惊药和肌松剂可以影响 GCS 的结果，因此需在用药前和药效消失后方可进行评分。

（6）排除低氧血症和二氧化碳潴留的影响，应给予充分吸氧、吸痰后再进行评定。

3. 肝性脑病分级（表 1-16）

表 1-16 肝性脑病分级

级别	精神状况	震颤	脑电图
Ⅰ级（初期）	欣快，偶有抑制，轻微的意识障碍，语言不清，思维迟钝，睡眠改变	轻微	正常
Ⅱ级（昏迷前期）	精神障碍比Ⅰ级重，困倦，行为异常，括约肌失控	存在	异常
Ⅲ级（半昏迷期）	嗜睡，但可唤醒，语言无条理，思维混乱	常有	异常
Ⅳ级（昏迷期）	对强烈刺激有反应（Ⅳa），无反应（Ⅳb）	常无	异常

第三节 重症儿童转运

为了达到重症儿童转运的最大效益和最佳护理，保证转运的同质与安全，应当由一个区域性医疗中心牵头建立覆盖一定范围的转诊网络，鼓励各级医院的医生将重症患儿转移到上一级接收医院。从20世纪80年代开始建立PICU以来，我国儿童急救能力得到了很大进步、提高和普及。近十年来，许多大中城市都建立了儿童转诊体系。儿科转运系统必须能够迅速为患儿提供先进、娴熟的儿科重症监护技术，从转出医院床边安全快速转运直达接收医院。国外从20世纪70年代初期就成立了新生儿基金会，使转运到区域中心接受治疗的危重新生儿死亡率降低50%。儿科专科医生提供治疗时，使重症患儿的救治效果得到改善，对危重和受伤儿童的快速、安全运送到三级儿科医疗中心的需求，带动了专门儿科转运队伍的形成。

一、儿科转运系统最佳组成

美国儿科学会关于航空与陆地转运儿科患者的指南认为儿科转运系统最佳组成包括转运团队建设和运输方式选择。转运团队由资深的儿科医学专家和一组能胜任在转运环境下监护重症儿童的医护人员组成，是受过儿科急救专业培训的高技能的医疗转运团队。转运方式包括拥有灵活协调的空中飞机和地面救护车，陆—空结合系统形成最佳的运输方式，提供最佳的医疗服务。高效的儿科转运系统还包括拟定最佳方案处理具体临床状况，

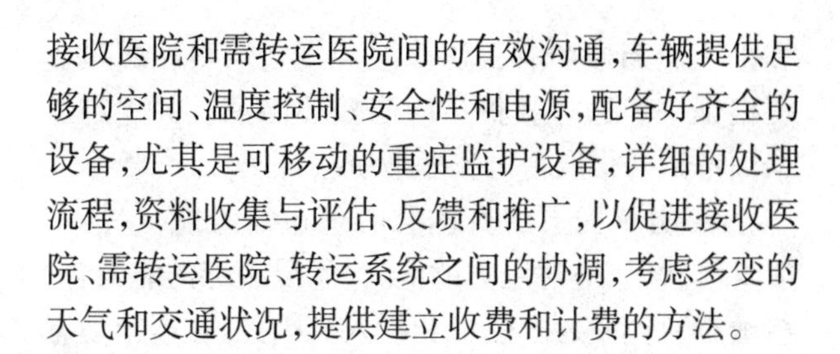

接收医院和需转运医院间的有效沟通，车辆提供足够的空间、温度控制、安全性和电源，配备好齐全的设备，尤其是可移动的重症监护设备，详细的处理流程，资料收集与评估、反馈和推广，以促进接收医院、需转运医院、转运系统之间的协调，考虑多变的天气和交通状况，提供建立收费和计费的方法。

二、儿科转运成员选择

对一个指定的医疗转运任务，人员的选择及责任会随着重症患儿的诊断和临床状况而改变，亦受不同类型的医疗人员的可用性而变化，由负责转运的儿科医生来确定。

1. 团队成员均必须是接受过双重培训且能胜任的儿科转运人员，包括医师、护士、呼吸治疗师、救护员和司机。双重培训即不仅要掌握儿科重症监护相关的专业知识和技能，还应熟悉转运医学及转运患儿的生理反应、转运车辆所需的设备及其局限性、物资与通信管理等。

2. 所有成员应完成主管部门提供的计划性正规培训和在职实践，培训应当足够时间。内容要囊括与转运途中患儿的急救技能、转运设备的操作、适应转运车环境、转运对患儿的生理影响、转运监护的全部责任等。严格遵守医疗卫生管理法律、法规、规章和技术操作规范、诊疗指南。

3. 转运病情危重（Ⅱ级）患儿由 PICU 的专业儿科医生负责，护士和呼吸治疗师应至少有 1 年在儿科重症监护方面的经验。其他人员的培训内容至少需涉及儿科基本生命支持、高级生命支持、创伤的包扎固定等，经考核合格，并定期复训。医师和护士应当按照有关法律法规规定取得相应执业资格证书。医疗救护员应当按照国家有关规定经培训考试合格取得国家职业资格证书。

4. 团队成员的身体和心理也需考虑，包括一般身体状况、应对压力的能力、忍受疲劳的能力、情绪敏感、行动敏捷、热情和投入。因此，在连续动态排班时既要满足随时出诊的需要，又需兼顾适当的休息调整。

三、转诊患儿的判断

转诊患儿的转出和接收是基于医师的判断，而不是根据特定的标准和固定不变的评价方法。通过电话往往难以确定患儿的真实状况。一般来说，以下情况的患儿应予转诊：

1. 一级医院常为社区或乡镇卫生院，医师是全科医师，遇有3个月以下的婴儿、常见急诊经过处理不能缓解、出现专科情况等状态时需及时转运。二级医院以县一级综合医院为主，要求解决大多数常见病和多发病的诊治，包括儿童常见急诊与重症的处理，只有在病情严重而且复杂时转诊。三级医院常是一定范围内的区域性中心，PICU有较强的救治能力，只有在技术条件和人员设备受到限制时才需转诊。

2. 转出医院缺乏人员和（或）设备难以提供最佳监护和持续护理条件者。医生对病情发展或相应技术缺乏信心，或家长有更高的期望时，可以创造条件转向有更好救治条件的PICU。

3. 为保证转诊途中的病情稳定和安全，可动态进行转运儿童早期预警评分系统评分（transport

pediatric early warning scores,TPEWS)和采用STABLE模式对患儿进行观察处理。TPEWS于2008年创立,2012年修改,评分包括通气呼吸、循环和GCS三个方面,能帮助转运团队评价转诊患儿在基层医院疾病的严重程度,作为一个标准、准确、一致地描述,使院间交流更加方便,快速识别不稳定的患儿。

四、转运工具的要求

目前,我国空中转运尚未普及,陆地转运是主要选择。要求救护车随时处于备用状态,每次出发前要进行检查,行程中都需系上安全带,速度应限定在法定范围内,警笛和灯光只能在必要时使用,以帮助穿过没有交通堵塞的繁忙的十字路口。

1. 救护车的优点 较飞机应用普遍,患儿在途中只有两次转移,紧急情况下容易转向或中止,可运送至中转医院,便于移动监护,维护费用较低。

2. 救护车的缺点 远距离转诊增加运输时间,受道路、交通和天气状况限制,路途颠簸,影响设备、床位的固定,有些救护车没有足够的能源、抽吸和通气能力。

五、转运医疗设备

设备的选择由特定类型的转运团队和所需要转运的患儿决定。每一次转运应备齐用于稳定和转运所必需的设备和药品。

1. 转运设备的要求 ①设备齐全,在转运环境下能提供儿童生命支持;②重量轻、便携式、易于清洁和维护；③独立、自足的电源可供两倍于预期的转运时间，有交流电，导航和通信系统不受电磁干扰；④包装好以便在进出救护车和飞机时能连续重症监护；⑤能持久承受重压、热和电压，可重复使用；⑥所有的医疗用品和设备应在转运前评估，与救护车的设备兼容。

2. 要考虑儿科患者的特点 对于婴儿，有必要提供一个电池供电的恒温箱，可由两人装进一个标准的救护车，并牢固地连接到救护车导轨安装系统。恒温箱应有适当的附件，作为转运系统的一部分，应能直接连接救护车的供氧和供电设备。氧源必须有一个标准的氧气流量计，能够提供达15L/min的氧流量，连接到患儿的通气系统，应能提供足够持续两倍预期转运时间的氧气。

3. 要兼顾儿童重症救治的要求 除常规配有心电、血氧监护外，还需创造条件进行血糖、血气监测。儿童以呼吸系统疾病为主，吸痰装置很重要。急救箱内要装有不同型号的喉镜和气管导管，便于随时气管插管；输液器材要齐备，保证有两条静脉通道；常用抢救药物要规范，保证随时能够使用。

六、通讯联系

转运医师应负责转运全过程的通信沟通，一个互动的紧急医疗通信系统是必需的。通信系统的组成和结构随着可利用的资源而不断改善。

1. 接收请求 所有的转运请求应及时传达到转运中心。要求接听电话者记录好呼叫的内容，包括患儿的基本情况、病情、医院地址和联系人信息。

2. 内部通讯 关键是收到转运需求时定位和

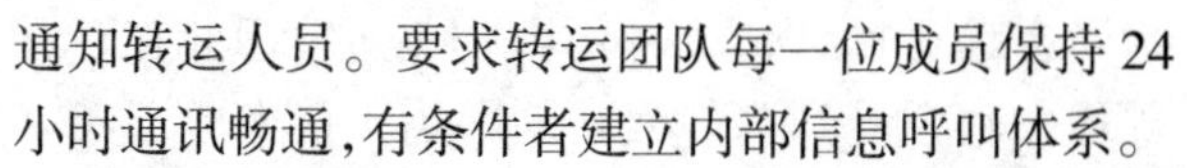

通知转运人员。要求转运团队每一位成员保持24小时通讯畅通，有条件者建立内部信息呼叫体系。

3. 外部通讯 转运过程中需与双方医院密切沟通，有时需要与警察、消防和紧急医疗服务相关部门联系。

4. 随访 对患儿的诊断、治疗和病情等信息需适时提供给所有转出患儿的医生和医院。保持与患儿家庭成员的联系，以减轻家长的焦虑。出院后随访患儿的远期效果并建议定期复查。

七、临床评价

1. 保留记录 对转运系统的监控及记录保存是必要的，应保存不同条件下安全运送患儿全过程的资料，包括不宜转运或临床不稳定甚至没有生存可能患儿的情况。由参与转运人员负责，确保收集、记录资料的一致性和准确性，最好能够信息化，以提高精度、效率和效益。同时，转运过程中对患儿的医疗责任和转运团队的安全都是十分重要的，故参与者应牢固建立并清楚地理解记录的法律效应。

2. 资料收集内容 ①人口资料：以评估服务地区的变化；②临床资料：可以设计转诊患儿病情观察表，以评估转运条件、病情动态变化、处理过程和住院交接情况等；③操作数据：以评估不同类型的设备和人员，确定时间与路线和转运团队成员安排的恰当性；④初步诊断和状态评估：以判断转诊过程的处理效果。

3. 避免不良事件 虽然重症患儿通过急救团队转诊到上级医院进行正确高效的治疗对患儿的

结局会起到非常重要的作用,但是重症患儿在转运过程中也会受到诸多因素的影响。首先应当建立相应的转诊管理制度,包括工作制度和转运流程,如呼叫制度、值班制度、出诊流程、质量控制措施等。其次是知情同意,需加强与家长的沟通和交流,在全面介绍和理解的基础上签字。最后是了解转运过程中患儿存在的风险,包括原发疾病的严重程度、转运过程中所需时间(准备时间、反应时间、稳定时间和返程时间)、转诊急救团队专业素质等,避免不良事件的发生。

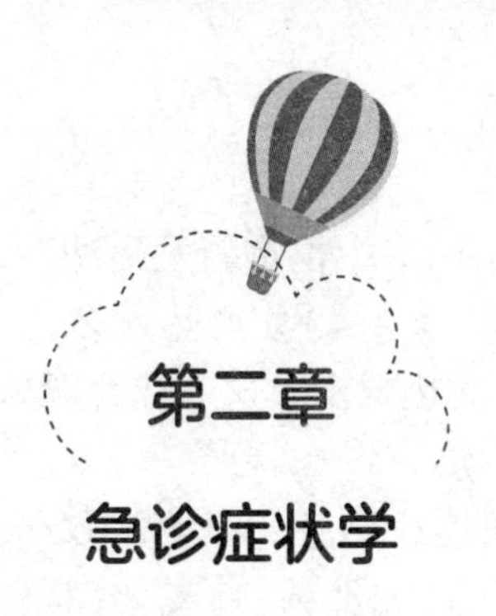

第二章

急诊症状学

第一节 发 热

发热(fever)是指机体在致热源作用下或体温调节中枢发生障碍时,产热增加和(或)散热减少,体温超过正常范围。儿童正常肛温为36.9~37.5℃,腋温为36~37℃,正常温度个体略有差异。儿童新陈代谢旺盛,体温与青壮年相近,但高于老年人;一般清晨体温最低,下午至傍晚最高,一天内波动小于1℃;儿童夏季体温稍高,喂奶、餐后、运动、哭吵、室温过高及衣被过厚等均可使体温稍微升高。由于腋表测温方便简单,不易引起交叉感染及意外,目前儿科临床多采用腋表测温,测量时间为5分钟,当环境温度过低或者患儿循环障碍时,腋表所测体温偏低,需采用肛表测温2分钟。

一、发生机制

(一)致热源性发热

1. 内源性致热源 又称白细胞致热源,如白介素-1、肿瘤坏死因子和干扰素等,通过血—脑屏障直接作用于体温调节中枢的体温调定点,使调定点上移，体温调节中枢重新发出冲动，一方面骨骼肌阵缩（表现为寒战）使产热增多，另一方面交感神经兴奋使散热减少。这一综合调节使产热大于散热，导致发热。

2. 外源性致热源　种类繁多，包括各种病原微生物病原体（如细菌、真菌、病毒及各种细菌毒素等）、炎性渗出物及无菌性坏死组织、抗原抗体复合物、某些类固醇物质、多糖体成分及多核苷酸、淋巴细胞激活因子等。外源性致热源常为大分子，不能通过血—脑屏障，而是激活血液中的中性粒细胞、单核—巨噬细胞系统、嗜酸性粒细胞等，使其产生内源性致热源而发热。

（二）非致热源性发热

1. 体温调节中枢直接受损　如颅脑外伤、出血、炎症等。

2. 产热过多的疾病　如癫痫持续状态、甲状腺功能亢进症等。

3. 散热减少的疾病　如广泛性皮炎、心力衰竭等。

二、病因

（一）根据热度分类

通常以腋表测量为准。

1. 低热（37.3~38℃）　常见于夏季热等。

2. 中度热（38.1~38.9℃）　常见于结核等。

3. 高热（39.0~41.0℃）　常见于感染、败血症等。

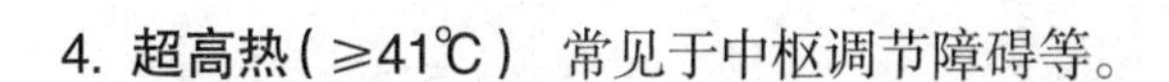

4. **超高热(≥41℃)**　常见于中枢调节障碍等。

(二)根据热型分类

小儿热型不如成人典型，常见热型有稽留热、弛张热、间歇热、波状热、回归热、不规则热等6种。随着抗生素及肾上腺皮质激素治疗对热型干扰，目前已经很难见到典型热型。故其诊断与鉴别诊断价值较小。

(三)根据热程分类

1. **短期发热**　发热持续时间在2周以内。在儿科常见，大多数属于感染性发热，多伴有局部症状及体征，结合实验室指标及影像学检查诊断不难。常见于病毒感染等。

2. **长期发热**　持续时间≥2周。主要由于非感染性因素导致，非感染性疾病有免疫性疾病(川崎病、系统性红斑狼疮、药物热、皮肌炎、结节性多动脉炎、血清病、炎性肠病等)、恶性肿瘤(白血病、淋巴瘤等)、甲状腺功能亢进、风湿性疾病、尿崩症、夏季低热等。在诊断非感染性疾病之前必须排除感染性疾病，如结核病(包括肺外结核)、链球菌感染后综合征和感染后低热、慢性感染性病灶或小脓肿等。

3. **慢性发热**　发热时间超过1个月。原因与长期发热相似。

(四)根据病因分类

1. **感染性发热**　病毒、细菌、支原体、衣原体、立克次体、螺旋体、真菌、寄生虫等病原引起的全身或局灶性感染。呼吸系统感染占首位(上呼吸道感染、扁桃体炎、咽喉炎、支气管炎、肺炎等)，其次为肠道感染(病毒性、细菌性肠炎等)、泌尿系统感染(尿路感染、肾盂肾炎等)、中枢神经系统感染(脑炎及脑膜脑炎等)、心血管系统感染(感染性心内膜炎、心包炎等)、肝胆系统感染(病毒性肝炎、肝脓肿、胆管炎等)等。还可见于咽后壁脓肿、肛周脓肿等，传染性单核细胞增多症、脓毒症或败血症等也不少见，其他感染如结核、伤寒、风疹、麻疹、幼儿急疹、EB 病毒感染、巨细胞病毒感染等也可引起发热。近年来，手足口病、禽流感、甲流等传染病常需在发热门诊中加以鉴别，疫苗预防接种引起的发热也明显增加。

2. 非感染性发热

(1) 无菌性炎症：组织细胞坏死吸收及组织蛋白分解导致吸收热。常见机械、物理或化学性损伤，血管栓塞所致缺血性坏死，恶性肿瘤(白血病、恶性淋巴瘤、神经母细胞瘤、恶性组织细胞病、朗格汉组织细胞增生症等)，溶血反应和肌肉溶解综合征等。

(2) 免疫性疾病：有类风湿关节炎、川崎病、系统性红斑狼疮、血清病、风湿热、白塞病、药物热、皮肌炎、结节性多动脉炎、血清病、炎症性肠病等。

(3) 产热增加或散热减少相关疾病：有捂热综合征、广泛性皮肌炎、烧伤、无汗性外胚层发育不良等散热障碍，暑热症、严重脱水、心力衰竭所致血液循环障碍，惊厥、癫痫持续状态常因产热较多而散热滞后引起一过性体温升高，小婴儿长期摄入蛋白质过高、高热能饮食及甲亢。

(4) 自主神经功能紊乱：属于功能性低热范畴，自主神经功能紊乱可影响正常体温调节过程，使机体产热大于散热，体温升高，临床出现低热和其他自主神经功能紊乱的表现。①原发性低热：可持续数月至数年，体温波动多在0.5℃以内；②感染后低热：体温调节中枢功能尚未完全恢复正常所致，常出现在病毒、细菌等感染性疾病痊愈后；③夏季低热：仅发生于夏季，秋凉后自行消退，每年反复，连续数年后可自行消失，多见于营养不良或大脑发育不全婴幼儿；④生理性低热：剧烈运动、精神紧张、月经前低热等。

（5）累及体温调节中枢：特点是高热无汗及退热药无效，常见于重度安眠药中毒、颅脑损伤、大脑发育不全、中毒性脑病、脑炎后遗症、小婴儿脱水热、高钠血症（垂体性或肾性尿崩症等）、慢性间脑综合征等。

（6）其他：药物中毒（阿托品、阿司匹林、苯丙胺、咖啡因等）、输液反应及免疫缺陷病等。

三、诊断思路

发热可见于多种疾病，鉴别主要依靠病史采集、全面的体格检查及实验室辅助检查。

（一）了解流行病学资料

重视收集患儿年龄、患病季节、居住地、感染病接触史、预防接种史等流行病学资料和机体免疫情况。不同年龄感染性疾病发生率不同，年龄越小，发生细菌感染的危险性越大，新生儿12%~32%为严重感染所致。对发热患儿应注意询问周围有无传染病或感染源接触史，如结核、肝炎、手足口病、麻疹接触史，有无死禽、鸽子接触、蚊虫叮咬等。对

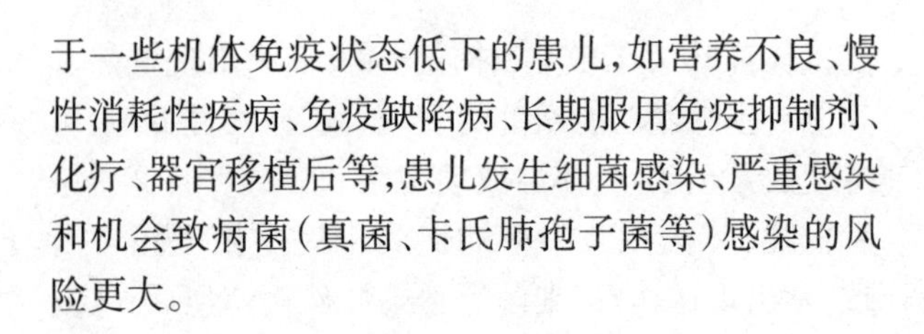

于一些机体免疫状态低下的患儿，如营养不良、慢性消耗性疾病、免疫缺陷病、长期服用免疫抑制剂、化疗、器官移植后等，患儿发生细菌感染、严重感染和机会致病菌（真菌、卡氏肺孢子菌等）感染的风险更大。

（二）关注发热过程特点

发热的临床过程一般有三个阶段：

1. 体温上升期 ①骤升型：体温在几小时内达39~40℃或以上，常伴有寒战，儿童易发生惊厥。常见于疟疾、大叶性肺炎、败血症、流行性感冒、急性肾盂肾炎、输液或某些药物反应。②缓升型：体温逐渐在数日内达高峰，多不伴寒战，如伤寒、结核、布氏杆菌病等。

2. 高热期 此期体温已达到或略高于上移的体温调定点水平，不再发生寒战，皮肤血管由收缩转为舒张，皮肤发红并灼热，呼吸加深变快，开始出汗。

3. 体温下降期 此期表现为出汗多、皮肤潮湿。①骤降型：体温在数小时内下降，如疟疾、急性肾盂肾炎、大叶性肺炎、输液反应等；②渐降型：在数天内恢复正常，如伤寒、风湿热等。

（三）注意伴随症状

1. 呼吸系统症状 呼吸系统感染是小儿发热最常见的疾病，常有流涕、咽痛、声音嘶哑、咳嗽、喘息、咳痰等。

2. 消化系统症状 发热伴有恶心、呕吐、腹泻、腹痛等消化系统症状者，需注意根据腹部及全身表现鉴别外科急诊（如阑尾炎、急性腹膜炎、急

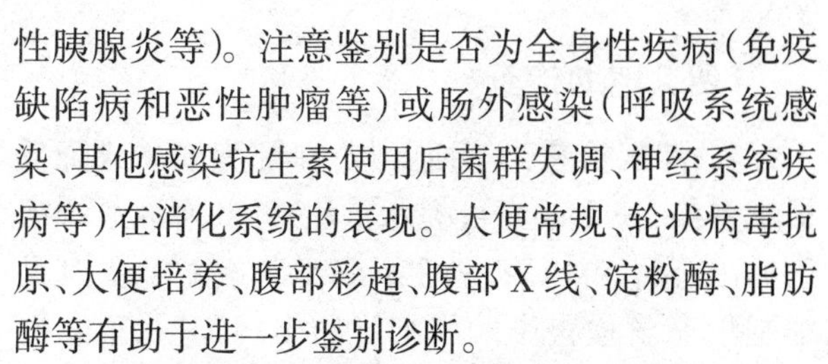

性胰腺炎等)。注意鉴别是否为全身性疾病(免疫缺陷病和恶性肿瘤等)或肠外感染(呼吸系统感染、其他感染抗生素使用后菌群失调、神经系统疾病等)在消化系统的表现。大便常规、轮状病毒抗原、大便培养、腹部彩超、腹部 X 线、淀粉酶、脂肪酶等有助于进一步鉴别诊断。

3. 神经系统症状　发热伴抽搐、呕吐、头痛、昏迷、意识障碍等,常提示中枢神经系统疾病感染(如脑炎、脑膜炎、重症手足口病脑炎、中毒性脑病等)。需要注意的是先发热后昏迷常见于流行性脑炎、脑膜炎、暑热症等;先昏迷后发热则多见于巴比妥类药物中毒或颅内出血、颅脑外伤等。发热伴硬瘫见于中枢神经系统感染,发热伴软瘫或周围性瘫见于脊髓灰质炎和急性感染性多发性神经根炎。脑电图、格拉斯哥评分、神经系统 MRI、腰穿等有助于诊断。

4. 泌尿系统症状　发热伴尿频、尿急、尿痛或脓尿多为尿路感染。发热伴血尿、肾区叩痛应考虑尿路结石并感染。发热伴剧烈大量脓尿或肾衰竭表现需高度怀疑肾乳头坏死。肾功能、尿常规、尿培养、泌尿系彩超、泌尿系造影、CT 等检查有助于诊断。

5. 血液系统症状　发热伴出血、贫血、肝脾淋巴结肿大常见于败血症、白血病、恶性组织细胞病、重症肝炎等。血常规、骨髓穿刺、肝功能、血脂全套、铁蛋白、血培养等有助于鉴别诊断。

6. 其他症状　发热伴皮疹见于手足口病、麻疹、幼儿急疹、川崎病等。关节红肿热痛者见于骨髓炎、类风湿关节炎、关节炎、败血症等。

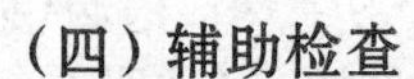

（四）辅助检查

1. 常规检查　①血常规：白细胞增高或降低提示感染，三系改变可提示重症感染、血液系统疾病如白血病、淋巴瘤、恶性组织细胞疾病等，尤其是细胞形态学检查中幼稚细胞的出现，对儿童急性白血病诊断很重要；异常淋巴细胞增高对诊断传染性单核细胞增多症十分重要。②大便常规及大便病原学、大便培养检查（肠炎、炎症性肠病、伤寒）。③尿常规（尿路感染、泌尿系统肿瘤）。

2. 病原学　血培养（败血症）；各种病毒抗原、抗体及 DNA 检查（如麻疹、手足口病、EBV、CMV、疱疹病毒等）。

3. 感染标志物　血沉（感染性疾病中血沉多为轻中度增快，而风湿性疾病、肿瘤性疾病则为重度增快）；CRP（感染、炎症反应、结缔组织病、肿瘤等）；PCT（超过 2.5ng/ml 常提示细菌感染，在某些应激状态如捂热综合征患儿可明显升高）。

4. 明确感染部位　肺炎（呼吸道病毒抗原抗体检查、胸部 X 线检查、痰培养、血气分析、纤维支气管镜检查）；结核病诊断（结核 T 细胞斑点试验、结核菌素实验、痰培养、胸片、胸部 CT、纤维支气管镜检查）；结缔组织疾病（抗核抗体、类风湿因子、狼疮全套、各关节部位 X 线、彩超）。血液系统疾病长期发热且血象异常者需骨穿，必要时需多次骨穿；淋巴结肿大临床情况较好，外周血有一过性白细胞减少者宜早进行淋巴结活检，对亚急性坏死性淋巴结炎的诊断十分重要。

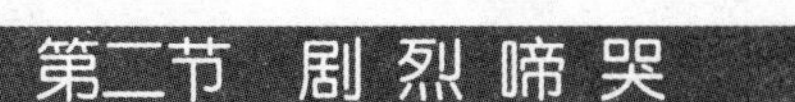

第二节 剧烈啼哭

剧烈啼哭是婴幼儿对来自体内外的不良刺激引起不适的一种本能反应。2 岁以下儿童由于不能用语言表达或语言表达能力不成熟而以啼哭的方式来表达要求和痛苦，如因饥饿、困乏、需排尿或排粪便等内在生理刺激，或外界冷、热、湿、痒、疼痛、疾病或精神上的刺激都可引起哭闹。哭闹常为家长就医的唯一主诉。临床上因啼哭来就诊的婴幼儿，特别是时间长或阵发性剧烈啼哭的患儿，一定要仔细检查，找出病因，及时处理。

一、发生机制

1. 正常肺部在呼气末时，尚余留着相当（约 80%~90%）的空气在肺泡内，即使短暂的停止吸气，肺内循环的血液仍可将此存留肺内的氧气带入血液中，不会导致发绀，故肤色不会改变。

2. 啼哭是一种拖长的呼气而无吸气，在剧烈啼哭时，肺内的空气被用力地排出体外，余留在肺内的氧气存留量有限，虽然会掺杂着间断的吸气动作，但相对于呼气明显少了，导致血液中含氧量降低。

3. 啼哭时胸壁及腹部肌肉用力挤压肺脏，肺内压力升高，肺血管压力升高，肺内血流减少，血液获氧能力减少。外加部分缺氧血流未经肺泡带氧直接回心，掺入全身动脉血流中（右向左分流），会使躯干四肢的血液含氧量锐减。

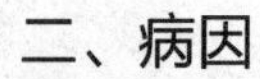

二、病因

(一) 生理性啼哭

生理性啼哭是为达到某种要求的啼哭。患儿哭声有力,除哭闹外无其他异常表现。多属生理现象。

1. 饥饿性啼哭　在餐前发生,抱起婴儿时头转向母体一侧,做吸吮动作,喂奶后啼哭可安抚。如喂奶时啼哭,牛奶喂养者应注意奶头大小可能不合适致吸吮困难,母乳喂养时注意是否由于母乳分泌过多或不足导致不能及时下咽或下咽过少等。

2. 环境刺激不适　如尿布上大小便过多、衣物过多、衣物过少、粗糙或不洁性刺激,常有接触皮肤表面皮疹、红痒等。过强的声、光刺激、口渴、睡眠不足、体位不当、饮食改变、食物过冷过热、喂养不当致咽气过多、陌生人接触、大小便前及不良习惯(喜抱)等。在去除外界刺激后啼哭缓解。

3. 要挟性啼哭　常发生在2岁以上幼儿,哭声洪亮或时高时低,常因要求未被满足而哭吵,可伴有自暴行为,不予理睬可自行停止。

4. 生理性夜啼　多见于4个月以内婴儿,6个月后可自行缓解,表现为昼眠夜哭,特别是在一些住院患儿,白天输液时睡眠较多,夜晚则兴奋、喜抱。应排除病理性不适所致夜啼,包括与活动性佝偻病相鉴别。婴幼儿睡眠环境改变、被服过重、过冷过热、睡眠时被惊醒等也可引起夜啼。

(二) 病理性啼哭

引起身体不适或疼痛的各种刺激、伤害、疾病所引起的哭闹，以腹痛、耳痛、头痛、口腔痛最为常见。病理性啼哭发生前期常有烦躁不安的表现，啼哭常较剧烈且持续，处理不及时往往会带来严重后果，其常见原因见表2-1。

表2-1　病理性啼哭的常见原因

系统	病因
头、面部疾病	颅骨骨折、硬脑膜下血肿、角膜擦伤、中耳炎、外耳道疖肿、口腔炎或口腔溃疡等
神经系统疾病	脑炎、脑膜炎、颅内出血、颅脑外伤等
心血管疾病	心功能不全、心动过速或心律失常等
胃肠道疾病	胃肠道积气、肠道感染或功能紊乱、肠套叠、嵌顿性疝、肛裂等
泌尿系统疾病	泌尿道感染、睾丸扭转、尿路结石等
骨骼、关节损伤	骨折、关节脱位等
肠寄生虫病	蛔虫病、蛲虫病
药物中毒	误服药品或药物过量造成的中毒
其他	眼、咽、喉部、鼻腔、外耳道或阴道异物或炎症刺激性疼痛，新生儿甲状腺功能亢进，婴儿脚气病、低钙血症、恶性肿瘤等

（三）婴幼儿剧烈啼哭的几种常见疾病

1. 肠套叠　是婴幼儿病理性啼哭最常见的疾病。患儿表现为阵发性剧烈啼哭，多伴有面色苍白、屈腿，每次发作数分钟，发作后可入睡或玩耍如常。以后反复发作，次数越多，持续时间越长，间歇期越短。病程中常伴有呕吐、血便、腹部可扪及腊肠样包块。肛查、腹部B超、空气灌肠有助于诊断。

2. 婴幼儿阵发性腹痛　多见于4个月内小婴

儿，起病常在出生后1~2周，多在喂奶或傍晚发生。表现为阵发性啼哭、烦躁不安，严重者可产生阵发而规律的剧哭，持续数分钟至数十分钟而转为安静入睡。排气或排便后可缓解，原因可能为更换饮食或与进食糖类过多致肠积气有关。肠痉挛是其常见原因，需与肠套叠鉴别。

3. 嵌顿疝　具有肠梗阻的表现特点。检查腹股沟是否有疝囊突出可明确。

4. 肠道感染　各种肠炎、阑尾炎、胰腺炎、腹腔淋巴结肿大引起的腹痛，均可引起啼哭。多伴有腹泻、发热、呕吐等。大便常规、病原学检查、腹部彩超检查可鉴别。

5. 寄生虫感染　蛔虫、蛲虫等寄生虫感染，常发生在农村儿童，特别是学爬后的婴幼儿。

6. 新生儿破伤风　啼哭具有特征性，且是最早出现的症状。患儿因咀嚼肌痉挛致不能吸乳而啼哭，但哭不成声，喂奶患儿想吃又不能吃而继续啼哭的症状。其主诉往往是长时间啼哭，拒乳。患儿拒抱或转换体位时哭吵加剧，并伴有发热、牙关紧闭、苦笑面容。

7. 低钙血症　注意询问有无户外活动、鱼肝油添加史、有无缺钙表现。低血钙及钙剂治疗有效可鉴别。

8. 意外　骨折、烫伤等。

9. 重症　呼吸道阻塞、缺氧、颅高压、心力衰竭等。

三、诊断思路

原则为在排除生理性啼哭各种因素基础上，积

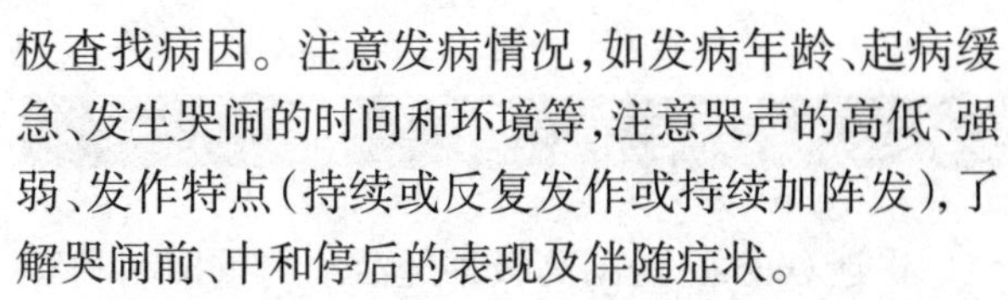

极查找病因。注意发病情况，如发病年龄、起病缓急、发生哭闹的时间和环境等，注意哭声的高低、强弱、发作特点（持续或反复发作或持续加阵发），了解哭闹前、中和停后的表现及伴随症状。

患儿在进食4小时或午夜啼哭要考虑饥饿。在进食时啼哭或一会儿吸吮一会儿哭吵要考虑鼻塞、口腔炎等影响吸吮所致。因先天性心脏病、肺部感染或严重贫血、先天性喉气管重度软化等无力吸吮而啼哭。排便时啼哭要注意肠炎、肛裂、尿道口炎、尿道畸形等。脑性啼哭或脑性尖叫（高调尖叫声或哭声发直的啼哭）多为脑部疾病所致，如颅内出血、胆红素脑病、脑膜炎等。哭声嘶哑需考虑喉炎、喉头水肿或白喉等。哭声嘶哑而低调者，还见于声带损伤或甲状腺功能低下的患儿，猫叫样哭声提示染色体异常；哭声细小提示疾病严重衰弱无力或先天性肌肉弛缓综合征。

临床病史询问需注意一些伴随症状。出现呕吐、腹泻、发热、面色苍白、呕吐等，应考虑腹部疾病；出现流涎、进食过热食物剧烈啼哭、发热、咳嗽，应考虑口腔溃疡、化脓性扁桃体炎、咽峡炎等上呼吸道感染。体格检查要注意面色、神态，体表及口腔、耳、鼻和咽喉部等有无炎症、损伤和异物；囟门有无隆起；心肺有无异常。更应仔细检查腹部体征，既要耐心又要细心地等待患儿安静时抓紧检查。若因患儿哭闹一时检查不够满意，必须待患儿安静后再次检查。尤其要注意有无腹部包块、嵌顿疝、明显压痛点，必要时作直肠指检。此外，还应认真检查神经系统体征。实验室及其他检查包括血、尿、粪便常规检查；胸部、腹部X线透视、肠道造影检查等。必要时可进行头颅CT检查。

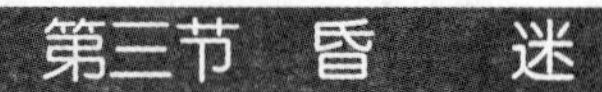

第三节　昏　迷

昏迷(coma)是脑高级神经活动严重抑制和衰竭的一种特殊病理状态,是意识障碍的最严重阶段,临床表现为短暂性或持续性的意识活动丧失、觉醒状态丧失及运动、感觉和反射等功能障碍。

一、发生机制

人体觉醒状态的维持主要依靠大脑皮质的正常意识活动及位于延髓、脑桥、中脑及丘脑网状结构的上行性网状激活系统的正常运行。研究证实,大脑一侧或局限性大脑病变一般不会引起昏迷,只有严重的广泛的大脑受损,颅内外各种病变累及上行网状激活系统的任何环节才可引起意识障碍,严重者导致昏迷。在昏迷早期,中枢神经系统可能仅有生化改变,随病情进展,结构性损害则愈加明显,出现明显脑充血和水肿,颅内压增高,甚至发生脑疝。各种病因导致脑细胞能量代谢障碍和神经元细胞膜通透性障碍在昏迷的发生发展中具有重要影响。

二、病因

昏迷的病因很多,既可由中枢神经系统病变引起(占70%),又可以是全身性疾病的后果,如急性感染性疾病、内分泌及代谢障碍、心血管疾病、中毒及电击、中暑、缺氧、高原病等。一般可分为全身性疾病和中枢神经系统疾病,亦可分为感染性疾病或非感染性疾病。儿童昏迷以中枢神经系统感染最多见。

（一）按病变部位分类

1. 中枢神经系统疾病

（1）中枢神经系统感染性疾病：最常见，如细菌、病毒、真菌、寄生虫等病原微生物所致的各种脑炎、脑膜炎、脑膜脑炎、脑脓肿等。

（2）中枢神经系统非感染性疾病：脑血管疾病，如脑出血、脑栓塞、脑梗死等；颅脑损伤，如新生儿缺血缺氧性脑病、颅内出血、新生儿胆红素脑病、脑外伤等；脑占位性病变，如脑肿瘤、脑水肿、脑疝等；癫痫大发作。

2. 全身性疾病

（1）急性重症感染：如败血症、重症肺炎、斑疹伤寒等引起的中毒性脑病。

（2）内分泌代谢性疾病：内分泌疾病，如低血糖症、高血糖症、糖尿病酮症酸中毒、甲状腺功能减退症及甲状腺危象等；尿毒症、高氨酸血症、肝性脑病、肺性脑病、胰性脑病等；严重缺氧，如窒息、阿斯综合征、高山性昏迷等；水电解质和酸碱平衡紊乱，如高钠血症、低钠血症、严重高氯性酸中毒、严重低碱性碱中毒、低钙血症等。

（3）中毒及意外：镇静药、解热镇痛药、抗精神病药、阿托品、颠茄类、吗啡、酒精等过量或误服；工业毒物，如一氧化碳、氰化物、苯中毒等；杀虫剂，如有机磷、有机氯等；植物及其种子，如曼陀罗、白果、苦杏仁等中毒；蜂蛰、蛇咬中毒等。意外包括中暑、日射病、溺水、触电、雷击、异物窒息等。

（4）其他：如高血压、瑞氏综合征、惊厥后昏迷、法洛四联症等。

（二）按发生方式分类

1. 突然发生的昏迷

（1）暴发性感染：中毒性菌痢、暴发性流行性脑脊髓膜炎等。

（2）头部外伤：脑震荡、颅骨骨折、颅内出血等。

（3）脑血管意外：脑血管栓塞、血栓形成、脑出血等。

（4）急性中毒：镇静药、麻醉药、有机磷、CO、食物中毒等。

（5）心律失常、心源性脑缺氧综合征。

（6）气温改变、中暑或寒冻。

2. 逐渐发生的昏迷

（1）中枢神经系统疾病：脑炎、结核性脑膜炎、脑脓肿、癫痫等。

（2）代谢性疾病：糖尿病、低血糖病等。

（3）肝肾功能不全、尿毒症、肝性脑病、电解质紊乱等。

（4）其他疾病晚期：如白血病、恶性肿瘤等。

（三）按发病年龄分类

不同年龄昏迷的病因不一，其发病率也不一样。按照发生高低顺序排列的常见昏迷原因见表2-2。

表2-2 不同年龄昏迷的病因

婴儿	幼儿	学龄期儿童
中枢神经系统感染	脑外伤	脑外伤
急性中毒性脑病	惊厥后	急性中毒性脑病

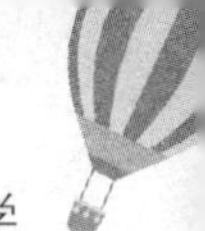

续表

婴儿	幼儿	学龄期儿童
瑞氏综合征	中枢神经系统感染	瑞氏综合征
脑外伤	急性中毒性脑病	中枢神经系统感染
惊厥后	瑞氏综合征	代谢性脑病
代谢性脑病	代谢性脑病	各种中毒
各种中毒(包括休克所致者)	各种中毒	

三、诊断思路

昏迷的鉴别诊断,应先解决是不是昏迷、昏迷的病因是什么。故昏迷的鉴别诊断包括了昏迷状态的鉴别和昏迷病因的鉴别。

(一) 昏迷状态的鉴别

1. 假性昏迷　是意识并非真正丧失,但不能表达和反应的一种精神状态。它包括癔病性不反应状态、木僵状态、闭锁综合征。

(1) 癔病性不反应状态:①患儿常伴有眼睑眨动,对突然较强的刺激可有瞬目反应甚至睁眼反应,拉开眼睑有明显抵抗感,并见眼球向上翻动,放开后双眼迅速紧闭;②感觉障碍与神经分布区域不符,如暴露部位的感觉消失,而隐蔽部位的感觉存在;③脑干反射如瞳孔对光反射等存在,无病理反射;④脑电图呈觉醒反应;⑤暗示治疗可恢复常态。

（2）木僵状态：①睁眼存在；②可伴有蜡样屈曲、违拗症等，或谈及患儿有关忧伤事件时，可见眼角噙泪等情感反应；③夜间人静时可稍有活动或自进饮食，询问时可低声回答；④脑干反射存在；⑤脑电图正常。

（3）闭锁综合征：①睁眼反应存在，能以睁眼或闭眼表示“是”或“否”和周围人交流；②第Ⅴ脑神经以上的脑干反射存在，如垂直性眼球运动、瞳孔对光反射；③脑电图多数正常。

2. 醒状昏迷　是觉醒状态存在、意识内容丧失的一种特殊的意识障碍。临床表现为语言和运动反应严重丧失，而皮质下的大多数功能和延髓植物功能保存或业已恢复，自发性睁眼反应及觉醒—睡眠周期等都存在。可见于去皮质状态、无动性缄默症及植物状态。

（1）去皮质状态：临床表现为意识内容完全丧失，患儿对自身及外界环境毫不理解，对言语刺激无任何意识性反应，常伴有去皮质强直、大小便失禁。觉醒—睡眠周期保存或紊乱，觉醒时患儿睁眼若视，视线固定有瞬目或眼球无目的转动，茫无所知。皮质下植物功能的无意识活动存在，咀嚼、吞咽动作、呼吸、循环功能正常，角膜反射、瞳孔对光反射不受影响。可伴有不自主哭叫，对疼痛刺激有痛苦表情及逃避反应。

（2）无动性缄默症：主要表现为缄默不语，四肢不能运动，疼痛刺激多无逃避反应，貌似四肢瘫痪。可有无目的睁眼或眼球运动，睡眠—觉醒周期可保留或有改变，如呈睡眠过度状态。伴有自主神经功能紊乱，如体温高、心跳或呼吸节律不规则、多汗、皮脂腺分泌旺盛、尿便潴留或失禁等，无锥体束

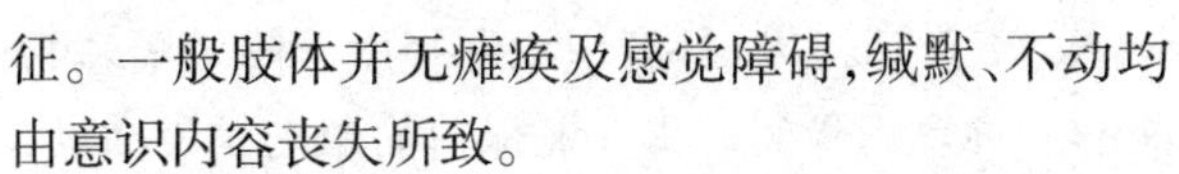

征。一般肢体并无瘫痪及感觉障碍，缄默、不动均由意识内容丧失所致。

(3) 植物状态：①对自身或环境毫无感知，且不能与周围人接触；②对视、听、触或有害刺激，无持久的、重复的、有目的或自主的行为反应；③不能理解和表达语言；④睡眠—觉醒周期存在；⑤丘脑下部和脑干功能保存；⑥大小便失禁；⑦脑神经（瞳孔、眼脑、角膜、眼—前庭、咽）和脊髓反射保存。

3. 晕厥　是一种急起而短暂的意识丧失，常有先兆症状，如视觉模糊、全身无力、头昏眼花、出冷汗等，然后晕倒，持续时间很短，一般数秒钟至 1 分钟即可完全恢复。

4. 失语　完全性失语尤其伴有四肢瘫痪时，对外界的刺激均失去反应能力。如同时伴有嗜睡，更易误认为昏迷。失语患儿给予声光及疼痛刺激时能睁开眼睛，能以表情等来示意其仍可理解和领悟，表明其意识内容存在，或可见到喃喃发声，欲语不能。

5. 发作性睡病　通常在不易入睡的场合下，如行走、进食、上课或某些操作过程中，发生不可抗拒的睡眠，每次发作持续数秒钟至数小时不等。发作时瞳孔对光反射存在，且多数可被唤醒。

（二）昏迷的分度

1. 首先判断有无意识障碍

(1) 嗜睡：是最轻的意识障碍，是一种病理性倦睡，患儿陷入持续的睡眠状态，可被唤醒，并能正确回答和做出各种反应，但当刺激去除后很快又再入睡。

（2）意识模糊：是意识水平轻度下降较嗜睡为深的一种意识障碍。患儿能保持简单的精神活动，但对时间、地点、人物的定向能力发生障碍。

（3）昏睡：是接近人事不省的意识状态。患儿处于熟睡状态，不易唤醒。虽在强烈刺激下（如压迫眶上神经、摇动患儿身体等）可被唤醒，但很快又再入睡。醒时答话含糊或答非所问。

2. **再判断昏迷程度（表 2-3）**

（1）浅昏迷：是指意识大部分丧失，无自主运动，对声、光刺激物反应，但对疼痛刺激可出现退缩反应或痛苦表情，角膜反射、瞳孔对光反射、眼球运动、吞咽、咳嗽反射等可存在。

（2）中昏迷：是指对周围事物及各种刺激均无反应，对于剧烈刺激可出现防御反射。角膜反射减弱，瞳孔对光反射迟钝，眼球无转动。

（3）深昏迷：是指全身肌肉松弛，对任何刺激均无反应，深、浅反射均消失（表 2-3）。

表 2-3　昏迷程度判断

昏迷程度	对外界的刺激反应	自发动作	生理反射	生命体征
浅昏迷	对周围事物及声、光等刺激反应，对强烈疼痛刺激可有回避动作及痛苦表情，但不能觉醒	有较少无意识自发动作	角膜反射、瞳孔对光反射、眼球运动、吞咽、咳嗽反射等可存在	无明显改变

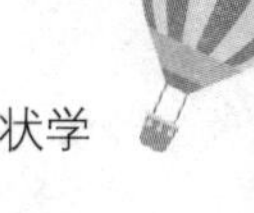

续表

昏迷程度	对外界的刺激反应	自发动作	生理反射	生命体征
中昏迷	对外界的正常刺激均无反应，对强烈刺激的防御反射减弱	自发动作很少	角膜反射、瞳孔对光反射减弱，大小便潴留或失禁	稍有改变
深昏迷	对任何刺激均无反应	全身肌肉松弛，无任何自主运动	眼球固定，瞳孔散大，各种反射消失，大小便多失禁	明显改变，呼吸不规则，血压或有下降

（三）昏迷分期

临床上，根据上述标准诊断颇为困难，美国耶鲁大学制订的小儿昏迷分期标准（4期）对评定患儿昏迷程度更为简便实用。①Ⅰ期：轻刺激时自发运动增多，但对简单命令无任何发言；②Ⅱ期：对疼痛刺激有躲缩动作，虽不能唤醒，但有自发动作；③Ⅲ期：自发性或剧痛时出现去大脑（伸展）姿势，对光反射仍然可保持；④Ⅳ期：四肢松软，对疼痛刺激无反应，无深腱反射及瞳孔对光反射，无自主呼吸。

（四）昏迷评分

国内儿科临床常根据改良的Glasgow昏迷评分法分度，正常为15分，13~14分为轻度昏迷，9~12分为中度昏迷，<8分为重度昏迷，<3分为脑死亡（表2-4）。

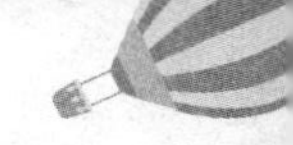

表 2-4 改良的 Glasgow 昏迷评分法

功能测定	<1 岁	≥1 岁	评分
睁眼	自发	自发	4
	声音刺激时	语言刺激时	3
	疼痛刺激时	疼痛刺激时	2
	刺激后无反应	刺激后无反应	1
最佳运动反应	自发	服从命令动作	6
	因局部疼痛而动	因局部疼痛而动	5
	因痛而屈曲回缩	因痛而屈曲回缩	4
	因疼痛而呈屈曲反应（似去皮层强直）	因疼痛而呈屈曲反应（似去皮层强直）	3
	因疼痛而呈伸展反应（似去大脑强直）	因疼痛而呈伸展反应（似去大脑强直）	2
	无运动反应	无运动反应	1

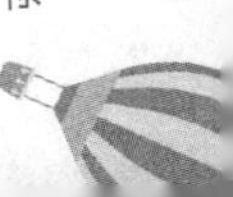

续表

功能测定	<1 岁	≥1 岁		评分
最佳语言反应	0~23 个月	2~5 岁	5 岁	
	微笑，发声	适当的单词，短语	能定向说话	5
	哭闹，可安慰	词语不当	不能定向	4
	持续哭闹，尖叫	持续哭闹，尖叫	语言不当	3
	呻吟，不安	呻吟	语言难于理解	2
	无反应	无反应	无反应	1

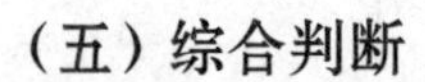

（五）综合判断

昏迷的病因诊断与鉴别诊断有赖于充分的病史询问、详细的体格检查及结合准确的实验室数据、影像学检查综合分析与判断。通常根据昏迷患儿的病史、伴发症状、体征等可作出昏迷程度的评定和原发病诊断，然后根据意识障碍功能定位生理解剖知识，按照定位诊断步骤综合分析可以观察到的体征来确定昏迷患儿的病灶所在，再结合实验室检查诊断可明确。

1. 病史询问　详细询问患儿家属现病史非常重要，常包括：①昏迷起始及被发现；②昏迷的现场所见；③昏迷发生的年龄与季节；④既往史（有无癫痫及其他慢性病或目前正在治疗的其他疾病）；⑤有无药物过敏史或中毒（药物品种、剂量及误服等）；⑥有无颅脑外伤。

2. 伴随症状和体征　应注意体温（低体温、超低体温或发热）、呼吸形式、脉搏（快慢、节律、强弱等）、皮肤（注意苍白、发绀、黄疸、出血点、瘀斑、皮疹、外伤等）、血压、瞳孔（大小、形式及对光反射）、眼底改变等。常见疾病伴随症状可见：①昏迷伴发热，先发热后意识障碍见于重症感染性疾病；先意识障碍后发热，见于脑出血、蛛网膜下腔出血、巴比妥类药物中毒等。②昏迷伴有肢体瘫痪、瞳孔不等大及病理反射阳性，多为脑血管疾病、颅内血肿等。③昏迷伴有瞳孔缩小，见于有机磷中毒、脑干出血、巴比妥类药物及吗啡、海洛因等中毒；昏迷伴有瞳孔扩大，见于颠茄类、酒精、氰化物等中毒及癫痫、低血糖、颅内高压、脑疝晚期或阿托品类中毒。④昏迷伴有脑膜刺激征，见于脑膜炎、蛛网膜下腔出血等。⑤昏迷伴有低血压、心律失常，多见于休克、内脏出血、心肌梗死等。⑥昏迷伴有口腔异味，如糖尿病酮症酸中毒有烂苹果味、尿毒症有尿味、肝昏迷有肝臭味、有机磷中毒为大蒜味、酒精中毒为酒味。⑦昏迷伴皮肤黏膜改变，出血点、瘀斑和紫癜等可见于严重感染和出血性疾病；口唇呈樱桃红色提示一氧化碳中毒。患儿肌张力、颅内压改变、神经系统定位体征、反射等可鉴别原发性颅内疾病与全身性疾病所致昏迷（表 2-5）。进一步还可以根据症状与体征对颅内疾病的昏迷患儿按照表 2-6 进行水平定位。

3. 实验室检查　根据病史、体查提供的线索，进行必要的相关实验室检查，如血常规、尿液分析、大便常规、CRP、PCT、脑脊液检查、血气分析、血糖、血氨、电解质、尿素氮、肝功能、凝血功能、串联质谱、气相色谱—质谱检查血、尿代谢产物、心脏彩超、脑电图、头颅 CT、MRI、脑血管造影等。

表 2-5　原发性颅内疾病与全身性疾病昏迷判断

	原发性颅内疾病	全身性疾病
神经定位体征	有	无
肌张力、腱反射	异常	减弱
病理反射	存在	不明确
颅高压征	存在	早期无，晚期可出现

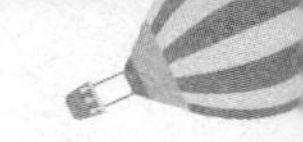

表 2-6　昏迷的水平定位

	大脑	皮质下	中脑	脑桥	延脑
意识	正常或无动性缄默(双侧扣带回)	昏睡(丘脑)	昏迷	昏迷	清醒
呼吸	正常或过度换气后呼吸暂停	嗜睡(下丘脑)	中枢性过度换气	深长吸气、丛状呼吸	呼吸节律失调
瞳孔	正常	小,有反应	核性:中位固定单侧扩大,固定	针尖大	Horner 综合征
静止时眼球运动	眼球飘动或凝视麻痹(向病灶侧)	眼球飘动或凝视麻痹(向对侧)	眼球向下向外	凝视麻痹(向对侧)	
玩偶眼和热刺激	有	有	无或异常反应	无或异常反应	
运动	偏瘫	去皮质大脑强直	去大脑强直	去大脑(脑桥旋转)强直	四肢瘫痪

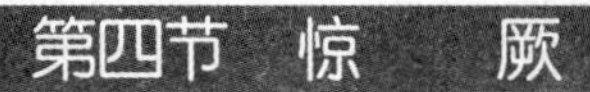

惊厥(convulsion)是小儿神经系统最常见的症状,是儿童时期常见的急诊与重症,是急诊室的一个复杂事件,尤以在婴幼儿多见,6岁以下儿童的发生率约为4%~6%,较成人高10~15倍。其特征是患儿的行为改变,由皮层神经元异常过多活动所致,临床出现肢体节律性运动(抽搐)或伴随昏迷,又称"抽搐",俗名"抽风"或"惊风"。表现为阵发性四肢和面部肌肉抽动,多伴有两侧眼球上翻、凝视或斜视,神志不清,有时伴有口吐白沫或嘴角牵动、呼吸暂停、面色青紫等,与受累脑组织的部位和范围有关,发作时间多在3~5分钟之内,有时反复发作,甚至呈持续状态。有些抽搐具有潜在危及生命风险。一般短暂的抽搐几乎对大脑没有明显影响,越来越多的证据证明重复、短暂惊厥发作对儿童早期有持续作用效应,任一持续很久的惊厥都会损伤脑组织,因此长程抽搐尤其是癫痫持续状态可能导致永久的神经系统损害。

一、发生机制

婴幼儿大脑皮层发育未臻完善,其发育的早期是易损期,表现为以兴奋性活动为主,分析鉴别及抑制功能较差,故容易发生惊厥;神经纤维髓鞘还未完全形成,绝缘和保护作用差,受刺激后,兴奋冲动易于泛化;免疫功能低下,血—脑屏障功能差,各种感染后毒素和微生物容易进入脑组织;某些特殊疾病如产伤、脑发育缺陷和先天性代谢异常都是造

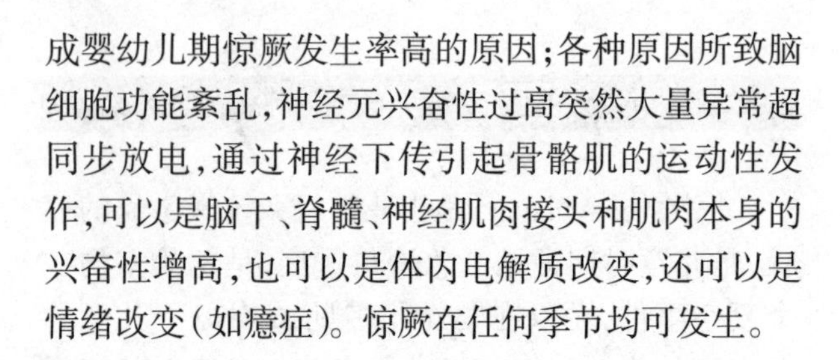

成婴幼儿期惊厥发生率高的原因；各种原因所致脑细胞功能紊乱，神经元兴奋性过高突然大量异常超同步放电，通过神经下传引起骨骼肌的运动性发作，可以是脑干、脊髓、神经肌肉接头和肌肉本身的兴奋性增高，也可以是体内电解质改变，还可以是情绪改变（如癔症）。惊厥在任何季节均可发生。

二、病因

1. 根据有无发热　小儿惊厥可伴发热也可不伴发热。

（1）高热惊厥是指小儿在呼吸道感染或其他感染性疾病早期，体温升高 >39℃时发生的惊厥，并排除颅内感染及其他导致惊厥的器质性或代谢性疾病。发生率在 3% 左右，各年龄期（除新生儿期）小儿均可发生，以 6 个月至 4 岁多见，单纯性高热惊厥预后良好，大约 30% 会复发，其中半数会有第三次发作，发作时间越早，越可能复发，复杂性高热惊厥预后较差。凡热性惊厥的患儿，发病年龄、发热程度、惊厥发作时间、惊厥发作形式等不具备单纯性高热惊厥特点时，就可考虑为复杂型高热惊厥，年龄多小于 6 个月或大于 6 岁。全身性惊厥持续的时间多在 15 分钟以上，低热时也可出现惊厥，发作形式可以是部分发作或全身性发作，在同一次疾病过程中（或在 24 小时内）惊厥发作 1 次以上，惊厥发作后可有暂时性麻痹综合征等异常神经系统体征。热退后 1~2 周作脑电图仍可有异常，伴有癫痫家族史患儿或第一次高热惊厥前即有脑部器质性病变者较易发展为癫痫。

（2）不伴有发热者，多为非感染性疾病所致，

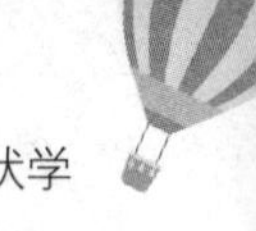

除常见的癫痫外，还有水及电解质紊乱、低血糖、药物中毒、食物中毒、遗传代谢性疾病、脑外伤、脑瘤等。

2. 根据有无感染　惊厥的原因按感染的有无可分为感染性及非感染性两大类；并可按病变累及的部位进一步分为颅内病变与颅外病变。

（1）颅内感染：见于脑膜炎、脑炎、脑脓肿等。病毒感染可致病毒性脑炎、乙型脑炎；细菌感染可致化脓性脑膜炎、结核性脑膜炎、脑脓肿；真菌感染可致新型隐球菌脑炎等；寄生虫感染如脑囊虫病、脑型疟疾、脑型血吸虫病、脑型肺吸虫病。小婴儿宫内感染（TORCH 感染）、巨细胞病毒感染也可以出现惊厥。

（2）颅外感染：脓毒症、重症肺炎、急性胃肠炎、中毒型细菌性痢疾、破伤风、百日咳、中耳炎等急性严重感染，由于高热、急性中毒性脑病及脑部微循环障碍引起脑细胞缺血、组织水肿可导致惊厥。

（3）颅内疾病：常见于颅脑损伤（如产伤、脑外伤）、颅脑缺氧（如新生儿窒息、溺水）、颅内出血（如晚发性维生素 K_1 缺乏症、脑血管畸形）、颅内占位性疾病（如脑肿瘤、脑囊肿）、脑发育异常（如先天性脑积水）、脑性瘫痪及神经皮肤综合征、脑退行性病变（如脱髓鞘脑病、脑黄斑变性）和其他如各种脑病（如胆红素脑病）、脑白质变性等。

（4）颅外疾病：癫痫大发作、婴儿痉挛症、代谢异常（半乳糖血症、糖原病、遗传性果糖不耐受症等先天性糖代谢异常；尼曼匹克病、戈谢病、黏多糖病、脑白质营养不良等先天性脂肪代谢紊乱；苯丙酮尿症、枫糖尿病、组氨酸血症、鸟氨酸血症等先天性氨基酸代谢失调病；铜代谢障碍如肝豆状核变性）、中毒（儿童误服毒物、一氧化碳、有机磷农药、有机氯杀虫剂、灭鼠药、金属铅与汞、毒蕈、曼陀罗、苍耳子）、食物（白果、苦杏仁）、药物或药物过量（阿托品、樟脑、氯丙嗪、异烟肼、类固醇、氨茶碱、马钱子等）、水电解质紊乱（严重脱水、低血钙、低血镁、低血钠、高血钠）、急性心功能性脑缺血综合征、高血压脑病（急性肾炎、肾动脉狭窄等）、Reye 综合征、脑或脑膜白血病、撤药综合征、红细胞增多症、维生素 B_1 或 B_6 缺乏症、癔症性惊厥、肝肾衰竭等。

3. 根据部位　小儿惊厥可分为局灶性和全身性发作。按照意识状态可有意识正常和意识丧失两种情况。单纯局灶性发作没有意识改变，复杂局灶性发作患儿有意识改变，包括凝视或斜视、咂嘴、走神、吃衣角等。全身性多为癫痫发作。

4. 根据病程　可以分为急性症状性惊厥和远期症状性惊厥发作两类。急性症状性惊厥多伴发热，首先需要考虑脑膜炎；低血糖可引起急性惊厥，血钠异常与惊厥有关，低血钙和低血镁可导致肌肉痉挛；头部受伤时 15% 可发生创伤性惊厥，冲击性惊厥多发生在创伤后 1 小时内；出血性和缺血性中风都可表现为惊厥，许多药物可引起惊厥（包括麻醉药、抗生素、抗胆碱药、抗痉挛药、抗抑郁药、抗心律失常药、抗组胺药、抗精神药物、抗肿瘤药物、β-阻滞剂等），撤药惊厥常发生在停药 48 小时内。远期症状性惊厥发作主要是由先天性脑畸形、神经皮肤异常引起，也可继发于新生儿脑梗死、缺氧缺血性脑病或新生儿脑膜炎。

5. 根据年龄　可以分为新生儿惊厥和儿童惊厥。新生儿惊厥发生概率高，症状无特异性，呼吸

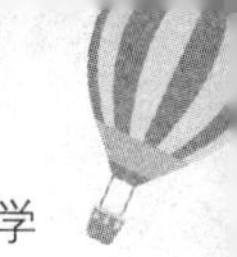

暂停、持久的注视分离、咀嚼或肢体运动可能是唯一表现。儿童惊厥需要确定其发作类型。

三、诊断思路

1. 确定确实发生了惊厥 惊厥发作前少数可有先兆。如见到下列临床征象的任何一项，应警惕惊厥的发作：极度烦躁或不时“惊跳”、精神紧张、神情惊恐，四肢肌张力突然增加、呼吸突然急促、暂停或不规律，体温骤升，面色剧变等。惊厥大多数为突然发作。

惊厥发作的典型临床表现是意识突然丧失，同时急骤发生全身性或局限性、强直性或阵挛性面部、四肢肌肉抽搐，多伴有双眼上翻、凝视或斜视。局部以面部（特别是眼睑、口唇）和拇指抽搐为突出表现，双眼球常有凝视、发直或上翻，瞳孔扩大。惊厥发作每次为期数秒至数分钟不等。部分患儿发作后肌肉软弱无力、嗜睡，甚至醒后仍然乏力。

不同部位肌肉的抽搐可导致不同的临床表现：咽喉肌抽搐可致口吐白沫、喉头痰响，甚至窒息；呼吸肌抽搐可致屏气、发绀，导致缺氧；膀胱、直肠肌、腹肌抽搐可致大小便失禁；严重的抽搐可致舌咬伤、肌肉关节损害、跌倒外伤等。

2. 完整的病史是诊断惊厥的重要步骤 包括有什么原因导致发作、发作前在做什么、发作时有无意识改变及大小便失禁、发作多长时间、是否有记忆等。注意有无发热及发作经过，既往有无类似发作、家族惊厥史或癫痫史，详细询问外伤史、围产期病史、生长发育史等，从中寻找病因线索。在年龄方面，新生儿期首先考虑急性缺氧缺血性脑病、颅内感染或代谢紊乱(低血糖、低血钙、低血镁、维生素 B_6 缺乏症或依赖症等);婴儿期多考虑原发性癫痫、脑炎、代谢紊乱或全身性感染;年龄较大的高血压惊厥患儿,应检查尿液以除外急性肾小球性肾炎。不能忽略测量血压,有低血压者要考虑休克;神经系统检查应注意眼底改变、颅透光检查、脑膜刺激征、颅内高压征和脑脊液检查等。

实验室检查除血、尿、便常规检查及脑脊液检查外,还应行生化检查判断有无低钙血症、低镁血症、低血钠、高血钠、低血糖、酸中毒、酮病、尿毒症及各种先天性代谢异常,颅脑超声对发现颅内病变有很大价值,脑电图、剥夺睡眠脑电图、24 小时脑电图、视频脑电图及不同的诱发试验有一定意义,必要时可作颅脑 X 线、CT、MRI 等神经影像学检查。

3. 确定惊厥的分型并识别相关诱发因素 有无发热、感染、头部创伤、先天畸形、发育落后、神经系统异常、中毒、全身相关疾病、水电解质紊乱、使用药物等。细致的体检极为重要,有些特征性的体征,如头围、囟门、颅缝、头部叩诊、有无定位症状及局部血管杂音等更不应忽视。是否伴有发热及热度,观察患儿神志状况、意识障碍的深浅程度及持续时间长短,检查呼吸和循环功能。

4. 准确判断需要鉴别的状态 ①新生儿震颤是新生儿运动反射发育不完善的表现,常有全身或局部的快速颤抖,可由突然的触觉刺激诱发,不伴有异常的眼或口、颊运动,一般在生后 4~6 周消失。②活动睡眠期眼球转动及呼吸不规则:常在入睡开始或将近觉醒时出现,眼球在合拢的眼睑下转动,有节奏的嘴动,面部微笑或怪相,头部和肢体伸展或扭动,清醒后消失,也可出现肌阵挛,早产儿可出

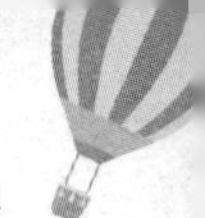

现呼吸暂停。③癔病性抽搐:见于年长儿,女多于男,有情感性诱因,可表现为强直性惊厥,持续时间较长,不会发生跌倒和跌伤,无舌咬伤和大小便失禁,面色无改变,瞳孔不扩大,意识不丧失,无发作后睡眠,脑电图示正常。④晕厥:神经性暂时性脑血流减少可致晕厥,多在疲倦、紧张、受恐吓、突然站立时发生。发作时面色苍白、出汗、手脚发冷、心跳缓慢、血压下降、肢体痉挛、意识短暂丧失。⑤屏气发作:多在 6~12 个月龄起病,发作前先有啼哭,后有屏气、呼吸暂停、发绀、短暂强直或阵挛,脑电图无异常。

第五节　发　绀

发绀(cyanochroia)是皮肤黏膜浅表毛细血管血液中还原血红蛋白增多(>50g/L)或变性血红蛋白增多(高铁血红蛋白含量超过血红蛋白总量的15%),导致皮肤和黏膜呈青紫色的一种表现。常发生在皮肤较薄、色素较少和毛细血管较丰富的部位,如唇、指(趾)、甲床等。皮肤有异常色素沉着者可致假性青紫,青紫不会发生于黏膜,压之不褪色。

一、发生机制

正常人血液中血红蛋白含量为 15g/dl,能携带 20vol/dl 的氧,即 100ml 血液能带氧 20ml,即 100% 氧饱和度。正常情况下从肺毛细血管流经左心至体动脉的血液,氧饱和度为 96%(19vol/dl),而静脉血液的氧饱和度为 72%~75%(14~15vol/dl)。毛细血管内还原血红蛋白超过50g/L(5g/dl)时(血氧未饱和度超过6.5vol/dl),皮肤黏膜可出现发绀。血红蛋白浓度正常的患儿,动脉氧饱和度(SaO_2)<85%时出现发绀。若患儿吸入氧能满足120g/L血红蛋白氧和时,从病理生理角度认为机体并不会缺氧;但患儿血红蛋白达180g/L时,虽然SaO_2>85%亦可出现发绀;而严重贫血(Hb<60g/L)者虽然SaO_2明显降低,但常不能显示发绀。因此,临床出现发绀与否并不能全部确切反映动脉血氧的下降情况。

二、原因

(一)血液中还原血红蛋白增加(真性发绀)

1. 中心性发绀　表现为全身性,除四肢及颜面外,也累及躯干和黏膜的皮肤,但受累部位的皮肤是温暖的。发绀的原因多是由心、肺疾病引起呼吸功能衰竭、通气与换气功能障碍、肺氧合作用不足导致SaO_2降低所致。

(1)肺性发绀:即由于呼吸功能不全、肺氧合作用不足所致。常见于各种严重的呼吸系统疾病,如喉、气管、支气管的阻塞、肺炎、阻塞性肺气肿、弥漫性肺间质纤维化、肺淤血、肺水肿、急性呼吸窘迫综合征、肺栓塞、原发性肺动脉高压等。

(2)心性混合性发绀:由于异常通道分流,使部分静脉血未通过肺循环进行氧合作用,如分流量超过心输出量的1/3,即可出现发绀。常见于发绀型先天性心脏病,如法洛四联症、艾森曼格综合征等。

(3)大气氧分压低:如高原病、密闭缺氧等。

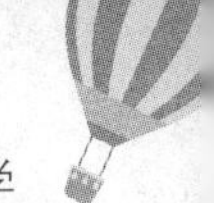

2. 周围性发绀　常由于周围循环血流障碍所致。表现为肢体末端与下垂部位发绀和皮肤发冷，若给予按摩或加温，可使皮肤转暖，发绀可消退。

（1）瘀血性周围性发绀：常见于引起体循环淤血、周围血流缓慢的疾病，如右心衰竭、渗出性心包炎、心包填塞、缩窄性心包炎、血栓性静脉炎、上腔静脉阻塞综合征、下肢静脉曲张等。

（2）缺血性周围性发绀：常见于引起心排出量减少的疾病和局部血流障碍性疾病，如严重休克、暴露于寒冷中和血栓闭塞性脉管炎、雷诺病、肢端发绀症、冷球蛋白血症等。

3. 混合性发绀　中心性发绀与周围性发绀同时存在，可见于心力衰竭等。

（二）血液中存在异常血红蛋白衍生物

1. 高铁血红蛋白血症　由于各种化学物质或药物中毒引起血红蛋白分子中二价铁被三价铁所取代，使之失去与氧结合能力。当血中高铁血红蛋白量达到30g/L（3g/dl）时可出现发绀。常由磺胺类、伯氨喹、亚硝酸盐、硝基苯、苯胺等药物或化学物质中毒所致，也可因大量进食含有亚硝酸盐的变质蔬菜引起（称“肠源性青紫症”）。临床特点是发绀急骤出现，氧疗青紫不退，抽出的静脉血呈深棕色，暴露于空气中也不能转变为鲜红色，只有静脉注射亚甲蓝或大剂量维生素C方可使发绀消退。分光镜检查可证实血中高铁血红蛋白存在。

2. 先天性高铁血红蛋白血症　自幼即有发绀，有家族史，身体状况较好。无心肺疾病及导致异常血红蛋白的其他原因。①遗传性NADH细胞色素b5还原酶缺乏症：该酶先天性缺乏时，不能将高铁血红蛋白转变为正常血红蛋白，血中高铁血红蛋白增多，可高达50%，属于染色体隐性遗传疾病，发绀可于出生后即发生，也可迟至青少年时才出现；②血红蛋白M病：是常染色体显性遗传性疾病，属异常血红蛋白病，系构成血红蛋白的珠蛋白结构异常所致，这种异常血红蛋白不能将高铁血红蛋白还原为正常血红蛋白而引起发绀。

3. 硫化血红蛋白血症　为后天获得性，服用某些含硫药物或化学品后，血液中硫化血红蛋白达到5g/L（0.5g/dl）即可发生发绀。一般认为本病须同时有便秘或服用含硫药物在肠内形成大量硫化氢为先决条件。发绀的特点是持续时间长，可达数月或更长时间，血液呈蓝褐色，用分光镜检查可证实血中硫化血红蛋白的存在。

三、诊断思路

（一）病史询问

1. 发绀出现时间　发绀开始出现的时间与疾病存在一定关系。早期发绀（出生1周内）见于完全性大动脉错位、右心室发育不良、肺动脉瓣闭锁或严重狭窄、三尖瓣下移畸形或闭锁、单心室、完全性肺静脉畸形引流等。晚期发绀（出生1周后）常见于肺动脉瓣闭锁伴室间隔缺损、严重肺动脉瓣狭窄、左心室发育不良综合征、主动脉缩窄伴VSD、主动脉瓣狭窄、法洛四联症或其他复杂畸形等。

2. 相关病史　有无心肺疾患及其他与发绀有关的疾病病史；是否出生及幼年时期就发生发绀；有无家族史；有无相关药物、化学物品、变质蔬菜

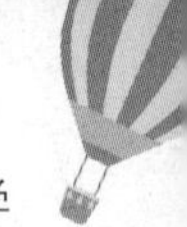

摄入史，在持久便秘情况下过食蛋类或硫化物病史等。

3. 伴随症状　急性发绀伴意识障碍见于某些药物或化学物质急性中毒、休克、急性肺部感染、急性肺水肿等；发绀伴杵状指（趾）提示病程较长，见于发绀型先天性心脏病、某些慢性肺部疾病；发绀伴呼吸困难见于重症心、肺疾病，气胸，大量胸腔积液等。

（二）体格检查

1. 发绀的程度　重度全身性发绀多见于血液中异常血红蛋白增多所致的化学性发绀和早期发绀类CHD；慢性肺心病急性加重期和晚期发绀类CHD患儿因常伴有继发性红细胞增多症而表现为明显发绀；急性出现的发绀多不伴红细胞增多，发绀表现一般较轻；伴有休克或贫血的发绀可能症状更不明显；真性红细胞增多症患儿的发绀常为紫红色或古铜色；肺性发绀吸氧后可减轻或消失，而心性混合性发绀则不受吸氧影响。

2. 发绀的分布　中心性发绀与周围性发绀不仅在发生机制上不同，还在临床表现及发绀分布上存在区别。中心性发绀常呈普遍性分布，累及全身皮肤和黏膜；周围性发绀仅出现于血液循环障碍的部位，尤其是肢体末端。痉挛性血管病变所导致的发绀一般呈两侧对称性分布，尤以双手手指明显，双足或足趾较轻；血管闭塞性疾病（如血栓闭塞性脉管炎、闭塞性动脉硬化症等）常呈非对称性分布，主要累及单侧下肢。另外，有一些疾病引起的发绀呈特殊分布形式，如风湿性心脏病二尖瓣狭窄时常以口唇和双颊部发绀明显（二尖瓣面容），PDA

并PH引起的发绀以下肢或躯干明显(差异性发绀),完全性大血管错位伴PDA而有PH时头部及上肢发绀明显。

(三)实验室检查

1. 动脉血气分析 可对发绀原因鉴别、缺氧程度判断及治疗方法选择提供较大帮助。

2. 心肺功能检查 肺功能检查可了解患儿是阻塞性通气功能障碍还是限制性通气功能障碍;心功能检查(超声或单光子发射型计算机断层显像)可发现潜在的心功能不全;心脏X线、心电图、超声心动图(包括超声学造影、循环时间测定及心导管检查或选择性心血管造影)结合应用,可帮助判定心脏疾病的性质及其心功能损害程度。

3. 纯氧吸入试验 有助于鉴别肺性发绀与心性合血性发绀。

4. 血液检查 对发绀较重而一般情况尚好、心肺检查不能解释发绀原因者,应进行血液特殊检查,以确定有无异常血红蛋白存在。高铁血红蛋白血症患儿的静脉血呈深棕色,暴露于空气中或轻微振荡后不转为鲜红色,加入氰化钾或维生素C后变为鲜红色。硫化血红蛋白血症患儿的静脉血呈蓝褐色,在空气中振荡后不变为红色,且不能被氰化物所还原。低浓度亚甲蓝还原试验、分光镜检查是确定异常血红蛋白血症较特异的诊断方法。

第六节 呼吸困难

呼吸困难是指患儿主观上感觉空气不足、呼吸

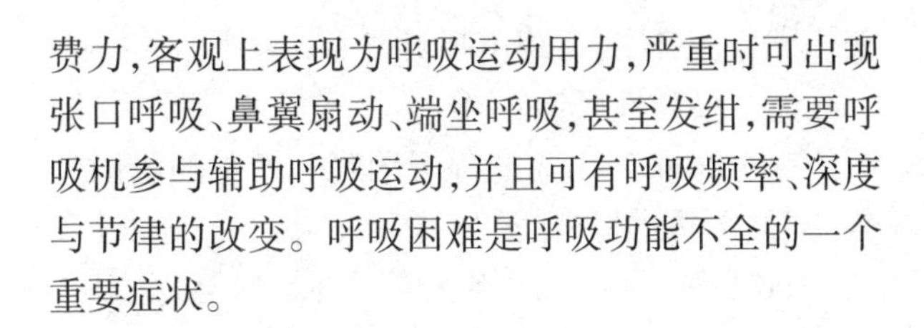

费力，客观上表现为呼吸运动用力，严重时可出现张口呼吸、鼻翼扇动、端坐呼吸，甚至发绀，需要呼吸机参与辅助呼吸运动，并且可有呼吸频率、深度与节律的改变。呼吸困难是呼吸功能不全的一个重要症状。

一、发生机制

肋间肌肌梭或腱梭中有参与呼吸困难形成的感受器，当呼吸负荷增加时造成肌梭内外肌纤维的排列紊乱，刺激肌梭中的感受器，并通过肋间神经和脊髓传入大脑，使患儿产生呼吸费力的感觉。间质性肺疾病、肺血管病和肺水肿时可引起肺毛细血管的张力和肺间质内液体变化，刺激呼吸中枢兴奋呼吸肌以增加呼吸强度时亦可发生呼吸困难。缺氧、高碳酸血症和酸中毒可以刺激中枢或外周的化学感觉器，引起通气量的增加，刺激肋间肌肌梭或腱梭中的感受器，患儿出现呼吸困难。

呼吸困难最常见的原因是组织缺氧，凡是参与氧的交换、转运及组织利用等多个环节的器官或系统出现病变时都可能发生呼吸困难。代谢因素如酸中毒时 pH 下降刺激呼吸中枢，也会发生呼吸困难。

二、病因

（一）根据病变部位

1. 呼吸系统疾病　呼吸系统疾病引起通气和呼气功能不良，肺活量减少，缺氧和氧分压降低，二

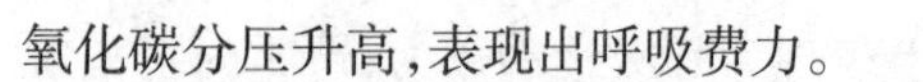

氧化碳分压升高，表现出呼吸费力。

（1）限制性呼吸困难：是由于肺膨胀受限、肺不能充分扩张而出现的呼吸困难。严重的胸廓骨骼畸形、严重的肥胖、胸壁水肿、连枷胸、张力性气胸、胸腔积液、膈疝、腹膨胀等可导致肺扩张受限。

（2）阻塞性呼吸困难：主要是由呼吸道阻力增加引起的通气障碍。大呼吸道阻塞常见的病因有先天畸形、呼吸道异物、急性感染、肿瘤、过敏及反射性刺激性喉痉挛等。小呼吸道阻塞常见的原因有先天畸形、支气管麻痹、支气管狭窄、迷走血管、呼吸道异物、气管食管瘘、喉协调无能、胃肠反射、感染、肿瘤、过敏及反射性支气管痉挛等。

（3）混合性呼吸困难：病因有肺实质的先天畸形、肺气肿、肺出血、肺水肿、ARDS、肺纤维化、支气管扩张、肺膨出、各类肺炎、肺栓塞、肺高压等。

2. 肺外疾病

（1）心源性呼吸困难：先天或后天性心脏病所致的心功能不全、青紫型先天性心脏病、心包填塞等：主要由于左心和（或）右心衰竭引起，左心衰竭所致呼吸困难较为严重。常见呼吸困难有端坐呼吸及夜间阵发性呼吸困难。左心衰竭引起的呼吸困难：在活动或气促时加重，休息时减轻或缓解，仰卧时加重，坐位时减轻，病情危重时患儿常为端坐呼吸体位。可发生阵发性呼吸困难，特别是夜间阵发性呼吸困难，而衰竭的左心不能接受这种增加的前负荷。端坐呼吸有时发生于其他心血管疾病，如心包积液。

（2）神经肌肉疾病：先天性肌弛缓、肌萎缩、重症肌无力等；中枢神经系统感染、脑损伤、颅内肿瘤、镇静剂过量、破伤风等。

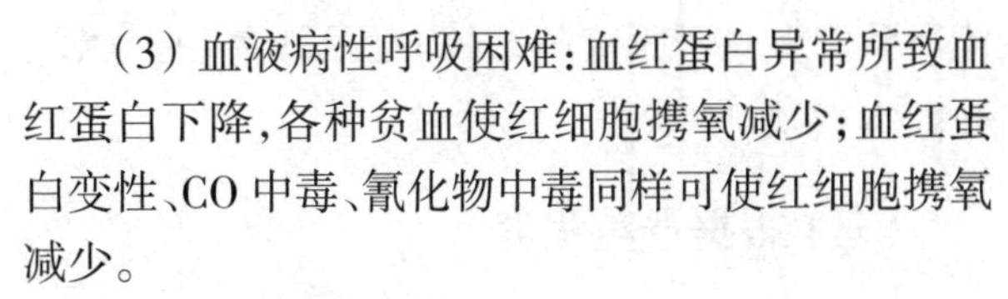

（3）血液病性呼吸困难：血红蛋白异常所致血红蛋白下降，各种贫血使红细胞携氧减少；血红蛋白变性、CO 中毒、氰化物中毒同样可使红细胞携氧减少。

3. 全身因素

（1）中毒：①某些疾病过程中出现机体酸碱失常，如急、慢性肾衰竭，DMK 和肾小管酸中毒时，血中酸性代谢产物增多，出现酸中毒大呼吸；②毒物中毒，如某些药物或化学物使呼吸受抑制，呼吸频率、节律改变；③急性感染或急性传染病时，由于体温升高和毒性代谢产物的影响，刺激呼吸中枢。

（2）精神因素性呼吸困难：①重症颅脑疾患致颅内压升高、供血减少，刺激呼吸中枢，使呼吸变慢变深，且常伴呼吸节律的改变。②癔症：由于精神或心理因素的影响所致。特点是呼吸浅律，可达 60~100 次 /min，并常因通气过度而出现呼吸性碱中毒。③神经症：叹息样呼吸。

（二）根据呼吸类型

1. 吸气性呼吸困难　特点是吸气费力、显著困难，重者由于呼吸肌极度用力，胸腔负压增大，出现“三凹征”。有时伴干咳及高调吸气性哮鸣音。

2. 呼气性呼吸困难　特点是呼气费力，呼气时间明显延长而缓慢，常伴有干啰音，是由于肺泡的弹力下降或小支气管痉挛而致，多见于肺气肿、支气管哮喘。

3. 混合性呼吸困难　特点是吸气与呼气均感费力，呼吸频率增快、变浅，常伴有呼吸音异常（减弱或消失），可有病理性呼吸音，是由于广泛肺部病变或胸腔病变压迫，致呼吸面积减少，影响换气功

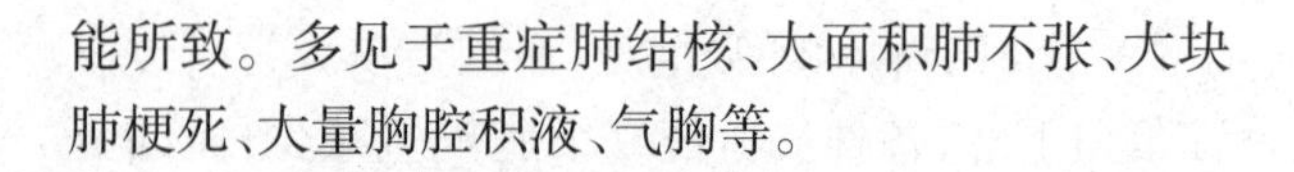

能所致。多见于重症肺结核、大面积肺不张、大块肺梗死、大量胸腔积液、气胸等。

（三）根据严重程度

1. 轻度呼吸困难　仅表现为呼吸偏快，哭吵或活动后轻度唇周青紫，如疾病早期。

2. 中度呼吸困难　患儿烦躁不安、呼吸急促，有鼻翼扇动、三凹征及点头呼吸，安静时亦有唇周青紫，但适当的氧疗后症状可改善，如重症肺炎。

3. 重度呼吸困难　患儿烦躁或处于抑制状态，呼吸不规则，肺部呼吸音减弱或消失：全身青紫，处于濒死状态，如 ARDS。

4. 特殊的呼吸困难形式　Kussmaul 呼吸是通气量明显增加、呼吸深快的一种呼吸形式，见于代谢性酸中毒。间停呼吸为有规律的呼吸几次后，突然停止一段时间，又开始呼吸，即周而复始的间停呼吸。间停呼吸是因为大脑血流量减少、心脏到大脑的血流时间延长而对动脉血气的变化反馈延迟所致，主要见于中枢神经系统病变及应用呼吸抑制剂、颅内压增高、尿毒症或昏迷等情况，少数情况下可见于婴儿、健康老年人。叹气样呼吸的表现是一段正常呼吸节律中插入一次深大呼吸，并常伴有叹息声，多为功能性改变，如心源性呼吸困难。

三、诊断思路

在儿科主要为器质性呼吸困难。婴儿，特别是新生儿，应注意先天畸形；幼儿或年长儿，要注意与呼吸道内异物吸入相鉴别。结合病史、呼吸困难特点、呼吸困难严重程度、伴随症状、体征及影像学、

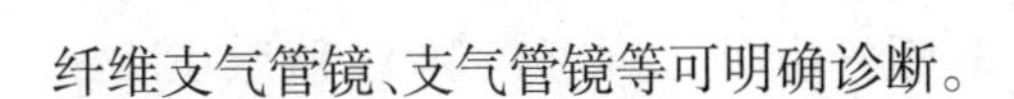
纤维支气管镜、支气管镜等可明确诊断。

（一）流行病学资料

根据患儿的年龄和病史特点，新生儿应注意各种先天性畸形，宫内和产时缺氧，宫内、产时和产后感染，如RDS、新生儿吸入性肺炎、湿肺、先天性心脏病等。婴幼儿、年长儿病初有上呼吸道感染症状或有突然的呛咳病史应注意各种急性呼吸道感染及异物吸入；有心脏病史者应注意心力衰竭；有反复发作性呼吸困难及湿疹、过敏性鼻炎者应注意支气管哮喘；有药物过量史、毒物接触史者提示中毒性呼吸困难；糖尿病患儿要考虑酮症酸中毒等。

（二）呼吸困难的特点

1. 起病急缓　小儿呼吸困难多属急性，也有起病较缓者但少见。突然发作的呼吸困难见于气管异物、喉水肿、气胸、急性呼吸窘迫综合征等；急性发作的呼吸困难见于肺炎、肺水肿、肺不张、积液量迅速增加的胸腔积液或者心包积液。慢性呼吸困难见于肺间质纤维化、贫血等。反复发作性呼吸困难见于支气管哮喘、心源性哮喘等。

2. 发生呼吸困难的时相　吸气性呼吸困难为上呼吸道或大呼吸道机械性梗阻或狭窄所致，可伴有吸气性喉鸣，犬吠样咳嗽与声音嘶哑，见于喉软骨软化症、急性喉炎、急性喉气管支气管炎、上呼吸道异物、咽后壁脓肿、气管肿物等；呼气性呼吸困难见于肺组织弹性减退或小支气管狭窄、痉挛，伴呼气费力、呼气时间延长，见于支气管哮喘、急性毛细支气管炎和支气管异物等；混合性呼吸困难见于肺呼吸面积减少或因胸部疼痛而限制呼吸时，表现为吸气和呼气均困难，如重症肺炎、胸腔积液或气胸等。

3. 呼吸频率与深度　儿童呼吸困难以呼吸增快多见，见于氧耗量增加、呼吸中枢受刺激或各种原因引起的潮气量减少。新生儿 >40 次 /min，婴幼儿 >30 次 /min，年长儿 >24 次 /min，称为呼吸增快；呼吸频率减少为呼吸中枢受抑制的表现，见于颅内压升高、镇静剂过量、尿毒症、肝性脑病等。深大呼吸见于代谢性酸中毒；呼吸变浅见于呼吸肌麻痹、肺气肿等。

4. 呼吸节律　呼吸节律不规则多因呼吸中枢兴奋性降低所致，见于中枢神经系统的感染、血液循环障碍性疾病、药物中毒等。

（三）呼吸困难的伴随症状及体征

1. 发作性呼吸困难伴哮鸣音　为哮喘或心源性哮喘；急性发作伴发热、声嘶见于急性喉炎，进食进饮时突然发作性呛咳提示呼吸道异物，骤然发作的严重呼吸困难要注意大块肺栓塞、气胸的可能。

2. 呼吸困难伴一侧胸痛　见于大叶性肺炎、急性渗出性胸膜炎、肺梗死、气胸、急性心肌梗死、支气管肺癌等。

3. 呼吸困难伴发热　多为呼吸系统感染，见于肺炎、肺脓肿、肺结核、咽后壁脓肿，年龄稍大的患儿可为大叶性肺炎等。

4. 呼吸困难伴咳嗽和脓痰　见于慢性支气管炎、阻塞性肺气肿并感染、化脓性肺炎、肺脓肿等；伴大量泡沫样痰，见于急性左心衰竭和有机磷中毒。

5. 呼吸困难伴昏迷　见于原发或继发性中枢

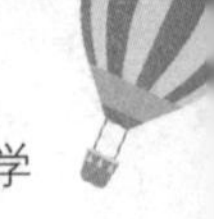

神经系统病变。

6. 气胸、胸腔积液时气管偏向健侧，肺不张气管偏向患侧。患侧胸廓萎陷多为肺不张，主要由于左心和（或）右心衰竭引起，左心衰竭所致呼吸困难较为严重。新生儿可能为先天性肺发育不全。肺部叩诊为过清音是肺过度膨胀、肺气肿、单小叶肺气肿、肺含气囊肿或气胸，新生儿肺膨胀过度而叩诊浊音提示有羊水吸入。肺局部性浊音提示肺不张、肺实变、包裹性脓胸或肿瘤等。叩诊肝脏上界上移见于同侧肺不张、膈疝时，肝脏下界触诊下移时要注意肺气肿、气胸的可能。

（四）辅助检查

合理选择并适当评估相应检查对于鉴别诊断有十分重要的意义。血气分析是呼吸困难时最重要的检测项目，尤其是患儿有深大呼吸、呼气有烂苹果味时，应做血气分析并查血糖、尿酮体；小儿呼吸困难大部分是由呼吸系统疾病引起的，胸部X线检查对其诊断有很大价值，如在肺炎、肺结核、肺水肿、气胸、胸腔积液、肺发育不良等均有特征性表现，对心脏病的诊断亦有帮助。胸部CT扫描对慢性肺弥散性病变及纵隔病变的诊断有其特殊意义，可较清晰地判断病变的部位和程度，疑呼吸道阻塞时亦可行螺旋CT加三维重建，可显示喉、气管、支气管异物或肿物的直接和间接征象，直观地了解异物的位置及与周围组织的关系；支气管纤维镜检查可直接观察气管内膜病变或取出气管异物，行组织病理学检查、细胞学检查、病原体鉴定等，对明确呼吸困难原因有重要意义；慢性肺部疾病患儿年龄较大并能合作者可行肺功能检查，以帮助明确呼吸功能障碍的性质和程度；心电图及超声心动图检查有助于诊断心源性呼吸困难，超声波有助于判断病变的部位、大小、性质。

第七节　咯　血

咯血（hemoptysis）是喉及喉以下呼吸道任何部位的出血，经口腔排出。咯血可表现为痰中带血丝、血与痰液混合、血凝块或大量鲜血。

一、发生机制

1. 肺部微血管通透性增加　肺部感染、缺氧和中毒等，可直接（病原体及其代谢产物）或间接（血管活性物质）损伤微血管使其通透性增加，红细胞渗入肺泡引起少量咯血。

2. 支气管或肺血管壁破裂　异物、外伤、侵袭性医疗操作等可直接损伤支气管或肺血管壁，空洞型肺结核、支气管扩张症或动脉瘤时，病变直接侵犯血管而破裂出血。

3. 肺血管压力升高　可见于原发性肺动脉高压及左心衰肺动脉高压等各种原因引起的肺血管压力增高，达到一定程度，红细胞通过血管壁向肺泡内渗透而咯血。

4. 凝血功能障碍　感染性休克所致DIC、血液系统疾病（白血病、血友病）等所致凝血功能障碍，咯血是全身出血的表现之一。

5. 肺血管活性物质代谢障碍　肺部参与某些血管活性物质（前列腺素、5-羟色胺、血小板活性因

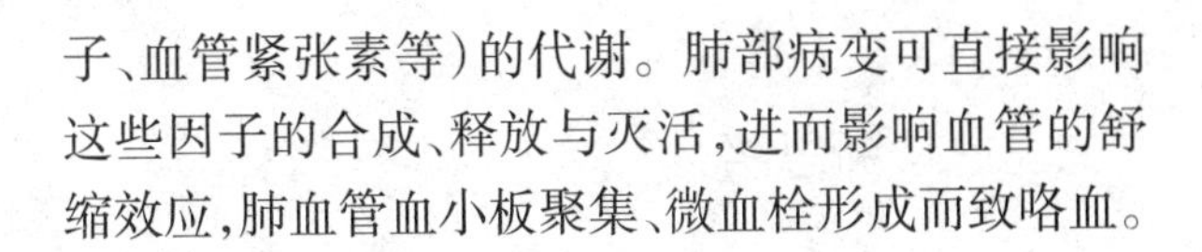
子、血管紧张素等)的代谢。肺部病变可直接影响这些因子的合成、释放与灭活,进而影响血管的舒缩效应,肺血管血小板聚集、微血栓形成而致咯血。

二、病因

1. 气管、支气管疾患　儿童时期引起咯血的常见气管、支气管疾患包括支气管扩张症、支气管内膜结核、气管炎等。

2. 肺部疾患　主要包括肺炎链球菌肺炎、金黄色葡萄球菌性肺炎、肺炎杆菌性肺炎、肺结核和肺脓肿等。由肺寄生虫病、肺真菌病、肺淤血、肺栓塞、肺囊肿、肺部肿瘤、特发性肺含铁血黄素沉着症、肺出血—肾炎综合征、肺弥漫性间质纤维化和肺间隔症所致咯血少见。新生儿时期,肺出血多见于早产儿、极低出生体重儿、新生儿呼吸窘迫综合征及其他严重新生儿疾患。

3. 心血管疾患　最常见于二尖瓣狭窄,其次为先天性心脏病所致的肺动脉高压或原发性肺动脉高压,还可见于各种原因所致的左心衰、肺栓塞、肺动—静脉瘘和肺血管炎。

4. 血液病　见于新生儿出血症、血友病、白血病、血小板减少性紫癜、再生障碍性贫血、DIC 等。

5. 其他　急性传染病如流行性出血热、肺出血型钩端螺旋体病等,自身免疫性疾病如结节性多动脉炎、系统性红斑狼疮、Wegener 肉芽肿等。青春期女性患儿如存在气管、支气管子宫内膜异位症,可随月经变化而出现周期性咯血。

6. 特发性咯血　有 10%~20% 的患儿经各项检查均不能发现原发疾病,称为特发性咯血。

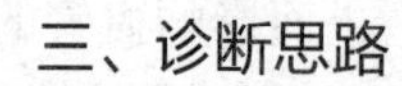

三、诊断思路

（一）区别咯血与呕血

咯血临床上需要重点与经由消化道排出的呕血相区别，见表2-7。

表2-7 咯血与呕血的区别

鉴别要点	咯血	呕血
病因	呼吸系统疾病：肺结核、支气管扩张、肺炎、肺脓肿；心血管疾病：二尖瓣狭窄、肺动脉高压	消化系统疾病：消化性溃疡、肝硬化、急性糜烂性出血性胃炎、胆道出血、坏死性小肠结肠炎
出血前驱症状	呼吸系统表现：咽部痒感、胸闷、咳嗽	消化系统表现：上腹部不适、恶心、呕吐等
出血方式	咯出	呕出
血液颜色	多为鲜红	多为暗红色、棕色，大量出血时呈鲜红色
血液中混杂物	痰和泡沫	食物残渣和胃液
酸碱度	碱性	酸性
黑便	一般无，若吞下较多血液时可有	有，为柏油样
出血后症状	血痰可持续数日	呕血停止后黑便仍可持续数日
肺部X线和体征	肺部病变，常有啰音	肺部无病变和阳性体征

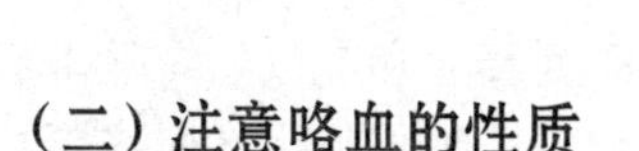

（二）注意咯血的性质

肺结核、支气管扩张、肺脓肿和出血性疾病所致咯血量较大，颜色为鲜红色；铁锈色血痰可见于肺炎球菌所致的大叶性肺炎，也可见于肺吸虫病；肺炎克雷伯菌肺炎可出现砖红色胶冻样痰；二尖瓣狭窄所致咯血多为暗红色；浆液性粉红色泡沫痰见于左心衰竭；黏稠暗红色血痰见于肺栓塞。

（三）咯血的分度

咯血量与病因或病变性质有关，与病变范围或病变严重程度并不一定平行。少量咯血常见于急、慢性气管/支气管炎症或肺炎；大量咯血主要见于空洞型肺结核、支气管扩张和慢性肺脓肿，支气管结石或肿瘤少有大咯血，主要表现为持续或间断性痰中带血。

Ⅰ度：痰中带血，失血量少于有效循环血量的5%，外周血红细胞计数及血红蛋白无明显改变。

Ⅱ度：一次或反复加重的咯血，失血量达到有效循环血量的5%~10%，外周血红细胞计数及血红蛋白较前下降10%~20%。

Ⅲ度：大口咯血，口鼻喷血，失血量大于有效循环血量的15%，血压下降，外周血红细胞计数及血红蛋白较出血前降低20%以上。

（四）把握临床特点

1. 年龄　新生儿时期可见于各种危重症所致新生儿肺出血；婴幼儿时期可见于先天性支气管肺畸形或发育不良、肺囊性纤维化等；年长儿咯血主要见于气管/支气管炎症、支气管扩张症、肺结核、特发性肺含铁血黄素沉着症和支气管黏膜非特异性溃疡等；青春期女性出血周期性咯血应考虑气管/支气管子宫内膜异位症。

2. 伴随症状　咯血伴发热、胸痛、咳嗽、咳痰首先考虑肺炎、肺结核和肺脓肿等呼吸系统疾病；咯血伴活动性青紫、呼吸困难时，应注意存在心血管系统疾患（二尖瓣狭窄、先天性心脏病合并肺动脉高压等）；咯血伴皮肤、黏膜出血须注意血液病（新生儿出血症、血友病、白血病、血小板减少性紫癜、再生障碍性贫血、DIC）、自身免疫性疾病（结节性多动脉炎、系统性红斑狼疮、Wegener肉芽肿等）及某些急性传染病（流行性出血热、肺出血型钩端螺旋体病）存在。

3. 呼吸系统疾病　气管/支气管炎、肺炎是小儿咯血的常见原因，肺结核、支气管扩张、肺脓肿、特发性含铁血黄素沉着症也可出现咯血。气管/支气管炎及支气管肺炎一般有发热、咳嗽、咳痰，可有咯血（痰中带少量血丝），不持续、不反复；胸片表现为肺纹理增粗和紊乱时为支气管炎，肺部出现斑点状或云絮状阴影时为支气管肺炎，典型大叶性肺炎一般起病较急，有发热、咳嗽、咳铁锈色痰、肺部啰音等临床表现，X线提示肺叶或肺段实变阴影；支气管扩张的患儿，多数具有反复咳脓痰和咯血病史，高分辨率CT或MRI可显示支气管管腔扩大，纤维支气管镜检查或局部支气管造影可明确扩张部位。典型肺结核患儿有午后低热、盗汗、乏力和体重减轻等结核中毒症状，结合胸片、PPD试验等辅助检查可确诊；肺脓肿多为金黄色葡萄球菌或阿米巴原虫感染，破溃后可出现咳脓痰和咯血，胸部X线和B超可发现肺部病灶，脓肿穿刺和脓液分析

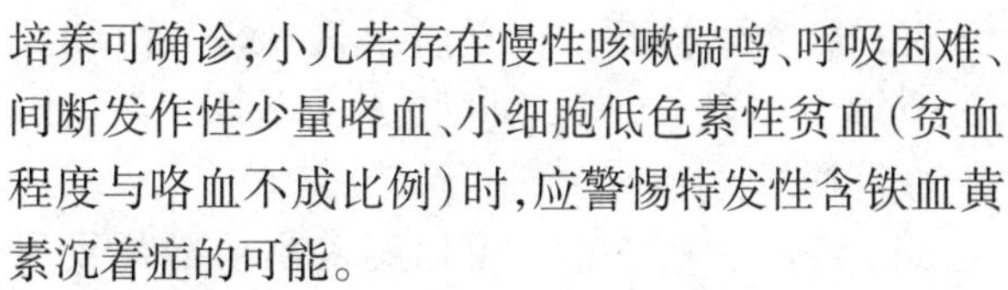

培养可确诊；小儿若存在慢性咳嗽喘鸣、呼吸困难、间断发作性少量咯血、小细胞低色素性贫血（贫血程度与咯血不成比例）时，应警惕特发性含铁血黄素沉着症的可能。

4. 循环系统疾病　二尖瓣狭窄是心血管系统引起咯血的最常见原因，左心衰竭、动—静脉瘘和某些先天性心脏病（法洛四联症和室间隔缺损等）合并肺动脉高压时也可出现咯血。临床上可根据有无心力衰竭、心脏扩大及心脏杂音等，结合 X 线征象及超声心动图检查等明确诊断。其他如肺淤血、肺栓塞、肺真菌病、肺原虫、肺泡炎等也可引起咯血，可根据相应临床表现、相关辅助检查进行诊断。

5. 全身性疾病　当出现严重感染、血小板明显下降、凝血功能异常时，咯血可为弥散性血管内凝血全身性表现的一部分；咯血伴有发热、肝脾大、三系改变时，需要警惕白血病；咯血伴有血小板减少时，考虑血小板减少性紫癜；对于有长期反复不明原因发热或蝶形红斑、光过敏、其他脏器损伤等表现的患儿，要考虑系统性红斑狼疮等。

（五）辅助检查

1. 痰液检查　包括肉眼观察痰液颜色，如红色、粉红色、褐色等。粉红色泡沫痰见于肺水肿，近年来流行的手足口病出现粉红色泡沫痰时提示病情危重；铁锈色痰见于大叶性肺炎；果酱样痰见于肺吸虫病；脓血痰见于支气管扩张。痰涂片、细菌及真菌培养、病毒检测等均有助于病因诊断。

2. 血液检测　主要查血常规、凝血功能。

3. 影像学检测　包括胸部透视、胸片、胸部CT、仿真支气管CT等。动脉造影有助于发现动脉瘤、血管栓塞，并对栓塞进行治疗。

4. 纤维支气管镜　可以明确出血部位及原因，并进一步行止血治疗，多用于一般止血效果不佳、诊断不明确的患儿。近年来床旁纤维支气管镜的开展对咯血患儿诊疗起着非常重要的作用。

第八节　腹　胀

腹胀（abdominal distension）是一种主观感觉，是指患儿自觉全腹部或局部有胀满感，也可为通过客观检查而发现全腹部或局部胀满。正常小儿的腹部外形略显膨隆，形成"锅状腹"，在婴幼儿期更为明显。腹部的大小可用腹围来衡量，测量方法为使小儿处于仰卧位，用皮尺经脐绕腹一周的长度。婴儿期腹围与胸围近似，随着年龄增大，腹围逐渐小于胸围。若小儿腹围大于胸围，提示有腹胀。视诊可见腹壁高于剑突与耻骨联合平面。正常情况下，脐在腹部正中，上下相等，左右对称。脐与腹壁相平或稍凹陷。腹胀在儿科疾病中常见且为不具特异性的症状和体征，可出现在各年龄组患儿，并涉及内、外科多系统疾病。

一、发生机制

1. 胃肠道胀气　小儿腹胀以胃肠胀气为主，是由于胃肠道内产气过多或排气障碍而发生腹腔胀气。一般胃肠道内的气体主要来源于哭吵、吸吮

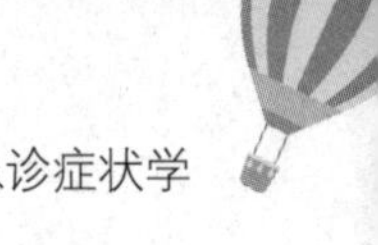

或鼻塞等吞咽下的大量气体和消化道内经细菌作用产生的气体；在肺炎患儿存在呼吸功能障碍时，静脉血二氧化碳分压高于肠腔内二氧化碳分压，气体可向肠腔内弥散，发生腹胀。肠腔内气体在消化过程中部分被肠壁吸收，部分经肛门排出。当肠道发生炎症或蠕动变慢，甚至麻痹及梗阻时，则影响其吸收发生胀气。

2. 肠管蠕动功能障碍　正常肠管蠕动使肠道内气体和液体随时被吸收或向下推进。交感神经兴奋对肠蠕动有抑制作用。当重症患儿如重症肺炎、肠炎、脓毒症等交感神经过度兴奋时，抑制肠蠕动而发生肠麻痹，发生腹胀。

3. 腹腔积液　腹腔内集聚过多的液体，当进入腹腔内的液体速度超过腹膜吸收的速度，则形成腹水。小儿腹水常见原因是低蛋白血症，此外如肝硬化、腹腔内炎症或肿瘤均可使腹腔内液体增加，超过一定限度可引起腹胀。

4. 腹腔内占位性病变　巨脾、卵巢囊肿、肿瘤、肾盂积水等占据腹腔内一定位置，压迫肠道影响排气，可引起腹胀。

二、病因

患儿的主观感觉、腹围改变、腹腔内容物变化及腹部肌肉的运动，构成腹胀的病理生理四个因素，独立或联合起作用可引起腹胀。生理情况下婴幼儿常见腹胀可由哭吵、进食时吸吮大量气体或食物不消化所致。引起腹胀的病因较多，不同系统的疾病都有可能引起腹胀，见表 2-8。

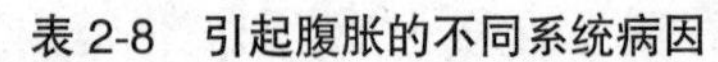

表 2-8 引起腹胀的不同系统病因

疾病	常见病因
胃肠道疾病	慢性胃炎、胃溃疡、胃下垂、胃扩张、幽门梗阻、肠结核、痢疾、各型肠梗阻、习惯性便秘、胃肠神经症、胃肠道肿瘤、胃肠道穿孔等;
肝胆系统及胰腺疾病	急慢性肝炎、婴儿肝炎综合征、肝硬化、慢性胆囊炎、胆石症、胰腺炎、肝胆及胰腺肿瘤等;
腹膜疾病	急性腹膜炎、结核性腹膜炎等;
感染性重症疾病	败血症、重症肺炎、伤寒、严重脓毒血症等;
心血管疾病	心力衰竭、肠系膜动脉硬化症、肠系膜动脉梗死症等,心绞痛或心律失常亦可引起反射性腹胀;
其他	术后肠麻痹、低钾血症、肺气肿、哮喘病、吸收不良综合征、脊髓病变、药物反应、慢性盆腔炎、结缔组织疾病、甲状腺功能低下症、乳糜腹等

1. **感染性腹部疾病** 急性胃肠炎,急、慢性肝炎,急、慢性胰腺炎,细菌性痢疾,原发性腹膜炎,消化道穿孔,肠道、胆道感染引起的继发性腹膜炎,气腹,急性坏死性小肠结肠炎,肠套叠,蛔虫毒素反应,幽门/肠梗阻,慢性萎缩性胃炎等。

2. **非感染性腹部疾病** 先天性巨结肠、先天肥厚性幽门狭窄、胃翻转、肛门—直肠畸形、乳糜腹、肾积水、胆总管囊肿、急性胃扩张、胃轻瘫、假性肠梗阻、肠易激综合征、功能性便秘、肠扭转、脾曲综合征、小儿痉挛症、腹部肿瘤、尿潴留、血管栓塞、腹水等。

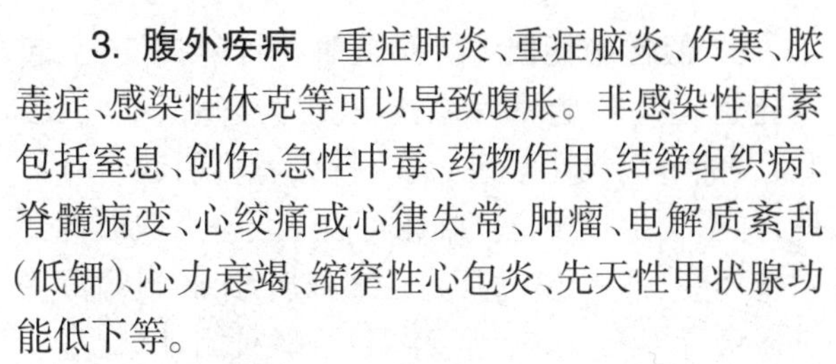

3. 腹外疾病 重症肺炎、重症脑炎、伤寒、脓毒症、感染性休克等可以导致腹胀。非感染性因素包括窒息、创伤、急性中毒、药物作用、结缔组织病、脊髓病变、心绞痛或心律失常、肿瘤、电解质紊乱(低钾)、心力衰竭、缩窄性心包炎、先天性甲状腺功能低下等。

4. 小儿肠痉挛 多见于3~4个月以下的婴儿,其发生可能与小儿中枢神经系统发育不完善、肠道功能不成熟、喂养食品及方法不当或寒冷、饥饿等因素有关。患儿突发阵发性腹部绞痛,以脐周明显,发作时因小儿不能诉说,则以突发哭闹、烦躁不安表达。腹部检查全腹胀,腹肌紧张,可历时数分钟至数十分钟缓解入睡,间歇期如正常儿一样。应与外科疾病肠套叠、肠扭转、腹膜炎鉴别。必要时做腹部透视、胃肠钡餐、空气或钡餐灌肠等检查。

5. 肠套叠 80%发生于2岁以下小儿,病因不清,以腹痛、血便、呕吐、腹胀及肿块为表现,严重者可呈现全身衰竭状态。腹部B超可见横切面“同心圆”或靶环状影,纵切面“套筒”块影。

6. 先天性巨结肠 由于结肠远端无神经节细胞,直肠或结肠远端持续痉挛,粪便淤积近端结肠,以致肠管扩大肥厚而形成巨结肠。临床表现为胎便排出延缓、顽固性便秘和腹胀,呕吐、营养不良和发育迟缓,直肠指检壶腹部空虚,拔出后可排出恶臭气体及大便。

7. 肠易激综合征 是由精神、遗传、感染、食物、肠道分泌及蠕动功能紊乱等多因素引起的慢性、反复发作的以肠道运动功能障碍为主、无器质性病变的肠道功能紊乱综合征。临床表现为腹痛、腹胀、腹泻、便秘、肠鸣音增强等。

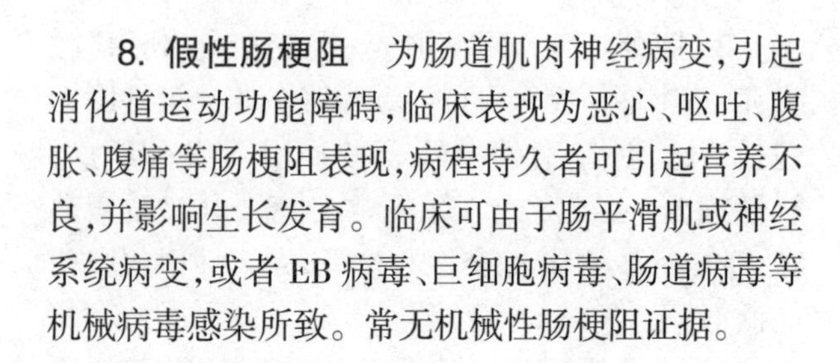

8. 假性肠梗阻　为肠道肌肉神经病变，引起消化道运动功能障碍，临床表现为恶心、呕吐、腹胀、腹痛等肠梗阻表现，病程持久者可引起营养不良，并影响生长发育。临床可由于肠平滑肌或神经系统病变，或者EB病毒、巨细胞病毒、肠道病毒等机械病毒感染所致。常无机械性肠梗阻证据。

三、诊断思路

（一）了解患儿的特点

1. 年龄特点　年龄不同，出现腹胀的原因也不一样。新生儿及小婴儿有腹胀应考虑胃肠道畸形、幽门梗阻、先天性巨结肠及严重感染等；小儿腹胀以胃肠胀气为主，一般胃肠道内的气体主要来源于吞咽下的气体及消化道内经细菌作用产生的气体；先天性肥厚性幽门狭窄患儿常于出生后2~4周出现症状。

2. 性别特点　如遇女童发热、腹痛、下腹胀、排尿痛、排尿困难，应注意尿道感染。对青春期后女性患儿应注意妇科疾病引起的腹胀。

3. 食物特点　进食过量豆类、花生、薯类等食物易引起腹胀。若患儿有乳糖酶缺乏、乳糖不耐受、或食物过敏者接触过敏原也可引起腹胀。

4. 病程特点　对急性起病、时间短者，需要考虑肠套叠、肠梗阻、消化道穿孔、腹膜炎、重症感染等所致；而反复腹胀、病程长的患儿，需要考虑如肠易激综合征，肾病综合征，结缔组织疾病，营养性、肝性、肿瘤性、代谢性疾病等所致腹水。

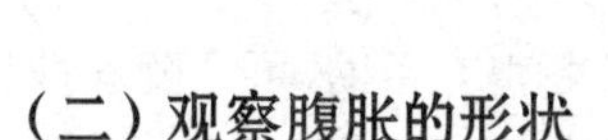

（二）观察腹胀的形状

1. 视诊

（1）腹胀范围：要注意区分是全腹胀、中腹胀、下腹胀、偏左或偏右侧的腹胀。引起全腹胀的内科病多见于胃肠炎、感染、中毒或电解质紊乱引起的肠麻痹；全腹胀常见的外科原因是低位性肠梗阻、气腹、血腹、腹腔感染及各种原因引起的腹水。全腹胀呈均匀圆形隆起，而脐部凹陷，应考虑肥胖或胃肠胀气、麻痹性肠梗阻等。若脐部凸起则多为腹水或腹内肿物。局限性腹胀常与该部位的脏器有关，如先天性胆管扩张症常表现为右上腹的局限性腹胀。右上腹胀见于肝、胆大，中上腹胀见于胃肠道疾患，左上腹胀常由脾大、急性胃炎、功能性消化不良、肝硬化、幽门梗阻、胃扩张或血液系统疾病等引起，下腹胀见于尿潴留，右下腹胀可能为阑尾周围脓肿。

（2）胃肠道蠕动：胃型及蠕动波提示幽门或十二指肠近端梗阻；小肠型常表示相应部位的小肠梗阻；先天性巨结肠则表现为沿结肠走行的宽大结肠型。

2. 触诊　腹部触诊时要注意有无压痛及压痛部位。因年幼儿不能用语言表达，而年长儿因有惧怕心理不能如实表达，所以在判断腹部压痛时，要注意观察患儿对触压腹部的反应，以此判断是否有压痛。压痛部位可协助判断原发病器官，如胰腺炎时左上腹压痛，胆囊炎时右上腹压痛，阑尾炎时右下腹压痛。肌紧张和反跳痛是腹膜炎的表现，往往提示存在外科疾病，但个别内科疾病也可致腹肌紧张，如糖尿病并发酮症酸中毒，应注意鉴别。触诊对腹部占位病变的诊断很有帮助，可了解囊性包块张力、实性肿物质地及表面光滑度，还可了解包块与脏器的关系，以确定肿物来源。

3. 叩诊　腹部叩诊可提示腹胀是由气体、液体还是实性物引起。叩诊时气体为鼓音，液体为浊音，实性物为实音。少到中量气体位于肠腔内或腹腔，常需结合其他辅助检查确定，大量气腹可致肝浊音界消失而提示诊断。中量腹水时叩诊可发现移动性浊音。

4. 听诊　腹部听诊对鉴别机械性肠梗阻或麻痹性肠梗阻意义最大，机械性肠梗阻时肠鸣音亢进，并可听到气过水音；而麻痹性肠梗阻时肠鸣音减弱或消失。如果发热腹胀患儿，发展为腹壁发红，并伴腹部压痛和肌紧张，肠鸣音消失，往往提示肠穿孔的可能。

（三）注意伴随症状

1. 腹胀伴腹痛　伴剧烈腹痛时应考虑急性胆囊炎、胰腺炎、肠梗阻、急性腹膜炎、肠系膜血管栓塞或血栓形成、肠扭转、肠套叠等病变的可能。腹胀伴肠型或异常蠕动波多见于肠梗阻，如胃部有振水音时，多考虑为胃潴留或幽门梗阻。

2. 腹胀伴呕吐　多见于幽门梗阻、肠梗阻等病变，其次可见于肝胆道及胰腺病变，功能性消化不良及吞气症等功能性病变有时也可发生呕吐。

3. 腹胀伴嗳气　常见于吞气症性消化不良、慢性萎缩性胃炎、溃疡病及幽门梗阻等。腹胀伴肛门排气增加多见于食物在肠道发酵后结肠内气体过多、肠易激综合征等。

4. 腹胀伴便秘　见于习惯性便秘、肠易激综

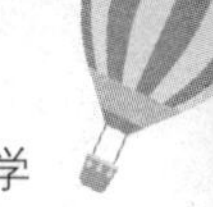

合征（便秘型）、肠梗阻、先天性巨结肠等。

5. 腹胀伴腹泻　多见于急性肠道感染、肝硬化、慢性胆囊炎、慢性胰腺炎、吸收不良综合征等。

6. 腹胀伴发热　多见于伤寒、急性肠道炎症、肠结核、结核性腹膜炎及败血症、脓毒症等。

（四）辅助检查

1. 实验室检查　血常规、CRP、血沉、降钙素原等检查可提示患儿是否存在全身、肠腔内、腹腔或脏器的感染。尿、便常规可鉴别是否为尿路或肠道感染。对腹水患儿应首先通过腹水常规检查，确定为漏出液或渗出液。有时通过腹腔穿刺抽出少量液体即可确诊为炎症、出血、消化道或胆道穿孔。另外，腹腔肿瘤或转移瘤时，可在穿刺液中找到肿瘤细胞。

2. X线腹部立位片　由于正常新生儿和小婴儿腹部存在生理积气，因此无论气体增多或减少均提示可能存在病变。肠梗阻时腹部立位片可显示阶梯状液平面直肠或结肠无气提示完全性肠梗阻；腹腔渗液增多，肠襻张力低，可能为绞窄性肠梗阻。腹部立位片如显示有腹下游离气体，可确诊胃肠道穿孔。因此，当怀疑肠梗阻胃肠道穿孔时应首选腹部立位片。腹部CT检查对因腹部肿物或肿瘤引起的腹胀具有诊断意义。CT检查不仅可测量肿物大小，还可确定肿物为实性或囊性，确定囊壁的厚度及囊内容物大概情况。但CT检查为静态图像，对功能方面的显示常不如B超。

3. 腹部B超　B超检查易于显示软组织（如肝、脾）、液体、肾积水、胆总管囊肿、腹腔脓肿等囊性病变，对发现腹部占位性病变，并确定其性质及

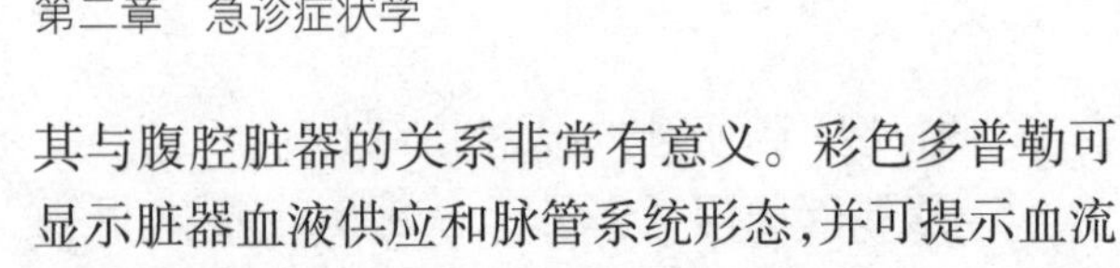

其与腹腔脏器的关系非常有意义。彩色多普勒可显示脏器血液供应和脉管系统形态，并可提示血流方向和速度，与CT和腹平片比有独到之处。在肠套叠早期，腹部B超比X线片更为敏感，并能为急性阑尾炎提出诊断依据。

第九节　黄　疸

黄疸（jaundice）是一种症状和体征，是由于胆红素代谢障碍而引起血清内胆红素浓度升高而造成皮肤、巩膜、黏膜等组织及某些体液黄染。正常血清总胆红素（serum total bilirubin，STB）含量少于17.1μmol/L。17.1μmol/L<STB<34.2μmol/L为隐性黄疸；34.2~171μmol/L为轻度黄疸；171~342μmol/L为中度黄疸；STB>342μmol/L为重度黄疸。

一、发生机制

（一）胆红素形成过多

各种原因引起的红细胞破坏过多、胆红素在体内形成过多和超过肝脏处理胆红素的能力、大量未结合胆红素在血中积聚而发生黄疸，包括溶血性与非溶血性两大类。大量溶血时，红细胞破坏释放的大量血红蛋白即成为胆红素的来源；非溶血性的胆红素形成过多则多见于无效造血而产生过多胆红素。造血功能紊乱时，较多的血红蛋白在骨髓内未成为成熟的红细胞时就发生分解，无效造血增强，旁路胆红素生成过多导致旁路高胆红素血症，包括

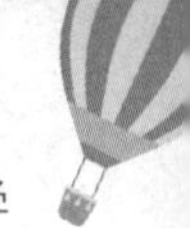

同族免疫性溶血、红细胞形态异常、红细胞酶缺陷、血红蛋白病、红细胞增多症、体内出血、感染、肝肠循环增多、维生素 E 缺乏和低锌血症、药物所致溶血等。

（二）肝脏胆红素代谢障碍

1. 肝细胞对胆红素摄取障碍　肝细胞胞浆膜蛋白结合胆红素的作用较强，胆红素与白蛋白结合进入肝细胞，某种抗体削弱此膜蛋白的作用而使其发生摄取障碍，Y蛋白和Z蛋白为细胞质载体蛋白，在胆红素进入肝细胞后，与之相连而运送至滑面内质网。当Y蛋白或Z蛋白含量和转运能力下降时，血中未结合胆红素即可增高。

2. 肝细胞对胆红素结合障碍　胆红素被肝细胞摄取后，在滑面内质网由葡萄糖醛酸转移酶催化，与葡萄糖醛酸结合。当此酶含量减少或活性降低时，未结合胆红素转化为结合胆红素减少，某些激素如孕酮、胰泌素、地塞米松等可增加葡萄糖醛酸转移酶活性，而睾酮则使之减弱。某些药物如利福平、新霉素亦可抑制此酶活性，而巴比妥类药物可诱导此酶活性加强。

3. 胆红素排泄障碍

（1）肝内排泄障碍：肝细胞内结合胆红素与胆固醇、胆汁酸盐、卵磷脂、水及电解质组成胆汁，通过高尔基复合体和微绒毛分泌到毛细胆管。由于先天性或获得性原因导致肝细胞胆汁排泄障碍，结合胆红素排入毛细胆管受阻。常见于各种类型肝炎（乙型肝炎病毒、巨细胞病毒肝炎、风疹病毒、EB病毒感染等病毒性肝炎）、先天性代谢障碍、先天性遗传病等。

(2) 肝外排泄障碍:胆汁由胆管排入肠道受阻,导致阻塞上部的胆管内大量的胆汁淤积,胆管扩张,压力升高,胆汁通过破裂的小胆管和毛细胆管流入组织间隙和血窦,引起血内胆红素增多,产生黄疸。见于先天性胆道闭锁、先天性胆总管囊肿等。

二、病因

按照发病机制可以分为溶血性黄疸、肝细胞性黄疸和胆汁淤积性黄疸;按解剖学可分为肝前性、肝性、肝后性黄疸;从治疗角度分为外科黄疸和内科黄疸;根据胆红素性质分为以非结合胆红素增高为主和以结合胆红素增高为主的黄疸(表 2-9)。

三、诊断思路

(一) 鉴别皮肤黄染

首先要确定是否有黄疸,应在充足的自然光线下进行检查。应注意皮肤、口唇和睑结膜的颜色,有无抓痕,有无瘀斑、瘀点、肝掌、蜘蛛痣等,有无淋巴结肿大,腹部有无压痛、反跳痛、腹肌紧张,有无肝、脾大,有无水肿、腹水,有无意识障碍及肌张力改变。

由溶血引起的黄疸皮肤呈柠檬色,伴有睑结膜苍白;肝细胞损害所致黄疸呈浅黄色或金黄色,慢性肝病可见肝病面容、肝掌、蜘蛛痣等;胆汁淤积性黄疸呈暗黄、黄绿和绿褐色,有时可见眼睑黄瘤(表 2-10)。

表 2-9　常见黄疸类型

黄疸类型		发病机制	常见疾病	
高未结合胆红素黄疸	肝前性黄疸	胆红素生成过多	溶血性	先天性：①红细胞膜缺陷：遗传性球形红细胞增多症、椭圆形红细胞贫血；②酶异常：红细胞缺乏葡萄糖 -6- 磷酸脱氢酶和谷胱甘肽合成酶；③血红蛋白异常：镰状细胞性贫血、地中海贫血等
				获得性：①血型不合所致溶血；② DIC；③溶血尿毒综合征；④阵发性夜间血红蛋白尿；⑤与感染、理化、毒药物及恶性疾病有关的免疫性溶血
			非溶血性	旁路性高胆红素血症：严重贫血、先天性骨髓性卟啉病等
高结合胆红素黄疸	肝性黄疸	肝细胞对胆红素摄取障碍	①肝细胞受损：病毒性肝炎、毒药物中毒；②新生儿发育未完善；③ Gilbert 综合征	
		肝细胞对胆红素结合障碍	①肝细胞受损：病毒性肝炎、毒药物中毒；②新生儿肝内 UDP 葡萄糖醛酸基转移酶生成不足；③母乳性黄疸；④ Lucey-Driscoll 综合征；⑤ Crigler-Najjar 综合征	

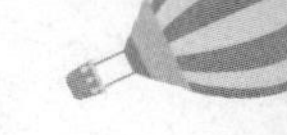

续表

黄疸类型		发病机制	常见疾病
高结合胆红素黄疸	肝性黄疸	肝细胞对胆红素排泌障碍	① Dubin-Johnson 综合征；② Rotor 综合征；③ α1- 抗胰蛋白酶缺乏性肝病；④家族性肝内胆汁淤积性黄疸；⑤病毒性肝炎或药物
		肝细胞对胆红素摄取、结合及分泌混合性障碍	①肝细胞性黄疸：病毒性肝炎、感染（先天性梅毒、弓形虫、巨细胞病毒、风疹病毒及某些细菌感染）、中毒（包括物理、化学、生物因素）、某些先天性代谢病（半乳糖血症、酪氨酸血症、肝豆状核变性）等各种原因所致的肝损害；②新生儿生理性黄疸；③药物性黄疸
	肝后性黄疸	胆道阻塞性/梗阻性黄疸	肝胆结石、寄生虫、胆道炎症、肿瘤或先天性畸形等使胆道狭窄或阻塞

表 2-10　皮肤黄染分类

皮肤黄染	黄疸所致	胡萝卜素增高所致	服用药物所致
原因	溶血、感染等各种黄疸病因	食用含胡萝卜素的蔬菜或果汁；停食后黄染消失	长期服用带黄色素的药物，如米帕林、呋喃类等
首发部位	巩膜、硬腭后部及软腭黏膜上	手掌、足底、前额及鼻部皮肤	皮肤
巩膜特点	近角巩膜缘处黄染轻，黄色淡，远角巩膜缘处黄染重	一般不出现巩膜或口腔黄染	近角巩膜缘处黄染重，离角巩膜缘越远，黄染越轻
胆红素	升高	不高	不高

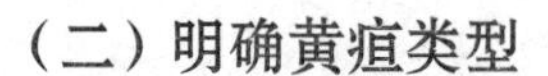

（二）明确黄疸类型

母乳性黄疸是指发生在健康足月的母乳喂养儿中的以未结合胆红素为主的非溶血性高胆红素血症，常紧接生理性黄疸而发生，亦可在减轻后又加重，即胆红素峰值常在生后7~14天出现，黄疸持续2~3周，甚至2~3个月才消退。婴儿除黄疸（皮肤色黄而鲜亮）外完全健康，吃奶好，尿、便正常，体重增长满意。停母乳3~5天，胆红素明显下降。其机制可能与母乳内含有抑制UDP-葡萄糖醛酸基转移酶活性或促使胆红素肝肠循环的物质有关。

不同类型黄疸的治疗方法及预后差异很大。感染所致胆汁淤积性黄疸，应积极抗感染治疗，去除病菌，清除内毒素血症是最重要的措施；药物所致淤积性黄疸首先是立即停药，一般在停药后数周内清退，但有少数慢性病例需数月或1年以上黄疸才能消退，无需特殊治疗；对于自身免疫性胆管疾病需要根据不同类型选择合理方法，如PSC对糖皮质激素和青霉素胺效果不明显，需要外科手术、人工肝移植等。因此，黄疸类型的区分显得至关重要，临床常根据病史、体格检查结合辅助检查综合分析，明确黄疸类型，找出黄疸原因（表2-11，表2-12）。

（三）重视病程过程

1. 询问详细病史　详细了解黄疸患儿发病急缓，黄疸持续还是呈间歇性发作，是否进行性加重，有无肝炎接触史、输血史及毒物接触史，既往有无类似病史，是否有家族遗传病史。

表 2-11 黄疸的鉴别

要点	溶血性黄疸	肝细胞性黄疸	胆汁淤积性黄疸
病史特点	多有引起溶血因素、家族史、类似发作史	肝炎接触史、输血史、肝损药物应用史	反复发作或进行性加重
皮肤瘙痒	无	肝内胆汁淤积患儿可出现	常有
消化道症状	无	明显	轻重不一
腹痛	急性大量溶血时有	可有肝区隐痛	多较明显
肝脏	可稍大，软，无压痛	肝大，急性肝炎时质软，明显压痛；慢性时质硬，压痛不明显	多不肿大，可有压痛
血常规	贫血、网织红细胞增多	可有贫血、白细胞下降、血小板减少	白细胞增多
总胆红素	增加	增加或明显增加	增加或明显增加
非结合胆红素	增加	增加	增加
结合胆红素	正常，后期可增加	增加	明显增加
结合胆红素 / 总胆红素	<15%	>30%	>50%

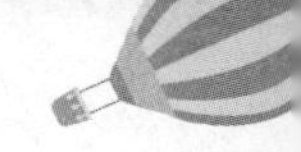

续表

要点	溶血性黄疸	肝细胞性黄疸	胆汁淤积性黄疸
尿中胆红素	阴性	阳性或阴性	强阳性
尿中胆素原	增多	不定	减少或无
粪中胆素原	增多	多无改变	减少或消失
丙氨酸转氨酶	正常	明显增加	正常或轻度增加
碱性磷酸酶	正常	可增高	明显增高
γ- 谷氨酰转肽酶	正常	可增高	明显增高
凝血酶原时间	正常	延长，不易被维生素 K 纠正	延长，能被维生素 K 纠正
胆固醇	正常	轻度增加或降低	明显增加
絮状实验	正常	阳性	多为阴性
血浆蛋白	正常	白蛋白降低，球蛋白增加	正常
特殊检查	骨髓象、溶血试验	肝组织活检	B 超、CT、ERCP

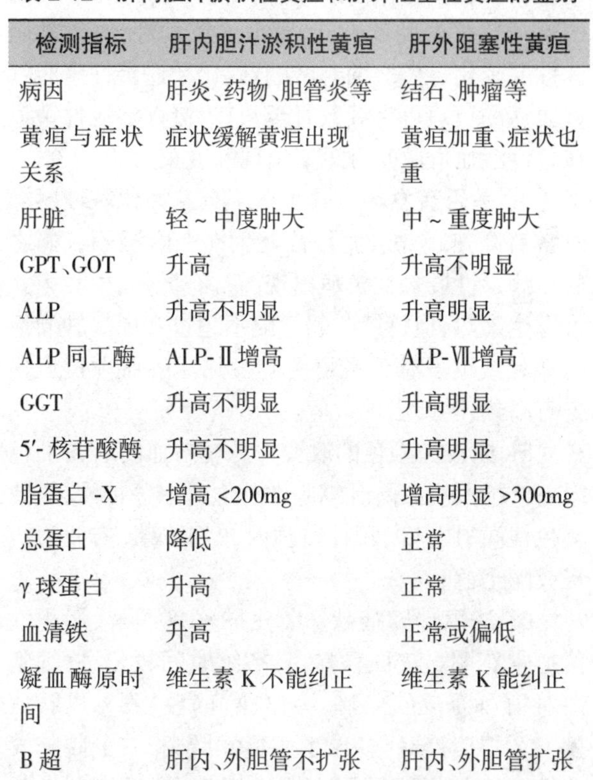

表 2-12　肝内胆汁淤积性黄疸和肝外阻塞性黄疸的鉴别

检测指标	肝内胆汁淤积性黄疸	肝外阻塞性黄疸
病因	肝炎、药物、胆管炎等	结石、肿瘤等
黄疸与症状关系	症状缓解黄疸出现	黄疸加重、症状也重
肝脏	轻～中度肿大	中～重度肿大
GPT、GOT	升高	升高不明显
ALP	升高不明显	升高明显
ALP 同工酶	ALP-Ⅱ增高	ALP-Ⅶ增高
GGT	升高不明显	升高明显
5′-核苷酸酶	升高不明显	升高明显
脂蛋白-X	增高 <200mg	增高明显 >300mg
总蛋白	降低	正常
γ 球蛋白	升高	正常
血清铁	升高	正常或偏低
凝血酶原时间	维生素 K 不能纠正	维生素 K 能纠正
B 超	肝内、外胆管不扩张胆囊不大，可有肝、脾大	肝内、外胆管扩张胆囊可增大，可见结石或肿瘤

2. 了解年龄特点　婴儿期黄疸常见有新生儿生理性黄疸、先天性胆管闭塞、先天性溶血性和非溶血性黄疸、新生儿肝炎等。儿童期考虑病毒性肝炎、先天性溶血性及非溶血性黄疸。

3. 观察起病方式和病程　一般急骤出现的黄疸常见于急性肝炎、胆囊炎、胆石病和大量溶血；黄疸缓慢或较隐匿发生时，多为癌性黄疸或溶血性黄疸和先天性非溶血性黄疸。急性病毒性肝炎的黄

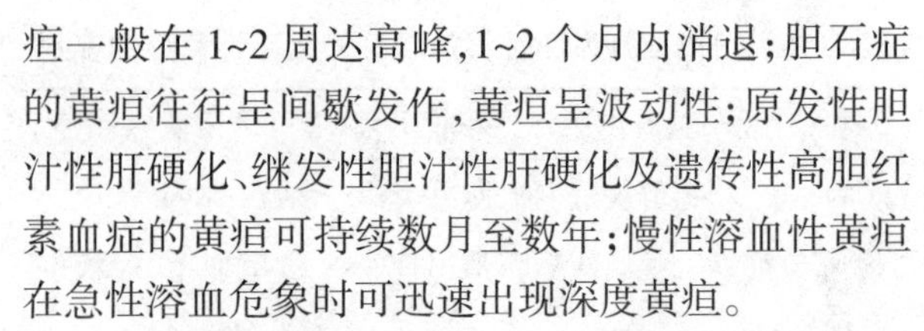

疸一般在1~2周达高峰,1~2个月内消退;胆石症的黄疸往往呈间歇发作,黄疸呈波动性;原发性胆汁性肝硬化、继发性胆汁性肝硬化及遗传性高胆红素血症的黄疸可持续数月至数年;慢性溶血性黄疸在急性溶血危象时可迅速出现深度黄疸。

4. 是否有发热 肝胆系统有急性化脓性感染时常有高热、寒战,而且常发生在上腹剧烈绞痛之后。病毒性肝炎在黄疸出现前常有低热,少数患儿可发生高热,但持续时间一般不超过2周。肿瘤组织坏死或继发感染也可引起发热。溶血性黄疸多先有高热,随即出现黄疸。

5. 尿或粪颜色的改变 急性溶血时有酱油色尿,粪便颜色加深;肝细胞性黄疸时尿色加深,粪便颜色浅黄;胆汁淤积性黄疸时尿如浓茶,粪便为浅灰或陶土色。

6. 注意伴随症状 ①皮肤瘙痒:胆汁淤积性黄疸常有明显皮肤瘙痒,且持续时间较长;肝细胞性黄疸可有皮肤瘙痒;溶血性黄疸一般无皮肤瘙痒。②腹痛:隐痛多见于病毒性肝炎;右上腹阵发性绞痛多见于胆结石或胆道蛔虫;病毒性肝炎常在黄疸出现前不久出现厌食、饱胀等消化不良表现,而肿瘤患儿在黄疸出现前多有较长时间消化不良。

7. 了解用药史 尤其应注意肝损害药物。

(四)依靠必要的辅助诊断

1. 胆红素与尿胆原检查 血清胆红素测定有助于判断有无黄疸、黄疸程度及鉴别黄疸的性质。溶血性黄疸尿液不含胆红素,肝细胞性和梗阻性黄疸尿中胆红素均呈阳性反应。急性大量溶血时尿

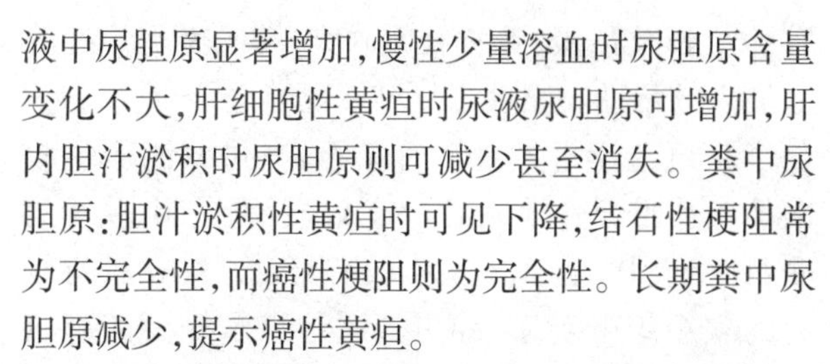

液中尿胆原显著增加，慢性少量溶血时尿胆原含量变化不大，肝细胞性黄疸时尿液尿胆原可增加，肝内胆汁淤积时尿胆原则可减少甚至消失。粪中尿胆原：胆汁淤积性黄疸时可见下降，结石性梗阻常为不完全性，而癌性梗阻则为完全性。长期粪中尿胆原减少，提示癌性黄疸。

2. 血液检查　血常规、网织红细胞计数、外周血涂片、红细胞脆性试验及溶血实验等有助于诊断溶血性黄疸。血清酶学对黄疸的病因诊断可有一定帮助，肝细胞坏死时主要是转氨酶升高，胆汁淤积时以碱性磷酸酶（ALP）和γ-谷氨酰转肽酶等升高为主。血胆固醇、胆固醇酯反映肝细胞的脂质代谢功能以及胆系的排泄功能。维生素K在肝细胞内能促使凝血酶原形成，肝细胞性黄疸时凝血酶原的形成减少，凝血酶原时间延长，梗阻性黄疸时凝血酶原时间也可延长。正常人血清胆汁酸含量不超过10μmol/L，肝胆疾病时胆汁酸代谢发生紊乱，肝细胞对胆汁酸与胆红素摄取和排泄机制不同，在非结合型高胆红素血症（如Gilbert综合征）及溶血性黄疸时，并不存在胆汁酸潴留，故有助于黄疸鉴别。

3. 免疫学相关检查　慢性活动性肝炎时IgG明显增高，原发性胆汁性肝硬化时IgM显著上升，肝外梗阻时免疫球蛋白则为正常。甲胎蛋白（AFP）检测有助于肝癌及遗传代谢性病的相关诊断。自身抗体测定（如抗线粒体抗体、抗平滑肌抗体、抗Smith抗体、抗脂蛋白抗体）有助于自身免疫性肝损伤的诊断。

4. 影像学检查　B超检查对肝脏的大小、形态、肝内有无占位性病变、胆囊大小，及胆道系统有无结石及扩张、脾脏有无肿大、胰腺有无病变等有较大的帮助。腹部平片可发现胆道结石、胰腺钙化。胆道造影可发现胆管结石，并可判断胆囊收缩功能及胆管有无扩张。CT对显示肝、胆、胰等病变及鉴别引起黄疸的疾病较有帮助。MRI具有较高的软组织分辨率，能更清楚地显示病变的部位和性质。

5. 经十二指肠镜逆行胰胆管造影（ERCP）和经皮肝穿刺胆管造影（PTC） 两者都可以显示胆管梗阻的部位、梗阻程度以及病变性质。ERCP创伤小，可经造影区别肝外或肝内胆管阻塞的部位，也可了解胰腺有无病变。PTC能清楚显示整个胆道系统，可区分肝外胆管阻塞与肝内胆汁淤积性黄疸，并对胆管阻塞的部位、程度及范围有所了解。

6. 其他 ①放射性核素检查：通过静脉注射放射性核素或其标志物，利用组织间放射性核素浓度差异提示病变部位，了解肝有无占位性病变。②肝穿刺活检：对疑难黄疸病例的诊断有重要的帮助，尤其对遗传性非溶血性黄疸的鉴别诊断更有价值，但对肝内胆管扩张及凝血机制障碍者不宜进行。经多项检查不能明确诊断及怀疑恶性病变时可考虑剖腹探查。

第十节 呕血与便血

呕血（hematemesis）是指上消化道疾病（指屈氏韧带以上，包括食管、胃、十二指肠、肝、胆、胰腺疾病）或全身性疾病引起上消化道出血，血液经口

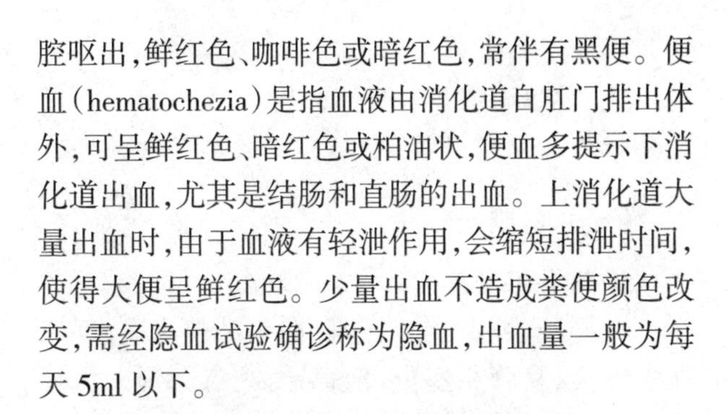

腔呕出，鲜红色、咖啡色或暗红色，常伴有黑便。便血（hematochezia）是指血液由消化道自肛门排出体外，可呈鲜红色、暗红色或柏油状，便血多提示下消化道出血，尤其是结肠和直肠的出血。上消化道大量出血时，由于血液有轻泄作用，会缩短排泄时间，使得大便呈鲜红色。少量出血不造成粪便颜色改变，需经隐血试验确诊称为隐血，出血量一般为每天5ml以下。

一、发生机制

1. 黏膜损伤　各种原因所致消化道黏膜炎症、糜烂、溃疡，均可因充血、水肿、红细胞渗出或溃疡侵蚀血管而出血。如严重感染、休克、大面积烧伤等可发生应激反应，使胃黏膜发生充血、组织能量代谢异常或胃黏膜上皮细胞更新减少等改变，从而导致胃黏膜糜烂或溃疡而出血。

2. 毛细血管通透性增加　严重感染、中毒、缺氧或变态反应可致胃肠道毛细血管通透性改变，引起消化道黏膜渗血。

3. 血管性病变　结缔组织病如系统性红斑狼疮、皮肌炎、结节性多动脉炎病变累及上消化道时可引起出血。毛细血管病变如过敏性紫癜、维生素C缺乏、遗传性毛细血管扩张症也可引起出血。

4. 破裂出血　门静脉高压、肝胆外伤、肿瘤破裂等出血入消化道。

5. 出血或凝血功能障碍　先天性或后天性凝血因子缺乏、血小板减少或功能障碍等导致消化道出血。

二、病因

（一）呕血

1. 消化系统疾病

（1）食管疾病：食管静脉曲张破裂出血、反流性食管炎、食管憩室炎、食管异物、支气管—食管瘘、食管贲门黏膜撕裂（Mallory-Weiss 综合征）、食管裂口疝等。

（2）胃及肠道疾病：消化性溃疡、出血性坏死性肠炎、肠结核、克罗恩病、溃疡性小肠结肠炎、炎症性息肉、新生儿出血性小肠结肠炎、痢疾、肠伤寒、梅克尔憩室、肠套叠、肠旋转不良中肠扭转、家族性腺瘤样息肉、肛裂、胃小肠多发性血管瘤、胃淀粉酶变等。

（3）肝、胆道疾病：肝硬化门脉高压可引起食管和胃底静脉曲张破裂出血，肝脓肿，肝动脉瘤破裂出血，胆囊、胆道结石，胆道蛔虫，胆道肿瘤破裂入血流入十二指肠，造成呕血。

（4）胰腺疾病：急慢性胰腺炎合并脓肿或囊肿，胰腺癌破裂出血。

2. 全身性疾病　新生儿自然出血症、危重症应激状态、严重脓毒症、休克、重症肺炎、严重创伤等造成应激性溃疡，常出现胃肠黏膜大面积糜烂而致急性消化道出血。临床表现为呕血和便血，常提示危重症患儿预后不良。血液系统疾病如血友病、血小板减少性紫癜、过敏性紫癜、白血病、恶性贫血等也可引起消化道出血。尿毒症患儿病情发展过程可有胃肠出血。弥散性血管内凝血（DIC）出现消化道栓塞时，胃肠道黏膜坏死，可引起消化道出血。肝功能衰竭、肠道子宫内膜异位症、湿疹和PLT减少伴免疫缺陷综合征（WAS）等也可引起呕血。

（二）便血

1. 下消化道疾病

（1）小肠疾病：肠结核、肠伤寒、急性坏死性肠炎、钩虫病、克罗恩病、肠道肿瘤、小肠血管瘤、空肠憩室炎或溃疡、梅克尔憩室炎或溃疡、肠套叠等。

（2）结肠疾病：急性细菌性菌痢、阿米巴痢疾、血吸虫病、溃疡性结肠炎、结肠憩室炎、结肠息肉、缺血性结肠炎等。

（3）直肠肛周疾病：先天性血管畸形、血管退行性病变、遗传性毛细血管扩张症3型等。

2. 消化系统相关疾病　胆道、肝脏相关疾病出血，经肠道排泄，视出血量和速度不同表现为便血或黑便。

3. 全身性疾病　白血病、血小板减少性紫癜、血友病、遗传性毛细血管扩张症、维生素C缺乏、维生素K缺乏、肝脏疾病、尿毒症、流行性出血热、败血症等。

三、诊断思路

（一）迅速判断是否为消化道出血

1. 排除消化道以外的出血　①呼吸道出血：肺结核、支气管扩张、钩体病、支气管肺癌和二尖瓣狭窄所致大量咯血时，可吞咽入消化道而引起黑便;②口、鼻及咽喉部出血:注意询问病史和局部检查;③进食引起黑便:如动物血制品、碳粉、含铁剂的药品、治贫血药物及治疗胃病的含铋剂药物等,通过询问病史即可鉴别;④新生儿吞入母血:分娩过程中吞入母血或因母亲乳头裂口出血,患儿吮吸时吞下,大便或呕吐物中可有血迹。

2. 判断消化道出血部位

(1)插胃管抽吸胃内容物:如果胃吸出物有血,则出血部位在上消化道,如果胃吸出物无血,则下消化道出血的可能性更大,但不能排除出血已中止的上消化道疾病。

(2)呕血与黑便的关系:呕血与黑便是上消化道出血的主要症状,有呕血者必伴有黑便,而有黑便者未必伴有呕血。病变在幽门以上,特别是当出血较多者,常有呕血;病变在幽门以下者,如短期内大量出血,血液反流入胃,也可引起呕血。如果出血量少而缓慢,则单纯出现黑便。

3. 确定便血来源　肛门、直肠下段出血常为鲜红血便或血液附着在成形粪便的表面;结肠上段出血时,血液常与粪便均匀混合,呈酱红色,小肠出血如血液在肠道内停留时间较长,可排出柏油样大便,若出血量多,排出较快,也可排出暗红色血便。少量鲜红色便血或鲜红色血附着于粪便表面者,多为直肠或左半结肠疾病出血,如痔、肛裂、息肉、溃疡及肿瘤等;排便后有鲜红色血液滴下,甚至呈喷射状出血者,多见于痔、肛裂,也可见于直肠息肉及直肠癌;血与粪便相混杂,且伴有黏液者,多为慢性结肠炎、息肉或肿瘤;黏液血便或脓性黏液血便者,应考虑溃疡性结肠炎、痢疾和肠道血吸虫病等(表2-13)。

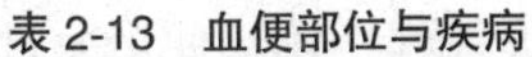
表 2-13　血便部位与疾病

血便性质	出血部位及相关疾病
血与便混合均匀	上消化道、小肠出血；如血与便混合不均匀，则常提示下消化道出血
柏油样便	消化性溃疡出血，小肠出血时，如血液在肠道停留时间较长，亦可呈柏油样黑便
暗红色或鲜红色血便	肠伤寒血色暗红，与粪便混合；痔出血为便后滴血，血色鲜红
暗红色果酱样脓血便	阿米巴痢疾
洗肉水样并有特殊腥臭味血便	急性出血坏死性肠炎
血水样便	小肠出血
暗红色与粪便相混的血便	升结肠出血
黏液血便或脓性黏液血便	溃疡性结肠炎、痢疾和肠道血吸虫病等

4. 出血量判断　轻度：出血量≤10%，血压正常，Hb≥100g/L，一般无临床症状。中度：出血量≥10%~20%，影响血压、脉搏，Hb 为 60~90g/L，有头晕、软弱无力、口干等症状，突然起立可产生重度晕厥。重度：出血量≥20%~25% 即可出现休克，Hb<60g/L。慢性出血时超过总血容量 1/3 才出现循环衰竭症状和体征。需要注意的是，在急性失血早期，红细胞和血红蛋白下降可能不明显，组织液渗入血管内使血液稀释，一般需要 3~4 小时以上才能反映出失血的程度。从呕血和黑便的情况看，呕血者比单纯便血者出血量大，呕鲜血者比呕暗红色

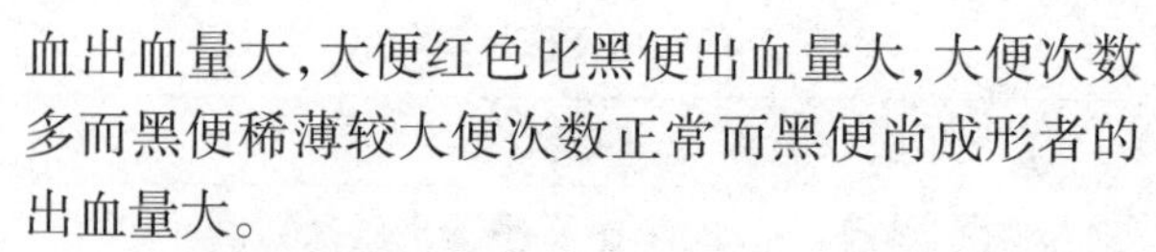

血出血量大，大便红色比黑便出血量大，大便次数多而黑便稀薄较大便次数正常而黑便尚成形者的出血量大。

5. 明确是否为活动性出血　有以下情况需要考虑活动性出血：①反复呕血或转为呕鲜红血，黑便次数增多，或转暗红色、柏油样便，肠鸣音活跃；②鼻胃管内不断有血性液体引出；③周围循环衰竭的临床表现治疗后无好转或继续恶化；④红细胞计数、血红蛋白计数进行性下降，输血后也无明显增高或增高后短期内再次下降；⑤补液扩容后尿量正常，但尿素氮持续增高；⑥内镜、核素扫描、血管造影等检查提示活动性出血。

（二）不同年龄段呕血或便血的病因

注意患儿年龄特点：消化性溃疡中，十二指肠溃疡多见于年长儿，胃溃疡多见于小婴儿；炎症性肠病多发生在10~16岁学龄儿；炎症性息肉4~5岁多见；肠伤寒患儿年龄越小症状可能越不典型；肠套叠多发于婴幼儿；肠旋转不良中肠扭转多发生于出生后3周内，70%出现高位梗阻；新生儿自然出血症常在初生2~6天发病，由于体内维生素K缺乏，患儿可有全身多部位出血，甚至出现颅内出血，而消化道出血最常见，且出血量较大。过敏性紫癜多发生于3~7岁，男性多于女性。女性儿童应注意月经史，注意呕血或便血有无周期性以排除子宫内膜异位症。反复便血患儿应注意询问家族史，如家族性腺瘤样息肉为常染色体显性遗传病，常有家族发病史（表2-14）。

表 2-14 不同年龄段呕血或便血的病因

	新生儿	婴儿	幼儿	年长儿
上消化道	吞入母血、牛奶不耐受症	反流性食管炎、应激性溃疡、胃炎、出血性疾病、Mallory-Weiss 综合征	细菌性胃肠炎、胃十二指肠溃疡、胃炎、反流性食管炎、Mallory-Weiss 综合征	胃十二指肠溃疡、炎症、胃底食管静脉曲张、反流性食管炎、胆道出血、Mallory-Weiss 综合征、胰腺炎
下消化道	坏死性小肠结肠炎、肠重复畸形、肠套叠、先天性巨结肠	坏死性小肠结肠炎、细菌性肠炎、肠套叠、肠道畸形	肛裂、肠套叠、炎症性肠病、血管畸形、过敏性紫癜、息肉、寄生虫病	细菌性肠炎、炎症性肠病、息肉、痔
全身性疾病	新生儿自然出血病、应激性溃疡	DIC、应激性溃疡、肝衰竭	血液系统疾病应激性溃疡、DIC、肝衰竭尿毒症	血液系统疾病、免疫系统疾病、应激性溃疡、DIC、肝衰竭、尿毒症

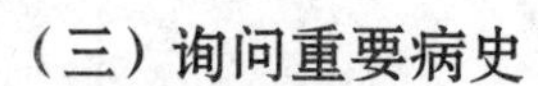

（三）询问重要病史

1. 了解患儿喂养史，排除较大或尖锐的物体进入消化道引起出血。

2. 腹痛患儿注意询问腹痛的次数、间隔时间、伴随症状：有慢性、节律性上腹痛史，常提示出血最大可能是消化道溃疡，尤其是出血前疼痛加剧，而出血后疼痛减轻或缓解，且多见于冬春季节，有利于溃疡病的诊断。

3. 腹泻患儿注意询问大便次数、颜色、性状、便血的量及是否有脓性黏液等。有无呕吐，呕吐物的性状；有无溃疡病、鼻出血、服药史。

4. 其他　皮肤有无出血点及紫癜，口鼻腔是否有血迹及活动性出血，腹部是否有包块、腹胀、压痛、肌紧张、肝脾大等。

（四）重视临床表现

1. 出血前有剧烈的上腹部绞痛伴发热、黄疸者，应考虑胆道出血的可能。伴有血便、腹胀、呕吐、肠梗阻应考虑肿瘤、肠梗阻、肉芽肿、肠套叠、肠结核等。

2. 继发于过度紧张和劳累、严重创伤、大手术后、严重感染和服消炎镇痛药后的消化道出血，最可能是急性胃黏膜病变应激性溃疡出血。

3. 有慢性肝炎、血吸虫病、肝硬化或肝癌，并且肝、脾大者，消化道出血最可能的原因是食管—胃底静脉曲张破裂，最常见为呕吐大量鲜红色血液。

4. 慢性隐匿性消化道出血伴有慢性失血性贫血者、胃肠道出血伴有食欲减退和体重减轻者，应

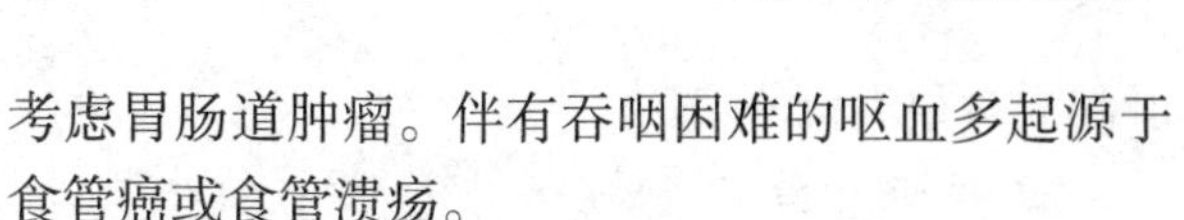

考虑胃肠道肿瘤。伴有吞咽困难的呕血多起源于食管癌或食管溃疡。

5. 便血伴有腹痛者，应考虑炎症性肠病、憩室炎、肠管病变和出血坏死性肠炎等。伴有血便、发热者，应考虑感染性肠炎、肠结核、肠伤寒、坏死性小肠炎、血液系统疾病等。

6. 剧烈呕吐时，呕吐物先为胃内容物而后为血性液体时，可考虑食管贲门黏膜撕裂。便血伴有皮肤、黏膜或其他器官出血者，需考虑血液系统疾病、急性传染病、重症肝病和慢性肾衰竭等。

7. 新生儿便血常伴有发热、腹胀及呕吐等全身症状应考虑出血性小肠结肠炎。伴有剧烈腹痛，发病急骤，迅速发生腹胀、肠麻痹、休克，见于肠系膜上动脉栓塞。

（五）辅助检查

1. 常规检查　大便镜检可发现肠道炎症的病理成分、寄生虫卵等。血便在镜下无红细胞时应做潜血试验，大便隐血试验阳性说明有出血，动态观察有助于了解出血是否停止。血红蛋白及红细胞计数有助于了解失血程度，但在失血早期变化不明显。凝血功能障碍所致便血，应做凝血酶、凝血酶原时间的检查。肝功能、肝炎全套检查等有助于食管—胃底静脉曲张破裂、胆道出血、肝硬化等诊断。考虑血小板减少性紫癜、白血病及再生障碍性贫血应进行骨髓穿刺检查。CRP、PCT、血沉、血常规等有助于肠伤寒、肠结核、炎症性肠病等所致出血的诊断。当消化道出血时，因血红蛋白分解产物在肠道被吸收，可出现肠源性氮质血症，血尿素氮有助于诊断。腹部超声检查对肝病、胆囊及肠道疾病及肝脾大有很大价值。

2. 特殊检查　胃镜、结肠镜、双气囊小肠镜、胶囊内镜、腹部放射性核素 ^{99m}Tc 扫描及小肠多层螺旋 CT 血管成像（CTA）、逆行主动脉造影检查是不明原因消化道出血的重要辅助诊断方法。

（1）急诊纤维胃镜检查：出血后 24~48 小时内进行急诊胃镜是首选的诊断手段，绝大多数患儿可明确病因及出血部位，检查中可及时实施局部出血灶的止血处置。一般胃黏膜小血管出血呈间歇性，此时应先用 1% 碳酸氢钠反复洗胃至液体较清澈时再行胃镜检查。检查时注气使黏膜皱褶展开，认真窥视各个部位，尽可能减少漏诊。

（2）直肠镜和乙状结肠镜检查：可直接窥视直肠及乙状结肠的病变情况，发现内痔、息肉、溃疡、肿瘤等，并可取标本做镜检和活组织检查。纤维结肠镜可观察到深部结肠病变。放射性核素检查对怀疑梅克尔憩室或肠重复畸形因异位胃黏膜引起出血者可用。

（3）选择性血管造影：是一种安全有效的诊断措施，适用于内镜检查无阳性发现或不适宜作内镜检查者，可显示出血病灶，对血管畸形有诊断价值。

（4）钡餐检查：为上消化道出血的诊断方法之一。双重对比钡餐造影对食管—胃底静脉曲张出血、消化性溃疡、胃癌有较大诊断价值，多在出血 3 天后及病情稳定后进行。

（5）放射性核素显像：是利用静脉注射锝胶体金标记的红细胞来显示胃肠活动性出血的部位。

对于上述各种方法仍然无法明确诊断且有消化道持续活动性出血的患儿需要外科剖腹探查以明确诊断。

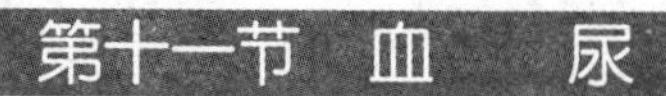

第十一节　血　尿

血尿(hematuresis)是指尿液中红细胞数超过正常含量。新鲜清洁中段尿10ml,离心沉淀(1500r/min,5min),取沉渣一滴置于载玻片上于高倍镜下观察,红细胞>3/HP;尿沉渣红细胞计数$>8\times10^6$/L(8000/ml);尿Addis计数红细胞$>5\times10^6$/12h,须连续3次以上才可诊断为病理性血尿。血尿是儿科常见病症之一,98%的血尿是由泌尿系统疾病引起,2%的血尿是由全身性疾病或泌尿系统邻近器官病变所致。

一、发生机制

1. 免疫机制介导的肾小球基底膜损伤　免疫复合物或原位复合物沉积于肾小球,激活补体引起免疫炎症损伤导致肾小球基底膜断裂,通透性增加,红细胞漏出,出现血尿。

2. 肾小球基底膜结构异常　如薄基底膜肾病、Alport综合征。

3. 肾血管损伤　如高尿钙症的钙微结晶、结石、肿瘤、感染、药物、创伤等对肾小管、肾间质、尿路等组织血管的直接破坏引起血尿。

4. 肾静脉血流动力学改变　如左肾静脉压迫综合征因肾静脉受压导致肾静脉压力增高,肾脏瘀血、缺氧,在肾盏与周围的静脉丛之间形成异常交通而发生血尿。

5. 其他出血性疾病　因出血机制障碍引起全身性出血,包括血友病、血小板减少性紫癜、新生儿自然出血症等。

二、病因

(一) 肾脏疾病

1. 肾小球性血尿

(1) 原发性肾小球疾病:急性肾小球肾炎(感染后肾小球肾炎,如链球菌和病毒感染引起的肾小球肾炎)、急进性肾小球肾炎、慢性肾小球肾炎、局灶节段性肾小球硬化、膜增生性肾小球肾炎、Alport 综合征(遗传性肾炎)、膜性肾病、抗肾小球基底膜病、IgA 肾病(Berger 病)等。

(2) 继发性肾小球疾病:系统性红斑狼疮、过敏性紫癜肾炎、Wegener 肉芽肿、结节性多动脉炎、肺出血—肾炎综合征、溶血尿毒综合征、镰状细胞肾病、HIV 肾炎、乙肝相关性肾炎、风湿性肾炎等。

2. 非肾小球性血尿

(1) 小管间质性:肾盂肾炎、间质性肾炎、急性肾小管坏死、肾乳头坏死、肾钙化。

(2) 血管性:左肾静脉受压综合征(胡桃夹现象)、血管瘤、动静脉栓塞。

(3) 结晶尿:钙盐、草酸盐、尿酸结晶、结石损伤尿道引起的血尿。

(4) 血红蛋白尿:镰状细胞肾病或镰状细胞体质、镰状细胞血红蛋白 C 病。

(5) 解剖学异常:先天性多囊肾、游走肾、肾下垂、肾旋转不良、输尿管扭曲、肾盂积水、VATER 综合征、von Hippel-Lindau 综合征、Zellweger 综合征、肿瘤(肾胚胎瘤、肾盏血管肿瘤、横纹肌肉瘤、血管

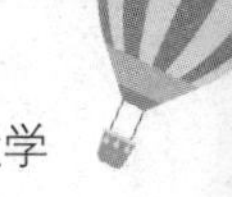

肌脂瘤)、肾创伤、息肉、憩室。

(6) 感染:膀胱炎、尿道炎、肾结核。

(7) 其他:特发性高钙尿症。

(二) 全身性疾病

1. **出血性疾病**　白血病、再生障碍性贫血、血小板减少性紫癜、过敏性紫癜、血友病、弥散性血管内凝血、新生儿自然出血症等。

2. **感染性疾病**　败血症、流行性出血、流脑、肺炎支原体、结核分枝杆菌、肝炎病毒感染引起的肾炎。

3. **心血管疾病**　充血性心力衰竭、猩红热、钩端螺旋体病、丝虫病等、伤寒、传染性单核细胞增多症、暴发性心内膜炎、急进性高血压、肾动脉栓塞和肾静脉血栓形成。

4. **营养性疾病**　维生素 C 缺乏症、维生素 K 缺乏症等。

5. **免疫性疾病**　皮肌炎、类风湿关节炎、系统性硬化症、系统性红斑狼疮、结节性多动脉炎、风湿性肾炎、过敏性紫癜等。

6. **过敏性疾病**　饮食过敏,如牛奶或菠萝过敏等。

(三) 其他

1. 肾毒性药物如卡那霉素、庆大霉素、杆菌肽、水杨酸制剂、磺胺类、吲哚美辛、甘露醇、苯妥英钠、乌洛托品、松节油、汞剂、砷剂、盐酸氯胍等均可引起肾损害产生血尿。汞、铅、镉等重金属对肾小管的损害。环磷酰胺引起的出血性膀胱炎。抗凝剂如肝素过量也可出现血尿。

2. 遗传性毛细血管扩张症、特发性高钙尿症、剧烈运动引起的一过性血尿。

三、诊断思路

（一）明确是否为真性血尿

1. 排除引起隐血试验阳性的疾病或因素 血红蛋白尿或肌红蛋白尿（尿液外观呈葡萄酒样均匀透明，离心后颜色不变，潜血检测呈阳性反应，但镜下不见红细胞）、血便、月经血污染、外阴道炎、损伤、肛裂出血等。

2. 排除引起隐血试验阴性的疾病或因素 ①药物：如氯喹、去铁胺、布洛芬、山梨醇、甲硝唑、呋喃妥因、非那吡啶、酚酞、吩噻嗪、利福平、大黄、苯妥英钠、柳氮磺胺吡啶、水杨酸盐等；②染料：甜菜、黑莓、食物色素（如苯胺）、蜂蜜；③代谢物：如尿黑酸、黑色素、高铁血红蛋白、尿酸盐、卟啉、酪氨酸代谢紊乱症等。

（二）注意血尿的特点

按含血量分为肉眼血尿和镜下血尿，一般当尿红细胞 $>2.5\times10^9/L$（1000ml 尿中含 0.5ml 血液）即可出现肉眼血尿，颜色与尿液的酸碱度有关，中性或弱碱性尿液颜色呈鲜红色或洗肉水样，酸性尿呈浓茶样或烟灰水样。按排尿过程分为初始血尿、终末血尿、全程血尿；按持续时间分为暂时性血尿、反复发作性血尿、持续性血尿；按临床意义分为生理性血尿、病理性血尿。

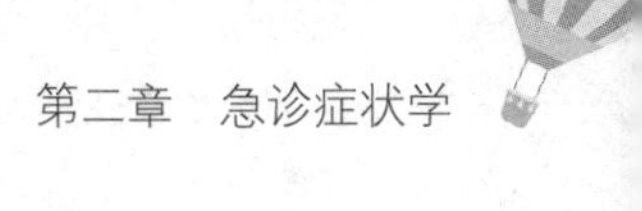

（三）分析有关临床特点

排除假性血尿后，应根据病史、临床表现、体查及实验室检查综合判断是否为全身性疾病引起的血尿，进一步明确为何种疾病；对已经排除全身性疾病者则进一步判断泌尿系统出血部位，区别肾小球性血尿和非肾小球性血尿。

1. 年龄和性别　婴儿期以先天畸形、肾肿瘤、溶血尿毒综合征多见。儿童期以急性肾衰竭、先天畸形、高钙尿症多见。青壮年期以泌尿系统感染、结石、肾下垂多见。男性以结石、结核、肿瘤、前列腺疾病多见。女性以结核、肾下垂、肿瘤、感染多见。

2. 既往病史　有无过敏性紫癜、乙型肝炎、皮肌炎、类风湿关节炎、系统性硬化症、系统性红斑狼疮、结节性多动脉炎、风湿性肾炎等。注意前驱感染与血尿发作间的时间关系，如急性链球菌感染后肾炎常有明确的前驱感染史，且血尿发生于感染后7~14天，IgA肾病多在呼吸道感染同时或1~2天内出现血尿。

3. 接触及近期用药史　居住地及周围有无重金属污染、化工厂，家中有无重金属、毒性化学物质丢失，如水银体温计、杀虫剂、消毒剂；有无应用肾毒性药物卡那霉素、庆大霉素、杆菌肽、水杨酸制剂、磺胺类、氨基糖苷类抗生素等。

4. 家族史　婴幼儿和儿童患者有血尿时，要详细询问家族史，包括薄基底膜肾病、Alport综合征、肾脏肿瘤、溶血尿毒综合征、狼疮性肾炎、多囊肾、泌尿系统结石等。有血尿家族史应考虑薄基底膜肾病、高钙血症、高尿酸血症。

5. **注意伴随症状**

（1）血尿为茶色或可乐色，伴有水肿、高血压和蛋白尿提示急性肾炎综合征。伴有夜尿增多贫血显著时，应考虑慢性肾小球肾炎。合并乳糜尿见于丝虫病、慢性肾盂肾炎。

（2）新近有上呼吸道、皮肤或胃肠道感染提示急性肾小球肾炎，特别是急性链球菌感染后肾小球肾炎，其次要考虑 IgA 肾病。伴尿路刺激征，无明显原因的发热、排尿困难提示泌尿系统感染。有皮疹或关节症状者提示系统性红斑狼疮、过敏性紫癜性肾炎、类风湿关节炎。伴有低热、盗汗、消瘦等症状时要考虑肾结核。

（3）肾区绞痛、叩痛提示肾结石。血尿伴尿流中断见于膀胱和尿道结石。腹部肿块提示肾积水、多囊肾、肾肿瘤、静脉血栓。

（4）有头痛、视力改变、咳泡沫样血痰等提示高血压、充血性心力衰竭。伴有听力异常应考虑 Alport 综合征，伴感觉异常应考虑 Fabry 病。伴肺出血考虑肺出血—肾炎综合征。伴有出血、溶血、循环障碍及血栓症状应考虑 DIC 或溶血尿毒综合征。出现无法解释的瘀斑、血尿时要考虑到虐待儿童的可能。

（5）无明显伴随症状时，应考虑左肾静脉受压综合征（胡桃夹现象）、特发性高钙尿症、尿路息肉、憩室、肾结核、肾癌或膀胱癌早期。

（四）判断出血部位

1. 尿三杯试验　在患儿一次持续排尿过程中分别收集初、中、终三段的尿液于三杯中送检。第一杯红细胞增多为前尿道出血；第三杯红细胞增多

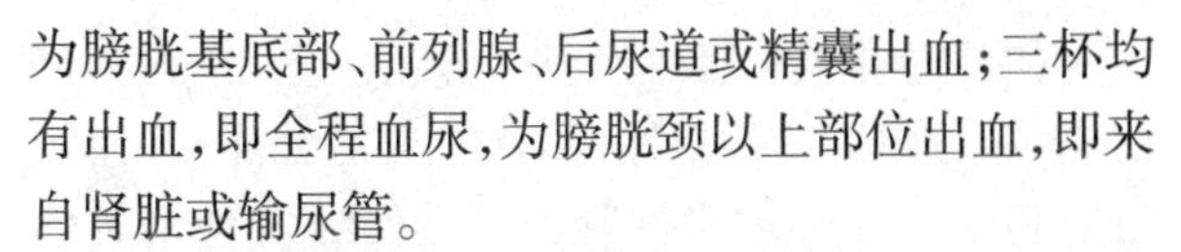

为膀胱基底部、前列腺、后尿道或精囊出血；三杯均有出血，即全程血尿，为膀胱颈以上部位出血，即来自肾脏或输尿管。

2. 鉴别肾小球性与非肾小球性血尿

（1）肉眼观察：尿中发现血凝块、血丝支持非肾小球性血尿，咖啡色或浓茶色尿支持肾小球性血尿。

（2）尿沉渣红细胞形态学检查：若以异形红细胞为主提示肾小球性血尿（相差显微镜下 >30%）；以均一性为主者则提示非肾小球性血尿。

（3）尿蛋白：如离心尿上清中尿蛋白 >++、定量 >1g/24h，提示病变在肾小球。

（4）尿红细胞指标：尿中红细胞平均体积（MCV<72fl）且呈小细胞分布，说明血尿来源于肾小球，此法敏感性为 95%，特异性为 96%，且可克服检测者的主观误差；尿中红细胞容积分布曲线（肾小球性者高峰在低容积区且呈偏态分布）；尿中红细胞电泳：肾小球性者为（20.64 ± 1.72）秒，非肾小球性者为（27.27 ± 1.66）秒。

（五）结合辅助检查明确

辅助检查有助于血尿病因的寻找。一次性出现的孤立性镜下血尿而无任何临床表现者可不诊断，要求该患儿在 1~2 周内复查 2~3 次尿常规，若无血尿可不予处理。

1. 肾小球性血尿病因检查

（1）24 小时尿蛋白定量及定性分析：尿蛋白成分分析中以高分子蛋白尿为主，多见于急、慢性肾小球肾炎及肾病综合征；以小分子蛋白尿为主，提示间质性肾炎。

（2）血生化：如血沉快、ASO 增高、血清补体 C3 下降考虑为急性肾小球肾炎；血清补体 C3 持续下降考虑为膜性增生性肾炎；血沉、ASO、血清补体 C3 均正常，考虑为家族性血尿。

（3）免疫性检查：单独血清 IgA 增高考虑 IgA 肾病，若 IgA、IgG、IgM 均增高可见于狼疮性肾炎、慢性肾炎。伴血 HBsAg(+)和(或)HBeAg(+)，肾组织中有乙肝病毒抗原沉积，可为乙肝病毒相关性肾炎。血 ANA、Anti-dsDNA、ANCA 皆为阳性应考虑狼疮性肾炎。

（4）肾活检分析：对于持续镜下血尿超过半年，持续肉眼血尿超过 1 个月，有家族史、腰痛伴随症状等，虽经各项检查仍未明确诊断者可考虑肾活检。活检标本除光镜检查外，应行免疫病理及电镜检查。

2. 非肾小球性血尿病因检查

（1）尿培养：检测有无泌尿系统感染，两次尿培养阳性，尿菌落数 $>10^5$/ml，考虑有泌尿系统感染。尿培养检出结核分枝杆菌，对诊断肾结核有重要价值，并可通过 3 次以上晨尿沉渣找抗酸杆菌，其阳性率为 80%~90%，24 小时尿沉渣找抗酸杆菌，阳性率为 70%，进一步结合 PPD、胸片、结核感染 T 淋巴细胞检查可明确。

（2）尿钙 / 尿肌酐比值测定：筛查出高尿钙血症，24 小时尿钙测定 >4mg/kg 或尿钙 / 尿肌酐 >0.2 即可诊断；B 超可检查肾、膀胱形态，有无泌尿系统结石、积液、肿物、畸形、左肾静脉受压综合征。

（3）尿液分析：包括患儿的同胞、父母；检查血清电解质、Cr、Ca；如果有结晶尿，尿石症或肾钙化症可检查 24 小时尿钙、尿肌酐、尿酸、草酸盐。

(4) 全尿路影像学检查:可及时发现泌尿系统结石,对于尿酸结石,X 线检查阴性者可采用 B 超检查;对怀疑上尿路病变者,可行静脉肾盂造影;静脉肾盂造影阴性而持续血尿者应行 B 超或 CT 检查以排除小的肿瘤、小结石、肾囊肿以及肾静脉血栓形成。左肾静脉受压综合征可行彩色多普勒确诊。

第十二节　少尿与无尿

少尿(oliguria)是指 24 小时尿量少于 250ml。不同年龄患儿少尿的诊断标准不一,新生儿 < 1.0ml/(kg · d),婴幼儿 <200ml/(kg · d),学龄前儿童 < 300ml/(kg · d),学龄儿童 <400ml/(kg · d)。无尿(anuresis)也称尿闭,指 24 小时尿量少于 100ml,或者 12 小时完全无尿。

一、发生机制

尿量与液体的摄入量和丢失量有关,其中最为关键的是肾脏的排泄功能。婴幼儿肾脏调节能力弱,储备能力差,一般到 1~2 岁时才接近成人水平。

1. 肾小球滤过功能障碍

(1) 肾血流量减少:正常人肾血流量约占心排出量的 20%~30%,其中 95% 流经肾皮质,5% 流经肾髓质。短粗的肾动脉与腹主动脉相连,故全身血压对肾灌注影响很大。休克、心力衰竭等使动脉血压降低或肾血管收缩时,肾血流量显著减少,肾小球滤过率降低,严重缺血甚至可使肾小管上皮细胞

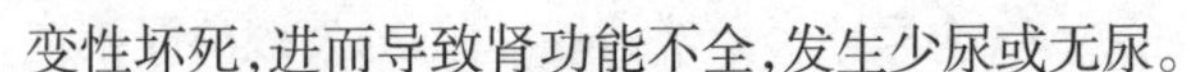

变性坏死，进而导致肾功能不全，发生少尿或无尿。

（2）肾小球有效滤过压降低：肾小球滤过压＝肾小球毛细血管压－（血浆胶体渗透压＋囊内压）。肾小球毛细血管压为全身血压的60%，大量失血或脱水等引起全身动脉压下降，肾小球毛细血管压随之下降；尿量梗阻、肾小管阻塞、肾间质水肿压迫肾小管时，肾小球囊内压升高，导致肾小球有效滤过压下降。血浆胶体渗透压作用不大，但其降低会引起组织液生成增多，循环血量减少，进而通过肾素—血管紧张素系统导致肾小球入球小动脉收缩，使肾小球毛细血管压下降。

（3）肾小球滤过面积减少：肾单位大量破坏时，肾小球滤过面积减少，使肾小球滤过率减少，出现少尿或无尿。

（4）肾小球滤过膜通透性改变：在肾小球毛细血管襻之间，存在一种由系膜细胞和系膜基质组成的特殊间充质，称为肾小球系膜，其具有调节入球小动脉和出球小动脉的收缩作用，当滤过膜受损时，可导致少尿。

2. 肾小管功能障碍　水的重吸收是通过肾小管，主要是近端小管完成的。肾缺血或肾中毒时可引起肾小管严重的损伤，肾小管上皮细胞变性、坏死、脱落、肾小管基底膜断裂，脱落的上皮细胞引起肾小管堵塞，造成管内压升高和肾小管扩张，致使肾小球有效滤过压降低和少尿。

3. 肾缺血再灌注损伤　肾缺血再灌注时，细胞内钙通道开放，钙离子内流造成钙超负荷，使局部产生大量氧自由基，同时，巨细胞浸润、肾小管细胞参与免疫炎症反应，共同作用使肾小管发展成不可逆性损伤。

4. 血管内凝血 败血症、创伤、休克及新生儿窒息、肾小管收缩、细胞毒素和免疫反应的抗原抗体复合物等引起一系列反应，激活凝血系统和抑制纤溶系统，导致肾脏内毛细血管内凝血。

二、病因

1. 肾前性

（1）低血容量、大量失血和失液：①胃肠液丢失如腹泻、呕吐、胃肠减压；②渗透性利尿、使用利尿剂、肾上腺功能不全；③皮肤失液如烧伤、大量出汗；④第三间隙失液如胰腺炎、腹膜炎、挤压伤、肾病综合征。

（2）心脏排血功能下降：新生儿窒息、先天性心脏病、心肌病、各种休克、心脏压塞、急性肺梗死等各种原因所致的心功能不全、严重心律失常、心肺复苏术后体循环功能不稳定、正压机械通气或呼气末正压通气等。

（3）肾血管病变：肾血管狭窄或炎症、长期卧床不起所致肾动脉栓塞血栓形成、高血压危象、肾缺血导致急性肾衰竭等。

2. 肾性

（1）肾小球病变：重症急性肾炎、急进性肾炎和慢性肾炎、急性链球菌感染后肾炎、肾病综合征、肺出血—肾炎综合征、狼疮性肾炎、紫癜性肾炎、乙肝血管性肾炎、脓毒血症性肾损害等。

（2）肾小管病变：急性间质性肾炎包括药物性和感染性间质性肾炎；生物毒或重金属及化工毒物所致的急性肾小管坏死；严重肾炎并肾乳头坏死。

3. 肾后性

（1）各种原因引起的机械性尿路梗阻：如结石、血凝块、坏死组织阻塞输尿管、膀胱进出口或后尿道。

（2）尿路受压：如肿瘤、腹膜后淋巴瘤、特发性腹膜后纤维化、腹水等。

（3）其他：输尿管手术后、结核或溃疡愈合后瘢痕挛缩、肾严重下垂或游走肾所致肾扭转、神经源性膀胱等。

三、诊断思路

（一）掌握详细的病史

了解发病时的年龄，婴幼儿要特别询问是否食用过含三聚氰胺的奶粉。有无感染性心内膜炎、法洛四联症、川崎病、肾病综合征、肿瘤、结核、肾结石等基础疾病；用过何种药物、疗程长短，有无腹泻、呕吐、发热、失水、外伤、手术等；有无脱水表现，腹部是否触及包块，有无腹痛、膀胱过度充盈或空虚，外生殖器有无畸形，包皮是否过长、过紧等。

（二）注意伴随症状

（1）伴有黄疸、发热、贫血等溶血表现，要考虑溶血所致缺血性肾损伤。

（2）小于4岁急性起病，有腹痛、呕吐、腹泻、血便等，有胃肠炎或上呼吸道前驱感染，伴有血小板减少、微血管病性溶血性贫血需要考虑溶血尿毒综合征。

（3）有前驱感染史，伴水肿、血尿、高血压要考虑急性肾炎综合征,在短期内持续少尿或无尿要考虑急进性肾炎。

（4）有感染症状,伴腰痛、肾区叩痛要考虑肾盂肾炎。

（5）对于反复发作的红眼病,伴不同程度发热、皮疹、肌炎、乏力等考虑特发性急性间质性肾炎。

（6）在脱水或肾病综合征基础上,突然剧烈腰、腹痛,需要考虑肾静脉血栓形成。

（7）有感染性心内膜炎、法洛四联症、川崎病等肾动脉阻塞的致病因素,剧烈持续上腹痛及腰痛、脊肋角压痛、发热等需考虑急性肾动脉阻塞。

（8）有肾损害药物服用史,伴皮疹、关节痛、肌肉痛、肝损害、肺损害等脏器损伤表现者,需要考虑药物性肾损害。

（9）存在尿路梗阻因素,临床上突起少尿或无尿,伴腹痛、膀胱区饱胀,需要考虑下尿路梗阻。

（三）分析年龄与疾病的关系

（1）新生儿少尿或无尿:可能为肾分泌较晚、尿酸结晶阻塞或泌尿系统畸形,如肾缺如、输尿管狭窄、尿道隔膜等。

（2）婴幼儿少尿或无尿:脱水是最常见病因,严重脓毒症合并肾衰竭,其他如泌尿系统畸形、盐类结晶、包皮垢阻塞,药物如氨基糖苷类、磺胺类结晶等损害,食物如三聚氰胺奶粉后出现肾输尿管泥沙状结石可阻塞输尿管导致尿闭。

（3）年长儿少尿或无尿:常见为脱水、各种原发性或继发性肾脏疾病、肾衰竭、下尿路感染、药物因素等导致,也可见尿道异物、外伤及不明原因的肾功能不全。

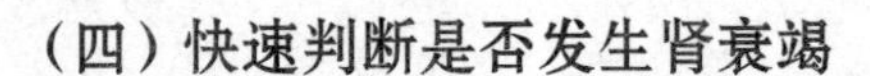

（四）快速判断是否发生肾衰竭

少尿或无尿是肾衰竭一个非常重要的临床表现，患儿尿量急剧减少及肾功能急性恶化时应考虑急性肾衰竭，进一步鉴别是肾前性、肾性还是肾后性急性肾衰竭（表 2-15）。

表 2-15　肾前性肾衰竭与肾性肾衰竭的鉴别

指标	肾前性	肾性
脱水征	有	无或有
尿沉渣	偶可见透明管型、细颗粒管型	粗颗粒管型和红细胞管型
尿比重	>1.020	<1.010
尿渗透压	>500mOsm/L	<350mOsm/L
尿肌酐 / 血肌酐	>40	<20（常 <5）
肾衰指数	<1	>1
尿钠	<20mmol/L	>40mmol/L
滤过钠排泄分数	<1%	>1%
中心静脉压	<50mmHg	正常或增高
补液试验	尿量增加	无效
利尿试验	有效	无效

（五）辅助检查

1. 常规检查　血常规、电解质、肝功能、肾功能检查。

2. 尿液检查　尿常规注意有无磺胺类结晶及其他盐类结晶，尿比重、尿渗透压、肾功能等鉴别肾前性、肾性肾功能不全所致尿闭。尿比重、管型有助于肾前性或肾性少尿的判断。尿白蛋白、尿

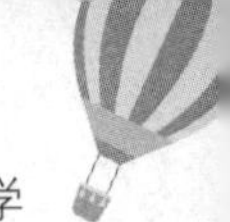

IgA、β_2-微球蛋白、α_2-微球蛋白、视黄醇结合蛋白、肌球蛋白等增多提示肾小管功能障碍。

3. 血液检查 泌尿系统感染时注意检查CRP、血沉、降钙素原等感染标志物,进行中段尿培养。抗O、补体C3有助于链球菌感染后肾小球肾炎。免疫学如狼疮全套、乙肝全套等有助于继发性肾脏病的诊断。

4. 肾脏穿刺及病理检查 有助于肾性少尿中各种原发性疾病的判断。

5. 腹部及泌尿系影像学检查 X线、CT、MRI、B超检查腹部有无包块,双肾大小,有无肾脏缺如、髓质分离等畸形,有无尿路结石及膀胱充盈情况;X线检查查看尿路结石等,必要时做静脉肾盂造影排除泌尿道畸形。

第十三节 水 肿

水肿(edema)是过多的液体在组织间隙积聚。根据水肿波及的范围可分为全身性水肿(anasarca)和局部水肿(local edema);根据水肿发生的部位可分为脑水肿、肺水肿、喉头水肿、下肢水肿等;根据水肿发生的原因可分为心源性水肿、肾源性水肿、肝源性水肿、炎性水肿、营养不良性水肿、淋巴性水肿、特发性水肿(原因不明)等。

一、发生机制

正常人体液容量和组织液容量是相对恒定的,这种恒定依赖于机体对血管内外液体交换平衡和

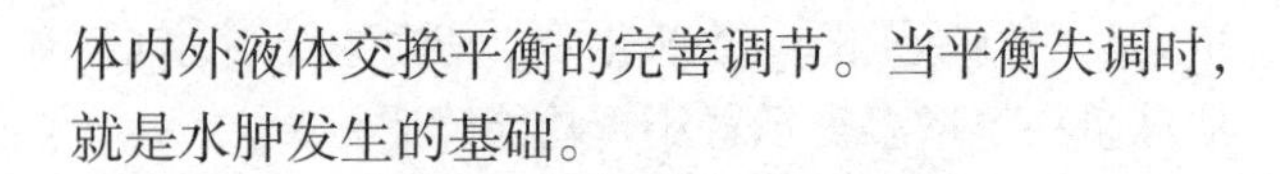

体内外液体交换平衡的完善调节。当平衡失调时，就是水肿发生的基础。

（一）血管内外液体交换平衡失调

维持组织液生成和回流动态平衡的主要因素包括有效流体静压(25mmHg)、有效胶体渗透压(17mmHg)、淋巴回流等，任何因素失调都可能成为水肿发生的重要原因。

1. 毛细血管流体静压增高　常见原因为静脉压增高，见于全身或局部淤血，如右心衰竭引起的全身性水肿、左心衰竭引起的肺水肿、肝硬化时引起的腹水及局部静脉受阻时（如静脉内血栓形成、肿瘤或瘢痕压迫静脉壁等），常伴有淋巴回流增加，排除增多的组织间液。若组织间液的增多超过了淋巴回流的代偿程度，就会发生水肿。

2. 有效胶体渗透压降低　血浆胶体渗透压下降或组织间液胶体渗透压升高均可导致有效胶体渗透压下降，从而引起毛细血管动脉端滤出增多和静脉端回流减少，导致液体在组织间隙积聚。

（1）血浆蛋白浓度降低：血浆胶体渗透压的高低取决于血浆蛋白含量，尤其是清蛋白的含量。引起水肿的血浆清蛋白临界浓度约为20.0g/L，主要原因有：①蛋白质摄入不足：如禁食、肠胃道消化吸收功能障碍；②蛋白质丢失：如肾病综合征或肾炎引起大量尿蛋白，蛋白质丢失性肠病，严重烧伤、创伤使血浆蛋白从创面大量丢失等；③蛋白合成减少：如肝实质严重损害（肝功能不全、肝硬化等）或营养不良；④蛋白质分解代谢增强：见于慢性消耗性疾病，如慢性感染、恶性肿瘤等。

（2）组织间液中蛋白质积聚：主要有微血管滤

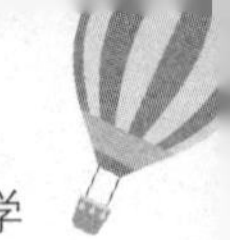

出蛋白增多、组织分解代谢增强以及炎症等，造成组织间液中蛋白质的增多超过淋巴引流速度，也见于淋巴回流受阻时。

(3) 微血管壁通透性增高：含大量蛋白质的血管内液体渗入组织间液中，使组织间液胶体渗透压升高，降低有效胶体渗透压，促使溶质及水分在组织间隙积聚。见于各种炎症，包括感染、烧伤、冻伤、化学伤及昆虫咬伤和过敏性疾病等，多种炎症介质，如组胺、5-羟色胺、缓激肽、激肽、前列腺素、白三烯、胶原酶等使微血管壁的通透性增高。这类水肿液的特点是所含蛋白量较高，可达 30~60g/L。

(4) 淋巴回流受阻：当淋巴管阻塞使淋巴回流受阻时，可使含蛋白的淋巴液在组织间隙中积聚而引起水肿。这类水肿液所含蛋白量较高，可达 40~50g/L。

(二) 机体内外液体交换平衡失调

1. 肾小球滤过率下降　①广泛肾小球病变，如急性肾小球肾炎、炎性渗出物和内皮细胞肿胀或慢性肾小球肾炎肾单位严重破坏，肾小球滤过面积明显减少等；②有效循环血容量明显减少，如出血性心力衰竭、肾病综合征、脓毒性休克等使有效循环血容量减少。

2. 肾小管对钠、水重吸收增强　①心房钠尿肽减少，肾小球滤过分数增加，血容量、血压、血钠含量等均可影响 ANP 释放；②醛固酮分泌增多（见于充血性心力衰竭、肾病综合征及肝硬化腹水）和灭活减少（常见于肝硬化患儿）；③抗利尿激素分泌增加，激活肾素—血管紧张素系统，导致下丘脑—神经垂体分泌和 ADH 释放增加。

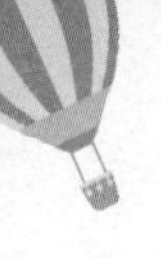

二、病因

（一）全身性水肿

1. 心源性水肿　为全身性凹陷性水肿，与体位有关。主要见于充血性心力衰竭和缩窄性心包炎。若有发绀或心脏杂音时，比较容易想到先天性心脏病，但某些无分流性先天性心脏病如心内膜弹力纤维增生症，由于无心脏杂音则易被忽略，故水肿的患儿要注意心脏的听诊及叩诊，发现可疑线索尽早行心脏超声、心电图、胸片等检查，以便确定诊断。维生素 B_1 缺乏症婴儿早期可表现为夜啼、少食、精神差、膝反射消失，较大儿童可诉手足麻木感，可出现全身水肿、心衰乃至尿少，尿液检查无血尿和蛋白尿据此可与肾性水肿鉴别。

2. 肾源性水肿　水肿先发生于组织松弛的部位，下行发展至足。肾炎性水肿往往指压痕阴性，主要是肾小球滤过率下降、球—管失衡致钠、水潴留所致，患儿是高血容量状态，严重者可发生循环充血。肾病性水肿往往呈凹陷性，主要是血浆蛋白低下引起血浆胶体渗透压降低所致，毛细血管内外水分分布异常，患儿多是低血容量状态，严重者可发生低血容量性休克。慢性肾炎的水肿则以血浆胶体渗透压下降为主要因素。

3. 肝源性水肿　以腹水为主要表现，常发生于重型肝炎、胆汁淤积性肝硬化、胆总管闭锁等疾病。肝硬化患儿由于肝静脉回流受阻及门脉高压，滤出的液体主要经肝包膜渗出并滴入腹腔；同时肝脏蛋白质合成障碍使血浆白蛋白减少，醛固酮和抗

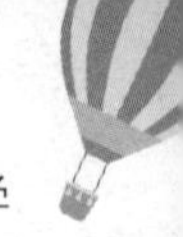

利尿激素等在肝内灭活减少可使钠、水潴留，均为肝源性水肿发生的重要因素。

4. 营养性水肿 常由于喂养不当、摄入不足、吸收不良以及结核、肿瘤等消耗性疾病造成低蛋白血症所引起。水肿发生较慢，其分布一般是从组织疏松处开始，当水肿发展到一定程度之后，低垂部位如两下肢水肿表现明显。

5. 结缔组织病 ①过敏性紫癜患儿累及皮肤可出现血管神经性水肿，累及关节时可以出现关节腔浆液性积液，累及肾脏时表现为浮肿；②川崎病患儿急性期可出现手足硬性水肿，有光泽感及木实感，指（趾）呈梭状；③系统性红斑狼疮是由于免疫复合物性血管炎导致血管通透性增高所致，可能发生胸腔积液、腹腔积液，也可能发生面部及踝部轻度水肿，若发生狼疮性肾炎则水肿更明显；④皮肌炎累及上眼睑的紫色水肿，逐渐可累及颜面、四肢及全身，起病缓慢；⑤硬皮病水肿发生于早期，指压痕不明显，皮肤张力高，有光泽感，似乎涂抹一层胶水样感觉，以后逐渐硬化，累及心脏时可出现心包积液。

6. 内分泌性水肿 皮质醇增多症、原发性醛固酮增多症、甲状腺功能低下（非凹陷性水肿）及甲状腺功能亢进均可有全身性水肿表现。

7. 蛋白丢失性胃肠病所致水肿 大量蛋白从胃肠道丢失可导致低蛋白性水肿。凡是不明原因的低蛋白血症，伴有胃肠道疾病的临床表现，排除肝、肾疾病所致的营养不良或消耗性疾病，即应疑及本病。

8. 其他 新生儿硬肿症、极低出生体重儿、早产儿维生素 E 缺乏、摄食盐或输注含钠液过多、注射动物血清特别是马血清后导致血清病均可引起全身性水肿。

（二）局部性水肿

1. 炎性水肿　发生机制主要是毛细血管通透性增高所致。病因包括感染、蜂窝织炎、化学性刺激、物理性刺激（烧伤烫伤）及生物学刺激（蚊虫叮咬）。

2. 淋巴性水肿　由于淋巴管回流障碍所致。原发性淋巴性水肿原因不明，可发生在一侧下肢，也可发生在其他部位，皮下组织中有扩张和曲张的淋巴管。继发性多为肿瘤、手术、感染等造成淋巴管受压或阻塞而引起。

3. 血管神经性水肿　发生于皮下疏松组织或黏膜的局限性水肿，往往伴有瘙痒，是Ⅰ型变态反应引起毛细血管通透性增高所致，为暂时性、局限性、无痛性皮下黏膜下水肿，好发于上唇及咽喉、颈部，严重者喉部水肿可致窒息。

4. 静脉阻塞性水肿　常发生于肿瘤压迫、静脉血栓形成等，使静脉回流受阻。

5. 局部外伤性水肿　局部软组织损伤及骨折后可出现伤区肿胀疼痛，局部多有瘀血。

6. 药源性水肿　肾上腺皮质激素、睾酮、雌激素、胰岛素、硫脲类、钙拮抗剂、甘草等药物摄入后影响水钠排泄或代谢导致水肿。水肿发生在用药后，停药后不久消失，常局限于双下肢。

三、诊断思路

（一）详细询问病史

1. 水肿发生的时间　川崎病、硬皮病水肿常出现在疾病早期，而系统性红斑狼疮、过敏性紫癜累及肾脏引起的水肿则出现相对较晚，EB病毒感染所致水肿也常在发病早期出现，肾源性水肿常在晨起时眼睑水肿明显，神经源性肺水肿常出现在手足口病Ⅲ期，脑水肿常出现在病情急性期。

2. 水肿发生的诱因　患儿是否有钙拮抗剂、雌激素、类固醇等药物服用史，情绪是否激动，是否为月经期，是否有感染、营养不良等诱因。

3. 水肿发生的部位　①水肿发生于单侧下肢：常见于下肢深静脉血栓、静脉闭塞、淋巴管阻塞。②水肿限于双侧下肢：常见于神经性水肿、药源性水肿、肥胖、高血压、月经期、贫血、特发性水肿等；水肿仅仅局限于双下肢胫骨下缘，见于甲状腺功能亢进。③水肿仅发生于上肢及面部：常见于上腔静脉阻塞综合征。④水肿发生于眼睑及颜面部，以早晨起床时最明显：见于肾性疾病，常见肾炎。⑤水肿初发生于下肢，而后蔓延至全身：常见于心源性水肿、肝源性水肿、肾源性水肿、重度贫血、重度营养不良、黏液性水肿等疾病（表2-16）。⑥水肿仅发生于下肢及腰骶部：常见于下腔静脉阻塞综合征、截瘫、长期卧床、营养不良等疾病。

（二）正确判断水肿

1. 水肿范围　在全身性水肿出现凹陷前已经有组织液增多，并可达原体重的10%，称为隐性水肿，需要注意体重改变。注意心包积水、胸腔积水、腹腔积水、脑积水等。

2. 水肿性质　鉴别凹陷性水肿和非凹陷性水肿、炎性水肿和非炎性水肿。

3. 水肿液特点　根据蛋白含量的不同分为漏

出液和渗出液。

4. 水肿严重程度　临床上可分为四级，以“+”表示。“+”为水肿局限于足踝小腿；“++”为水肿涉及全下肢；“+++”为水肿涉及下肢、腹壁及外阴；“++++”为全身水肿，有时伴有腹水。根据水肿程度分为轻、中、重三度。轻度水肿仅发生于眼睑、眶下软组织、胫骨前、踝部皮下组织，指压后可出现组织轻度凹陷，平复较快；中度水肿全身疏松组织均有可见性水肿，指压后可出现明显或较深的组织凹陷，平复缓慢；重度水肿身体低垂部皮肤张紧发亮，甚至可有液体渗出，有时可伴有胸腔、腹腔、鞘膜腔积液。临床上应当迅速判断及治疗危及患儿生命的严重疾病，如急性肺水肿、急性左心衰竭、喉头水肿等。迅速缓解水肿伴随的症状，如呼吸困难、心悸、气短等。

表 2-16　心源性水肿与肾源性水肿的鉴别

鉴别要点	肾源性水肿	心源性水肿
开始部位	从眼睑、颜面开始波及全身	从足部开始，向上波及全身
发展快慢	发展常迅速	发展较缓慢
水肿性质	软而移动性大	比较坚实，移动性小
伴随症状	伴有其他症状，如高血压、血尿、蛋白尿、管型尿、眼底改变等	伴有心脏杂音、心影增大、肝大、静脉压高等

（三）结合辅助检查

1. 常规检查血常规、尿常规、大便常规、肝功能、肾功能、血脂全套、血浆白蛋白、心肌酶、电解质等。

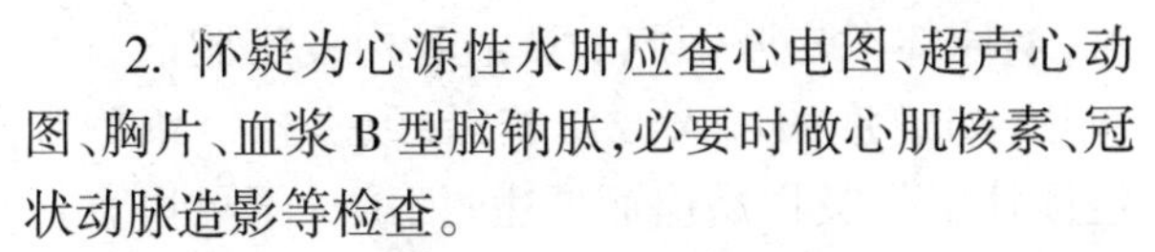

2. 怀疑为心源性水肿应查心电图、超声心动图、胸片、血浆B型脑钠肽，必要时做心肌核素、冠状动脉造影等检查。

3. 怀疑为肾源性水肿应做补体、抗“O”、尿蛋白测定、尿红细胞形态、尿比重、尿管型、内生肌酐清除率、肾脏B超等检查。

4. 肝源性水肿应做肝炎全套、凝血功能、腹部B超检查，必要时做消化道造影及腹部CT等检查。

5. 内分泌性水肿应做肾脏及肾上腺B超、甲状腺B超、ACTH、皮质醇、甲状腺功能、醛固酮、血浆肾素活性、血尿儿茶酚胺等项检查，必要时做肾上腺CT及MRI、脑垂体CT及MRI等检查。

6. 怀疑淋巴水肿时，可选择血中检测微丝蚴和病变皮肤活组织检查，淋巴管直接、间接或闪烁造影以及CT、MR或B超、核素淋巴显影等。

第十四节　皮　疹

皮疹（rash）是一种皮肤病变，从单纯的皮肤颜色改变到表面隆起或发生水疱等多种表现形式，多呈片粒红，有时会痒。皮疹的种类和发病原因较多。感染时病原体或其毒素可直接或间接造成皮肤、黏膜的损害，使得毛细血管扩张，通透性增加，导致渗出或出血。见于体表的皮疹叫外疹（exanthem），见于体内（如口腔黏膜）的皮疹叫内疹（enanthem）。

一、发生机制

根据不同的原因，皮疹发生机制各异。感染

时,病原体对皮肤细胞和微血管内皮细胞的直接作用,如疱疹病毒入侵皮肤,导致多核巨细胞和包涵体引发炎性反应而发生;细菌毒素可以直接引发,如猩红热和中毒性休克综合征;多形红斑型和荨麻疹型药疹时,抗原抗体反应导致迟发型变态反应,也有速发型变态反应,多为药物引发;还有系统性红斑狼疮和皮肌炎等疾病引发自身免疫反应。

按照皮疹形态的发生机制可以分为两类:①出血性皮疹:由毛细血管破裂后红细胞外渗到真皮内所致,压之不褪色;②充血性皮疹:由局部皮肤真皮毛细血管扩张、充血所致,压之可褪色。

二、病因

(一) 感染性皮疹

1. 病毒感染　病毒感染可导致皮肤黏膜病变。不同病毒对组织的亲嗜性有差别,如疱疹病毒有嗜神经及表皮特性,可引起带状疱疹等;人类乳头瘤病毒有嗜表皮特性,可引起各种疣;麻疹病毒呈泛嗜性,除引起皮肤病变外,还可导致全身广泛组织损伤。不同病毒感染所引起的皮损存在很大差别,可表现为新生物型(如各种疣)、疱疹型(如单纯疱疹)、红斑发疹型(如麻疹),见表2-17。儿童常见病毒性皮疹有水痘、带状疱疹、单纯疱疹、麻疹、风疹、手足口病、幼儿急疹、传染性单核细胞增多症、柯萨奇及埃可肠道病毒感染、疱疹性咽峡炎、传染性软疣、疣状表皮发育不良、登革热等。

表 2-17　不同类型病毒感染的皮疹性疾病

病毒名称			相关临床疾病
DNA 病毒	疱疹病毒组	单纯疱疹病毒	单纯疱疹、水痘样疱疹
		水痘—带状疱疹病毒	水痘、带状疱疹
		巨细胞病毒	巨细胞病毒感染
		人类疱疹病毒 4 型（EB 病毒）	传染性单核细胞增多症、慢性 EB 病毒感染
		人类疱疹病毒 6 型	幼儿急疹
		猿疱疹病毒（B 病毒）	B 病毒病
	痘病毒组	天花病毒	天花、种痘反应、牛型痘、牛痘样湿疹
		副牛痘病毒	挤奶人结节、羊痘
		传染性软疣病毒	传染性软疣
		猴天花病毒	猴天花病毒病、yaba 猴病毒病、痘病毒病
	细小病毒		传染性红斑、丘疹紫癜性“手套和短袜”综合征

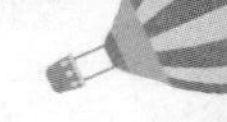

续表

病毒名称			相关临床疾病
DNA 病毒	乳头多瘤空泡病毒		寻常疣、扁平疣、尖锐湿疣、疣状表皮发育不良、鲍温样丘疹病、趾疣、口腔灶性上皮增生
RNA 病毒	副黏病毒	麻疹病毒	麻疹、非典型麻疹综合征
		风疹病毒	风疹、风疹综合征
		呼吸道合胞病毒	呼吸道融合病毒感染症
	小 RNA 病毒	柯萨奇病毒	疱疹性咽峡炎、手足口病、口蹄疫、柯萨奇湿疹、柯萨奇病毒疹
		埃可病毒	埃可病毒疹、波士登发疹病
	虫媒病毒		登革热、西尼罗河热、绿猴病、病毒性出血热
可能由病毒引起的皮疹性疾病			川崎病、Duke 病

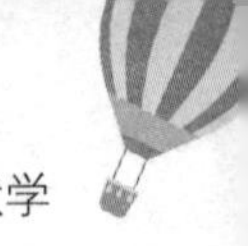

2. 细菌感染 细菌可分别引起皮肤感染性病变(如疖)、中毒性病变(葡萄球菌烫伤样皮肤综合征)和免疫介导性病变(如超抗原诱发或加重特应性皮炎、银屑病)等。根据细菌种类分为球菌性皮肤病和杆菌性皮肤病。前者主要由葡萄球菌或链球菌感染所致,多发生在正常皮肤上,称原发感染,主要疾病有疖、毛囊炎、化脓性汗腺炎、葡萄球菌性汗孔周围炎及多汗腺脓肿、蜂窝织炎、坏疽性蜂窝织炎、丹毒、葡萄球菌性烫伤样皮肤综合征、脓疱疹、猩红热、人类感染猪链球菌病;后者分为特异性感染(如皮肤结核、麻风)和非特异性感染(革兰阴性杆菌如变形杆菌、假单胞菌和大肠埃希菌等),其中非特异性感染常发生在原有皮肤病变的基础上,又称继发感染。

3. 真菌感染 感染途径可为接触、吸入或食入。少数真菌可直接致病,大多数真菌则在一定条件下致病,成为条件致病菌。根据真菌入侵组织深浅不同可分为浅部真菌和深部真菌。常见有头癣、脓癣、手足癣、体癣、股癣、花斑癣、念珠菌病、曲霉菌病、虫霉病、放射菌病、奴卡病、毛孢子菌病、毛霉病等。

4. 其他 螺旋体感染主要为梅毒、回归热及钩端螺旋体病等;立克次体感染主要为落基山斑点热、恙虫病、斑疹伤寒、蜱传斑点热及立克次体痘等。原虫(利什曼、阿米巴、弓形虫)、蠕虫(血吸虫、猪囊虫尾蚴、淋巴丝虫病、盘尾丝虫病、蛲虫、钩虫、麦地那龙线虫病)、节肢动物(疥疮、恙螨皮炎、革螨皮炎、谷痒病、毛虫皮炎、甲虫皮炎、隐翅虫皮炎、毛囊虫病、蜂、蜘蛛、蝎、蚁、蜈蚣蜇伤)、水生及其他动物(水蛭、毒鱼等水生物咬伤,毒蛇咬伤)等均可引起皮疹。

（二）非感染性皮疹

1. 药疹及其相关疾病　药疹的发生与药物、机体等因素有关，严重者可引起药物超敏综合征、严重过敏反应及过敏性休克而死亡。任何药物在一定条件下都可能引起药疹，临床上常见的引起药疹的药物有：①抗生素类，多数可导致药疹，以青霉素和链霉素最常见；②解热镇痛类，如阿司匹林、对乙酰氨基酚等；③催眠药、镇静药与抗癫痫药，以苯巴比妥最多；④异种血清制剂及疫苗，如破伤风抗毒素、蛇毒免疫血清和狂犬病疫苗等；⑤各种生物制剂。有报道甘露醇、酒精等也可引起皮疹。儿童药疹以发疹型多见，约占 63.4%，其次为荨麻疹型，约占 26.02%。过敏体质或家族过敏者易发生，大年龄患儿由于免疫系统趋于完善而易发生药疹，肝功能异常者也易发生药疹。药疹机制包括免疫介导和非免疫介导，目前认为免疫介导机制大多为 T 淋巴细胞介导的反应，非免疫机制介导的机制（药物副作用、毒性作用、相互作用、光毒作用等）占药物性皮疹的 80% 左右。

2. 物理性皮疹　主要包括痘疮样水疱病、多形性日光疹、胶样粟丘疹、日晒伤、光化性痒疹、接触性皮炎、幼儿春季疹、痱子、鸡眼、冻疮、皲裂、尿布皮炎、夏季皮炎、红绀病、摩擦性苔藓样疹。

3. 自身免疫性疾病　与遗传、感染及免疫异常反应有关，包括系统性红斑狼疮（SLE）、硬皮病、干燥综合征、类风湿关节炎、结节性多动脉炎及风湿热、川崎病、白塞病等。

4. 变态反应性疾病　常见有湿疹、丘疹性荨

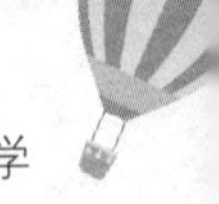

麻疹、荨麻疹、脂溢性皮炎、自身敏感性皮炎、化妆品皮炎、口周皮炎、特异性皮炎等。

5. 其他　血管性疾病、肿瘤性疾病、三氯乙烯中毒等也可以引起皮疹。

三、诊断思路

全身或局部皮疹是很多疾病都可能出现的症状，临床工作中应掌握发疹性疾病的时间、季节、规律和特点，重视皮肤、黏膜的检查，进行综合分析以作出正确的诊断。

（一）了解流行病学资料

重视收集患儿年龄、患病季节、居住地、感染病接触史，关注个人史中喂养、进食、维生素摄入情况、疫苗接种及疫苗接种的反应，注意家族中有无同样疾患，询问过敏性家族史，如哮喘、过敏性鼻炎或荨麻疹史。

（二）注意年龄因素

新生儿出疹有新生儿毒性红斑、新生儿红斑狼疮综合征、先天性梅毒、湿疹、尿布疹、新生儿脓疱疹、新生儿粟丘疹等，有出血疹时注意维生素K缺乏症、DIC、脓毒症等。婴幼儿皮疹常为感染性因素所致，幼儿急疹、麻疹、疱疹性咽峡炎、手足口病等多见。基础条件差、营养不良患儿要考虑真菌性皮疹。

（三）关注皮疹特点

记录皮疹发生的部位、数目、大小、颜色、形状、表面及硬度，皮疹分布及排列对称与否，散在或者密布，条状 / 环状或不规则。皮疹边缘是否清楚或隆起，是否伴随痛觉、痒感等（表 2-18，表 2-19）。

1. **斑疹**　为真皮内血管扩张，只有局部皮肤发红，与皮肤齐平，压之褪色，大小不等，可融合成片。见于斑疹伤寒、丹毒、环形红斑等。

2. **丘疹**　为局限性、实质性、边界清楚、直径小于 1cm 的隆起性损害。可见于药物疹、麻疹、湿疹、猩红热等。

3. **玫瑰疹**　为一种鲜红色圆形斑疹，直径 2~3cm，为病灶周围血管扩张所致。检查时拉紧附近皮肤或以手指按压可使皮疹消退，松开时又复出现，多出现于胸腹部。为伤寒和副伤寒的特征性皮疹。

4. **荨麻疹**　为稍隆起皮肤表面的苍白色或红色的局限性水肿，为速发性皮肤变态反应所致，见于各种过敏反应。

5. **斑丘疹**　在丘疹周围有皮肤发红的底盘称为斑丘疹。见于风疹、猩红热和药物疹等。

6. **紫癜**　是皮肤或黏膜的毛细血管中血液渗出而淤积于组织内的表现。皮肤表面先有鲜红色的斑点，形态大小不等，指压不褪色，以后变紫而转青，最终变成棕黄色而消失。

7. **疱疹**　水疱高于皮肤，内有空隙，界限性的隆起，内含清晰或混浊的浆液，直径小于 0.5cm 为水疱，直径大于 0.5cm 者称大疱。脓疱是含有脓液的水疱，多由水疱并发感染所致，多见于水痘、冻伤、烧伤、手足口病、单纯疱疹、带状疱疹等。

8. **风团**　为真皮浅层急性水肿引起顶端平坦的隆起性皮损，常突然发生，存在时间短暂，一般经数小时即消退，不留痕迹。

表 2-18　儿科常见的几种皮疹

病名	全身症状	发热与皮疹关系	出疹顺序	皮疹形态	皮疹时间
麻疹	呼吸道卡他症状、结膜炎	发热3~4天出疹，出疹期热更高	头面—颈—躯干—四肢	红色斑丘疹色素沉着，脱屑，Koplik斑	3~4天出齐，出疹3~4天开始消退
风疹	轻，枕、耳颈后淋巴结肿大，有触痛	发热1天出疹，疹出热退	面部—颈—躯干—四肢	斑丘疹，疹间有正常皮肤	1天出齐，历时3天
幼儿急疹	一般情况好，高热时可以惊厥	高热3~5天出疹，热退疹出	躯干、颈部及上肢	红色斑丘疹	1天出齐，次日消退，2~3天消失
肠道病毒（柯萨奇、埃可病毒）	发热、咽痛、流涕、腹泻、结膜炎	发热时或热退后出疹	口咽、手、足底	斑疹、斑丘疹、疱疹、无脱屑	1~3天消失
猩红热	中毒症状重、咽峡炎、草莓舌、环口苍白圈	发热1~2天出疹，出疹时高热	颈—腋—腹股沟—全身	密集细小丘疹砂纸感，脱皮	持续3~5天开始消退
药物疹	原发病症状	有用药史	四肢或头面部—躯干—全身	色鲜红，红斑、斑丘疹，消退时可有糠状脱皮	用药与发疹有潜伏期，约6~12天，停药后数日消退

表 2-19 全身性疾病的皮疹特点

病名	好发年龄	好发性别	好发部位	主客观症状
系统性红斑狼疮	新生儿、学龄儿童	女	颜面、头、手、足	全身症状、肾炎、关节炎、口腔溃疡或光过敏
皮肌炎	学龄儿童	女	颜面、四肢、胸	眼睑珊瑚色红斑、手指背有角化性红斑及丘疹
多形红斑	学龄儿童		颜面、手、足	皮疹多形性，有水疱或靶形损害
传染性红斑	学龄儿童		颜面、四肢、臀部	皮疹一过性，躯干、下肢网状红斑
日光性皮炎	幼儿～学龄儿童		颜面、手	有日光暴晒史，全身症状（-）
特异性皮炎	幼儿～学龄儿童		颜面甚或全身	皮疹多形性，瘙痒明显
川崎病	幼儿～学龄儿童		散在皮疹，皮疹不典型	发热、淋巴结肿大、指（趾）端肿胀、脱皮等

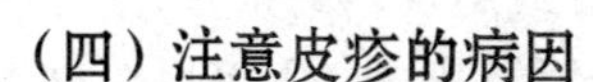

（四）注意皮疹的病因

水疱和大疱通常由细菌、病毒、立克次体或者药物过敏引发，局部性和内含液体的隆起性损害。流行性脑脊髓膜炎、病毒性出血热等可引发瘀点和瘀斑。结节是局限性和实质性皮损，直径大于0.5cm。感染性皮疹有着复杂的临床表现，常有两种或两种以上的形态先后发生或者同时发生。药疹和丘疹性荨麻疹通常有多种形态的皮疹同时出现。细菌、病毒、真菌、药物过敏和自身免疫性疾病能够引发斑疹、丘疹和斑丘疹，多为皮肤黏膜的局限性色素改变，损伤与周围皮肤平齐，无隆起或者凹陷，丘疹增大和融合常导致斑块的发生。表皮和真皮浅层的细胞增殖、代谢产物聚集和炎症细胞浸润能够导致丘疹的发生，为局部性隆起皮面的损伤，有红色、黄色、紫色或白色等颜色。

（五）重视伴随症状与体征

同一种疾病可以出现多种皮疹，不同疾病也可以出现同一种皮疹，皮疹是疾病过程中的一种表现。

1. 出血性皮疹　对称分布伴有腹痛、血小板正常者诊断过敏性紫癜；伴血小板减少考虑血小板减少性紫癜；在上胸部、腋下出现，结合冬春季发病，伴高热、惊厥、意识障碍考虑流行性脑脊髓膜炎；伴发热，贫血，肝、脾、淋巴结肿大考虑败血症或白血病；伴结膜充血、颈胸部潮红（三红），头、眼眶、腰痛（三痛），蛋白尿等肾损害，结合季节、疫情等考虑流行性出血热；出血性皮疹出血在指（趾）尖、甲床或结膜、唇黏膜，结合心脏病基础病史，有血管栓塞改变、心脏杂音改变或出现新的杂音，要考虑感染性心内膜炎。皮疹伴发热、咽痛、淋巴结肿大要考虑川崎病、传染性单核细胞增多症、幼年类风湿关节炎；玫瑰疹伴高热、表情淡漠、相对缓脉、消化道症状考虑伤寒。水疱疹破溃后有焦痂形成见于恙虫病。丘疹中央凹陷、周边隆起有脱屑见于真菌感染。

2. 充血性皮疹　伴发热、咽炎、杨梅舌、口周苍白圈可见于猩红热；口周或脐部充血性红斑迅速遍及全身并出现松弛性大疱似烫伤，伴发热、呕吐、腹泻等，考虑葡萄球菌性烫伤样皮肤综合征；盘形红斑、蝶形红斑伴光敏感、多脏器损伤时考虑SLE；伴不规则发热、关节肿痛、肌痛、肌无力考虑皮肌炎；好发于小腿伸侧，对称性、疼痛性结节考虑血管炎性疾病；红斑疹或多形皮疹伴瘙痒、发热、有抗生素或其他药物使用史，考虑药物过敏；固定性红斑好发于皮肤黏膜交界处，如口周、外阴部，预后留有明显色素斑见于水杨酸盐、磺胺类药物过敏反应。

（六）结合辅助检查

1. 血常规　外周血异型淋巴细胞超过10%考虑传染性单核细胞增多症；外周血白细胞减少、嗜酸性粒细胞减少或消失见于伤寒。

2. 病原学检查　包括EBV、CMV、EV71、柯萨奇病毒等病毒性抗体滴度及DNA检查、梅毒螺旋体、支原体、衣原体抗体等；PCT、CRP、血沉、内毒素、真菌D-葡聚糖等间接病原学检查指标；取痰、尿液、粪便、脓液、口腔或阴道分泌物、血液、脑脊液、骨髓、各种穿刺液和活检组织等病原体培养。

3. 其他　心脏超声检查鉴别感染性心内膜

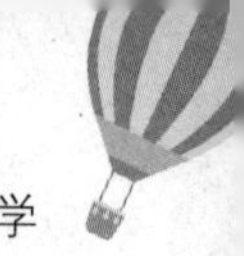

炎、川崎病等，ENA、抗核抗体、狼疮全套等辅助诊断SLE，关节X线片辅助诊断Still病，斑贴实验、过敏原筛查等辅助诊断接触性皮炎、职业性皮炎、手部湿疹、化妆品皮炎等。

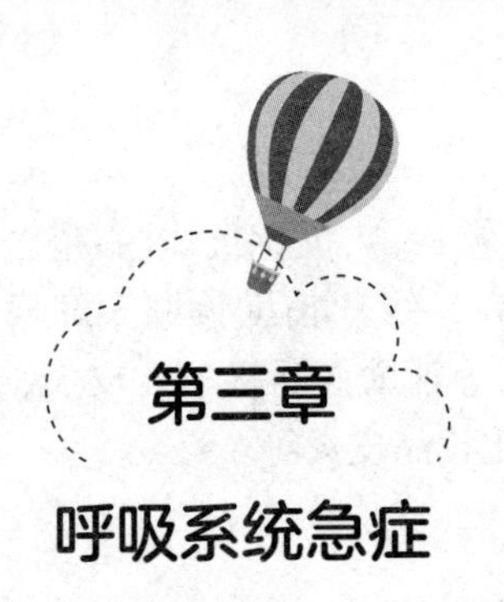

第三章

呼吸系统急症

第一节 上呼吸道梗阻

一、概述

导致儿童呼吸道梗阻的原因很多,包括急性呼吸道感染、先天异常,或气管、食管异物。上呼吸道梗阻所致的呼吸窘迫并不多,但对于年幼儿而言可能是灾难性的急症。对于儿科医师来说,上呼吸道结构和功能异常及相关疾病的知识在儿科急诊医学中意义是最重要的,包括解剖位置、患儿的年龄、症状的紧迫性、先天性或后天性病变、感染性或非感染性过程等。

(一)上呼吸道梗阻的机制

儿童呼吸道与成人的差异主要集中在呼吸道管理上,儿童呼吸道的解剖结构和生理特征非常重要。婴儿的舌头相对于口腔来说不成比例的增大,突出,进入咽后部。进行面罩通气或要可视呼吸道时,舌头是明显的障碍。肌无力、舌后坠是功能性上呼吸道梗阻最常见的原因。婴儿咽喉部更靠前,在颈部相应的颈椎位置($C_{3、4}$)比成人(在 $C_{4、5}$)高。

声带的前方向下倾斜。婴幼儿的呼吸道狭窄在环状软骨，而不像成人的在声带处。小儿的会厌相对较大、长，呈“Ω”形。它垂直延伸超过声带，使呼吸道要完全暴露很困难。气管口径小，新生儿气管长度为57mm，喉部直径为4mm。所有的支撑软骨柔软且韧性高，易塌陷。总的来说，儿童呼吸道的解剖特点使婴幼儿易患功能性上呼吸道梗阻，且进行呼吸道干预并非易事。

（二）上呼吸道梗阻的分类

1. 上呼吸道急性感染，其严重程度从轻度呼吸窘迫、自限性的症状和体征，到快速突发的呼吸道阻塞。

2. 不明原因的呼吸道及周围结构先天性异常，可表现为慢性或进行性喘鸣或困难喂养。先天性呼吸道异常婴儿伴急性呼吸道感染者，呼吸失代偿或呼吸衰竭的风险更大。

3. 上呼吸道或食管异物可引起呼吸道部分或完全阻塞，可能需要更高级的呼吸道管理技术。

（三）上呼吸道梗阻的典型表现

喘鸣是一种与典型上呼吸道阻塞有关的声音，来自拉丁语stridulus，意思是粗糙的或刺耳的声音。喘鸣是由于部分呼吸道阻塞，混乱的气流从鼻子到气管，通过部分呼吸道时造成的，喘鸣本身并不是一个诊断，而是上呼吸道梗阻的一个重要标志。喘鸣在呼吸周期中定时出现（包括吸气、呼气、双相），儿科医师应对呼吸音进行评估（粗糙还是高调）。

呼吸道按照解剖特点分为四个区域：鼻咽部、声门上、声门和附近的门下区、气管胸段。喘鸣的不同特点是确定呼吸道梗阻位置的重要依据。吸气时高调的喘鸣音来自声门和声门附近的气管。吸气时喘鸣意味着这一区域发生病变，因为吸气时颈段呼吸道狭窄可引起呼吸道外压力高于呼吸道内压力。声音听起来嘶哑或是微弱，提示病毒性喉炎和喉软骨发育不良。吸气和呼气时双相喘鸣，通常意味着声门或环状软骨有一个固定病灶，且病灶大小不会随呼吸改变，如喉和声带麻痹可致双相喘鸣。来自气管下部的喘鸣通常是呼气相喘鸣，如细菌性气管炎和气管异物。

（四）上呼吸道梗阻的评估

对呼吸道阻塞患儿评估时，可观察患儿休息时的呼吸做功、呼吸频率、警觉性，活动（哭吵、喂养）时的皮肤颜色。对于大多数患儿，进行仔细观察和询问既往史，可为正确诊断提供有力的线索。

重要的既往史包括以下内容：发作和持续时间（急性、慢性）、相关症状（呼吸困难、发热、中毒、流涎、发绀）、随年龄增长而加重（哮喘次数）、急性加重（仰卧或俯卧位、上呼吸道感染、哭吵）、喂养方式（吞咽困难、进食异常）、呼吸道有无干预（新生儿期气管插管）、窒息发作（异物）、一贯的声音（说话和哭吵时）提示阻塞性病变的位置。

初步体查应评价呼吸窘迫的严重性（呼吸频率、胸廓运动度、心率）和是否存在呼吸衰竭（极度窘迫、过度通气、精神状态改变、肤色变灰、发绀、肌张力低下）。喘鸣的性质、时间及呼吸音的质量与对称性也非常重要。

对于急性呼吸道梗阻的急症患儿，明确的呼吸道管理往往优先于实验室和影像学检查。对诊断不明确但病情平稳的患儿，个体化诊断检查很重要。对于病情平稳的患儿，颈部软组织的正侧位 X 线片，有助于评估腺样体和扁桃体大小及喉软骨的形状、咽后软组织间隙的厚度、会厌谷、杓状会厌襞以及气管的大小。在患儿头部伸展位固定且吸气时拍片为最佳。胸片有助于评估心脏大小、主动脉弓的位置、肺部病变、气管和细支气管。

进一步的检查可探明特定位置的病变。不麻醉即可在床旁行纤维鼻咽镜检查，可见声门、声带结构及运动情况，同时可通过纤维鼻咽镜辅助插管。食管造影有助于确定有无病变压迫气管。CT、MRI 和纤维支气管镜应根据个人情况酌情应用。

（五）上呼吸道梗阻的处置原则

儿童上呼吸道的解剖特点决定了选择处理设备的尺寸大小。面罩的尺寸应该可以覆盖鼻顶部和底部边缘（眼睛下方）到下颌边缘。婴幼儿气管插管通常用直（Miller）页片的喉镜，因为垂直的叶片可挑高会厌软骨，增加呼吸道的可视度。气管导管的大小应根据患儿气管大小决定。对于超过 1 岁的患儿，气管导管尺寸（内径 / 毫米）可通过以下公式估算：（年龄 /4）+4；如果是无套囊的导管，除了 3.0mm 的导管外，其余应该小半号。此外，气管导管的尺寸可以使用长度测量系统估算。有证据表明，带套囊的气管导管对于所有年龄组患儿均是安全的。有套囊的气管导管可释放通气时产生的高压力，而无套囊的导管容易发生漏气，且套囊导管不会增加如声门下狭窄等并发症的发生。

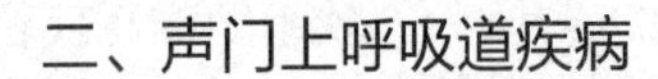

二、声门上呼吸道疾病

声门上呼吸道包括鼻、咽、会厌及周围结构。鼻和咽喉部疾病通常有呼吸粗、呼吸急促和呼吸困难等表现。这些结构如有先天性异常，多症状较轻，合并感染时症状就会加重。儿科及急诊医师应熟悉相关先天性病变，如后鼻孔闭锁、巨舌、小颌畸形、甲状舌管囊肿、甲状腺舌下囊肿等。鼻腔异物、上呼吸道异物、鼻息肉、扁桃体和腺样体增生较常见。重要感染性因素包括会厌炎、咽后脓肿、扁桃体周围脓肿、咽炎、单核细胞增多症等。

（一）后鼻孔闭锁

后鼻孔闭锁是上呼吸道梗阻最常见的先天性鼻畸形。由于后鼻孔的颊鼻黏膜或骨性中隔持续存在，婴儿表现为“鼻呼吸”为主，当婴儿闭上嘴休息或吮吸和吞咽时，都是通过鼻进行呼吸，这种呼吸可使软骨后部向下延伸触及会厌后部顶端。

双侧后鼻孔闭锁的患儿出生时可见急性窘迫和发绀，治疗方法是张口建立口部呼吸道进行经口呼吸，必须行手术矫正根治。

单侧后鼻孔闭锁在新生儿期可无明显症状，直到鼻孔肿胀或分泌物堵塞时才发现，最常见于合并上呼吸道感染时。

（二）巨舌症

巨舌症常与一系列疾病有关，包括唐氏综合征、糖原累积症、先天性甲状腺功能低下。患儿表现为舌头异常大，向后突出到下咽，上呼吸道感染

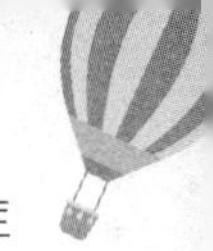

时分泌物增加，使阻塞进一步加重，产生喘鸣或呼吸费力的声音。

（三）小颌畸形

小颌畸形与一系列综合征相关，如 Robin 综合征，一个小下颌骨后部取代了正常大小的舌头。患儿仰卧时梗阻症状更加严重。

（四）咽后壁脓肿

咽后壁脓肿是一种因呼吸道咽后软组织间隙感染导致具有潜在危险的急症。咽后间隙是咽后壁与颅底到第二胸椎水平间的椎前筋膜间的间隙，是鼻、咽、鼻窦和耳排出淋巴组织的渠道。咽后壁脓肿可由创伤、淋巴结化脓或血行传播导致，多见于 3 岁以上患儿。常见的病原菌是链球菌和厌氧菌，据报道耐甲氧西林金黄色葡萄球菌感染有增多的趋势。

1. 临床特点　临床表现多变，往往对年幼儿童难以诊断。常见症状包括发热、咽痛、颈部僵硬/颈强直、斜颈、牙关紧闭、颈部肿胀、流口水、喘鸣和声音低沉，半数以上患儿出现喘鸣和呼吸道梗阻。呼吸道解剖位置容易被肿胀的咽后组织压迫，呼吸道受压患儿的特征性表现可能类似于会厌炎，非特异性表现包括发热、颈部僵硬，全身中毒症状时提示脑膜炎或败血症。咽后壁脓肿的严重并发症是败血症、吸入性肺炎、纵隔炎和脓胸。

2. 诊断策略　处理疑有咽后壁脓肿患儿时，需仔细评估呼吸道是否通畅。咽部检查可能发现咽后壁肿胀，颈部软组织侧位检查有助于确诊。普通患儿咽后间隙的宽度不应超过相邻椎体直径。

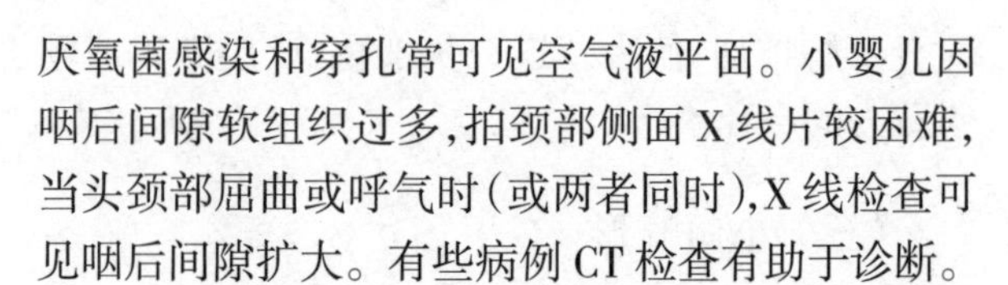

厌氧菌感染和穿孔常可见空气液平面。小婴儿因咽后间隙软组织过多，拍颈部侧面X线片较困难，当头颈部屈曲或呼气时（或两者同时），X线检查可见咽后间隙扩大。有些病例CT检查有助于诊断。

3. 治疗　根据脓肿大小、呼吸道阻塞程度及患儿的中毒症状决定治疗方案。根据情况给予患儿插管或手术引流，常需耳鼻喉专家参与治疗。

（五）急性会厌炎

急性会厌炎虽然仍是有生命危险的急症，但因B型流感嗜血杆菌疫苗的接种，其发病率有所下降。这种疫苗于1985年首先在美国被批准用于24个月的儿童，1990年被批准可用于2个月的婴儿进行预防接种。美国一项研究比较了1990年前后会厌炎的发生率，已经从10.9/10 000下降到1.8/10 000。

1. 原理　会厌炎是一种侵入性细菌感染性疾病，导致会厌、会厌襞、声门上及周围组织水肿及炎症。由于炎症和肿胀，组织向下延伸超过开放的声门。3~7岁儿童因感染B型流感嗜血杆菌后发病，全年均可发生。调查显示，1990年以来更多累及年长儿，且为多种微生物感染。B型流感嗜血杆菌只在少数患儿中出现，而A组β溶血性链球菌、金黄色葡萄球菌和肺炎链球菌成为较为常见的病原。

2. 临床特点　会厌炎常为急性发作，特点为高热、剧烈咽痛，中毒症状明显，病情发展迅速。85%的会厌炎患儿24小时内起病。会厌炎患儿易焦虑，喜欢保持一个“嗅探”或“三脚架”姿势，即下颌向前突出，尽量前伸颈部使呼吸道通畅。随着症状恶化，患儿常无咳嗽和发声，因吞咽能力下降，有

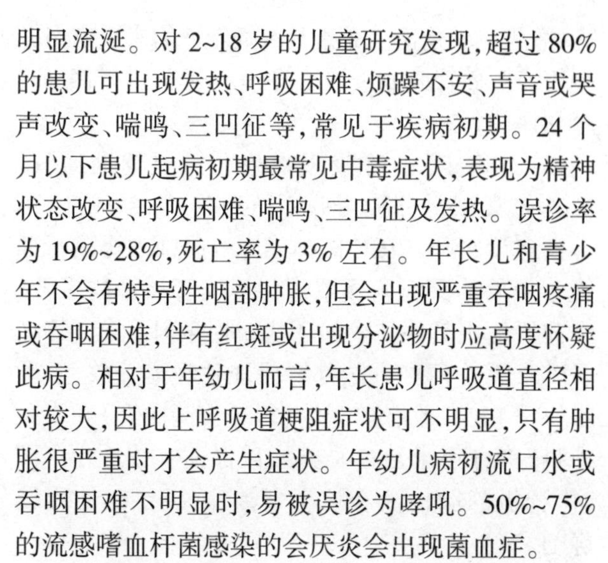

明显流涎。对 2~18 岁的儿童研究发现，超过 80% 的患儿可出现发热、呼吸困难、烦躁不安、声音或哭声改变、喘鸣、三凹征等，常见于疾病初期。24 个月以下患儿起病初期最常见中毒症状，表现为精神状态改变、呼吸困难、喘鸣、三凹征及发热。误诊率为 19%~28%，死亡率为 3% 左右。年长儿和青少年不会有特异性咽部肿胀，但会出现严重吞咽疼痛或吞咽困难，伴有红斑或出现分泌物时应高度怀疑此病。相对于年幼儿而言，年长患儿呼吸道直径相对较大，因此上呼吸道梗阻症状可不明显，只有肿胀很严重时才会产生症状。年幼儿病初流口水或吞咽困难不明显时，易被误诊为哮吼。50%~75% 的流感嗜血杆菌感染的会厌炎会出现菌血症。

3. 诊断　高度怀疑会厌炎时应避免直接检查或咽部操作。刺激咽喉部可引发咽部肌肉收缩，进一步加重呼吸道梗阻。成人因其上呼吸道相对较大，这种情况少见。颈部 X 线侧位片有助于诊断，会厌增大是最具特征性的改变，可见会厌襞增厚及咽下部扩张。一旦呼吸道通畅得到保证，就可进行实验室检查，包括血液和会厌分泌物的培养。典型的会厌炎通过临床表现就可诊断，应尽量避免进行诊断性测试。对呼吸道安全评估的重要性大于对诊断的评估。

4. 治疗　病情“稳定”的患儿需保持呼吸道通畅，供氧充足，不应随意移动进行体查、化验、X 线检查等。行呼吸道管理后可小心移动。如果需要明确诊断，持续密切的观察至关重要。

确诊患儿或疑似会厌炎时，是否需要转运应仔细考虑后决定。一项儿科重症监护室和急诊医师的问卷调查显示，所有转院患儿有半数在途中插管，故应以转运医生是否具有插管能力来决定患儿是否需要插管或能否转运，转运过程需进行仔细观察和评估。

“不稳定”的呼吸衰竭患儿需要辅助通气。应首先尝试复苏囊瓣膜面罩通气，如果成功，可等到急诊医师、PICU 医师或麻醉医师来再进行插管。如果苏囊瓣膜面罩通气或气管插管均失败，则需要使用其他技术如环状软骨穿刺术或气管切开术。无论何种方法都要保证呼吸道开放，必须尽快请 PICU 或麻醉医生（行纤支镜插管）和头颈外科医生（手术治疗）会诊，以保证有效治疗。同时，积极静脉输液和抗生素治疗，必要时使用镇静剂。

（六）喉软骨发育不良

1. 临床特征 喉软骨发育不良是引起婴幼儿慢性喘鸣最常见的原因，是喉支持软骨发育不完全的结果。吸气时，长而软的会厌、杓状软骨及会厌襞进入喉部，形成局部梗阻。出生后不久就开始出现吸气相喘鸣，仰卧位、用力呼吸时（哭吵及上呼吸道感染）更明显。喉软骨发育不良很少引起严重的呼吸窘迫、进食困难或发育障碍。对大多数患儿的随访发现，2 岁左右症状就能缓解。

2. 并发症 纤维支气管镜即可确诊，也可排除相关并发症，如声带麻痹、声门下狭窄，约 20% 的患儿合并这些并发症。声带麻痹是第二个最常见导致婴幼儿慢性喘鸣的原因。双侧声带麻痹导致严重呼吸窘迫、喘鸣，且常与严重的中枢神经系统异常有关，如小脑扁桃体下疝畸形。单侧声带麻痹常见于左侧，与出生时牵引左侧神经或压迫喉返神经有关。单侧声带麻痹的婴儿常表现为声音嘶哑，哭声微弱。呼吸窘迫可使喘鸣加重，患侧朝下可使喘鸣好转。如有喉蹼形成，呼吸道置管术会易失败。喉蹼位于声带之间并在前方部分融合。症状可反映喉蹼大小：小喉蹼可能会导致声音沙哑、哭声微弱和轻微喘鸣；大且完整的喉蹼则会出现失音和重度窘迫。

（七）喉乳头状瘤

喉乳头状瘤由喉上皮细胞产生，可能是围产期或产后接触人类乳头状瘤病毒的结果。围产期感染者一般在3~4岁出现声音嘶哑、哭声异常、吸入性喉鸣。病灶扩大时发展为严重的呼吸窘迫及喉梗阻。

三、声门下气管疾病

声门下气管疾病是上呼吸道梗阻时出现高亢吸气声的来源。正常情况下，声门下是8岁以下儿童呼吸道最狭窄的部分，完全由环状软骨包围。这种解剖特点使该部分成为最易发生呼吸道阻塞的部分。先天性异常、炎症感染、长期插管相关性损伤都可致声门下缩小或狭窄（表3-1）。

（一）先天性喉气管狭窄

先天性喉气管狭窄是由于声门下气管先天缺陷所致，通常可见环状软骨畸形。重度狭窄婴儿在出生时就有喘鸣。轻度病变可能只在合并感染或炎症时发生，或发生其他梗阻时才出现症状。声门下狭窄也是一个获得性疾病，长时间插管或钝性颈

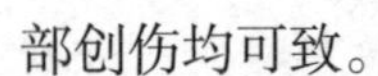

部创伤均可致。

声门下血管瘤并非婴幼儿喘鸣和声门下呼吸道阻塞的常见原因。通常婴儿出生时即出现症状，但喘鸣(可能是双相)和咳嗽只出现在最初几周到几个月。随着血管瘤的快速增长，症状一般在6个月达到高峰。呼吸道症状因哭吵和激动而恶化。约半数儿童可见皮肤血管瘤。呼吸道血管瘤可能见于非对称性呼吸道病变患儿的X线片中。

(二) 病毒性喉炎(哮吼)

喉炎(喉气管支气管炎)是儿童上呼吸道梗阻最常见的原因。它最常发生于晚秋、初冬和春季，2岁(从6个月至6岁)为发病高峰期，少见于年长儿及健康儿童。喉炎发病率尚不明确，大多数是一个简单过程，多数情况下不治疗也会好转，小部分需紧急住院治疗。少数患儿反复发作，可累及下呼吸道引起下呼吸道狭窄、水肿和肺不张。

1. 病原学　副流感病毒1型约占一半，其余为副流感病毒2型和3型、呼吸道合胞病毒、流感病毒A和B、鼻病毒。因声门下间隙黏膜及黏膜下组织的炎症、分泌物和疏松附着物水肿而出现喉炎，这一部分的气管呈环状，形成完整的气管软骨，炎症的黏膜环状扩展可进入呼吸道腔内。

2. 临床特点　喉炎一般可临床诊断。典型症状包括犬吠样咳嗽、声嘶及高亢的吸气相喘鸣。通常以持续数天的轻微发热和急性上呼吸道感染症状为前驱症状。

喉炎时可以进行评分评估，项目包括喘鸣加剧、三凹征、发绀、心率和呼吸频率。仔细观察患

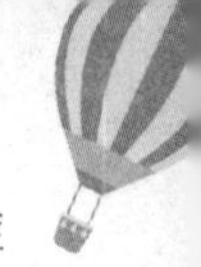

儿,对这五项及精神状态和呼吸运动进行评估后再判断是轻度、中度或重度。轻度喉炎:间歇性犬吠样咳嗽,激动时喘鸣,休息时消失,轻度呼吸急促及心动过速,仅有轻微的窘迫状态,无脱水,精神状态正常。中度喉炎:休息时听到喘鸣,情绪激动时恶化,犬吠样咳嗽,呼吸做功增加(胸廓回缩度、呼吸急促、心跳过速),易激惹,警觉性正常,家长可安抚。重度喉炎:出现缺氧,但缺氧可能意味着下呼吸道疾病,应当排除其他疾病。

暂无确诊性的实验室检查。诊断不明时可行颈部X线检查,典型表现为因声门下气管的正常突出出现狭窄,使其出现铅笔或锥形尖塔样外观。

3. 治疗 糖皮质激素是喉炎的主要治疗药物,可缓解症状,降低对雾化吸入肾上腺素的需求,减少再入院次数,缩短住院时间。研究显示:1989年以前,只有不到5%的患儿接受类固醇治疗,有11%的患儿需气管插管,重症病房治疗总天数长。从1990年开始,给予患儿地塞米松0.6mg/kg肌内注射,气管插管率下降到1%。

有人对喉炎时是口服、注射还是吸入类固醇治疗进行了研究,发现住院的中度喉炎患儿激素治疗可迅速改善症状,降低了插管的发生率,大剂量地塞米松(0.3mg/kg)比小剂量更有效。口服地塞米松0.15mg/kg与大剂量同样可有效缓解喉炎症状,减少住院时间,降低再就诊率。

布地奈德是一种具有局部抗炎特性的有效吸入性激素。雾化吸入2mg可缩短轻、中度喉炎患儿在急诊室的就诊时间,降低住院率,更快地改善症状。口服地塞米松片(0.6mg/kg)可达到同样效果。在减少住院率方面,肌内注射地塞米松优于布地奈德雾化。

雾化吸入肾上腺素、消旋肾上腺素（含 D 和 L 异构体）或 L-肾上腺素都可作用于声门下的 α-肾上腺素受体，通过收缩血管、减轻水肿，缓解一系列急性症状，起效快（10 分钟内），作用时间为 1~2 小时。消旋肾上腺素因其对心血管副作用较小，一直优于 L-肾上腺素。L 型肾上腺素异构体具有活性，其安全性和有效性与消旋肾上腺素相同，两种都可以使用。肾上腺素“反弹”现象是指肾上腺素减量时患儿的症状恶化或复发，如果早期给予激素治疗就基本没有反弹。建议中度喉炎患儿吸入肾上腺素治疗后如果符合以下几条可以安全回家：①肾上腺素治疗后观察 2 小时；②无喘鸣和三凹征；③可进行随访治疗。

冷雾法一直被认为是一种有效的治疗，但无证据说明可以改善预后。它可湿化黏稠的分泌物，使痰更易排出。但冷雾法治疗中度喉炎并不能改善血氧饱和度、呼吸频率和治疗时间。

少数喉炎患儿需要住院治疗。根据初始评估症状的严重程度、持续性呼吸窘迫、休息时喘鸣、需吸氧、对治疗的反应（雾化吸入肾上腺素）、脱水、既往呼吸道病变或反复发作的喉炎、年龄小（<6 个月）、高热、全身中毒症状等决定。严重的喉炎罕见，可有呼吸道阻塞和呼吸衰竭表现，如疲劳、低氧血症、高碳酸血症、异常精神状态、极度呼吸窘迫、喘鸣等。由于类固醇激素的使用，只有 1%~2% 的喉炎患儿需气管插管。经口气管插管时，导管内径必须比公式计算值小半号。如果可通过的导管太小，不能保证足够通气量，就需要行气管切开术。严重喉炎患儿是否拔管，需综合考虑年龄、合并先

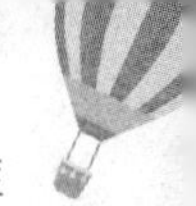

天性病变及插管长度等因素。

（三）痉挛性喉炎

痉挛性喉炎的临床表现与病毒性喉炎相似。特点是突起的严重喘鸣及犬吠样咳嗽，无病毒感染前驱症状，可反复发作，发病与过敏和胃食管反流有关。既往副流感病毒感染后，再次接触该病毒可诱发高敏反应。很少有文献界定痉挛性和病毒性喉炎之间的差异。

四、气管疾病

（一）气管软化症

气管软化症是指呼吸道异常柔软，气管环不具有支撑作用。如果患儿生后即出现喘鸣，且持续数周，且在情绪激动时、仰卧位、感染时喘息加重，则要怀疑气管软化症。X 线片通常不能确诊，动态透视或 CT 可能会有所帮助。

完整的气管软骨环先天性异常可造成气管狭窄。婴儿可出现持续性喘鸣（表 3-1）及呼吸窘迫。由于气管是“固定”的，随着年龄增大和激动时，症状可以恶化。主动脉弓及相关血管异常环绕气管、食管，或两者形成血管环。“血管环”可包括双主动脉弓与永存左韧带的右侧主动脉弓、异常右锁骨下动脉、肺动脉。较罕见，症状非特异性，通常在婴儿期表现出现一些与呼吸和进食相关的症状，易误诊为喉炎或上呼吸道感染。87% 的患儿在生后第一年即确诊，最常见的首发症状为喘鸣（50%）、气喘（53%）和呼吸困难（45%），其次是咳嗽（34%）、反

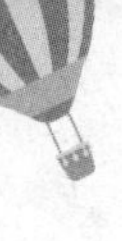

复发作的上呼吸道感染(32%)、吞咽困难(32%)。63% 的患儿有心血管异常。

表 3-1　喘鸣的原因:解剖位置、声音及病因学

特点	声门上	声门部	声门下、气管
声音	响亮	双相喘鸣	高调喘鸣
	洪亮		吸气相喘鸣
	粗糙		
	呼吸相喘鸣		
结构	鼻	喉	声门下、气管
	咽	声带	
	会厌软骨		
先天性	小颌畸形	喉软骨发育不良	声门下狭窄
	Robin 综合征	声带麻痹	气管软化症
	颌面部骨发育不全综合征	喉蹼	气管狭窄
	巨舌症	喉囊肿	血管环
	唐氏综合征		血管瘤
	糖原累积症		
	后鼻孔闭锁		
	舌甲状腺		
	甲状腺舌骨囊肿		
获得性	腺病	乳头状瘤	喉炎
	扁桃体肿大	异物	细菌性气管炎
	异物		声门下狭窄
	咽部脓肿		异物
	会厌炎		

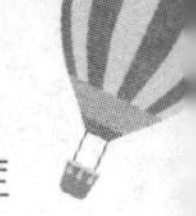

对于持续存在且原因不明的呼吸及喂养问题婴儿都应该考虑该病。急诊胸片如有主动脉弓(右路)异常,可有助于诊断,确诊需要进一步检查。对于有完整血管环患儿,食管钡餐一直被认为是最重要的诊断程序。根据患儿情况完善检查,如CT、MRI、血管造影或支气管镜检查。同时进一步检查,明确是否有常见的先天心脏畸形也很重要。

(二)细菌性气管炎

细菌性气管炎(膜性喉炎、细菌性喉炎、伪膜性喉炎)是一种在儿童期罕见但能引起严重喘鸣和呼吸道梗阻的疾病。细菌性气管炎自1979年后从临床消失,近40年后再次重新提出。一般发生在幼儿,3~4岁为发病高峰期,在各年龄组,包括青春期和成年人都可出现。

1. 发病机制　细菌性气管炎是气管上皮细胞的严重炎症,产生黏稠的脓性分泌物。气管内层形成一个松散膜性附着物黏附到气管内。金黄色葡萄球菌是传统的病原菌。气管分泌物培养出的主要细菌是金黄色葡萄球菌、b型流感嗜血杆菌、卡他莫拉菌、消化链球菌种、普氏菌和卟啉单胞菌属、梭杆菌种、肺炎链球菌、A组α-溶血链球菌和白色念珠菌等。需氧菌占43%,厌氧细菌占20%,厌氧和需氧混合菌群占36%,也有继发性细菌感染合并病毒感染,呼吸道病毒培养阳性率可达72%。

2. 临床特点　临床表现为喉炎和会厌炎的症状(表3-2),有发热、犬吠样咳嗽、喘鸣等病毒感染前驱症状,症状加剧可能发展为严重中毒症状、呼吸道阻塞和呼吸衰竭。仅从临床症状很难区分细菌性气管炎与严重喉炎或会厌炎。通常按喉炎治疗效果不佳(类固醇和肾上腺素雾化),出现双相非典型喘鸣。与细菌性气管炎相关的罕见并发症包括中毒性休克综合征、感染性休克、插管后肺水肿、急性呼吸窘迫综合征等。

表 3-2　喉炎、会厌炎及细菌性气管炎的比较

	喉炎	会厌炎	细菌性气管炎
发病年龄峰值	6 个月 ~3 岁	3~7 岁	3~5 岁，但整个儿童期都可见
病因	声门下炎症、水肿	会厌及会厌襞的炎症及水肿	细菌感染及气管黏膜炎症，黏膜脓性分泌物阻塞气管
病原菌	副流感病毒、呼吸道合胞病毒、腺病毒	嗜血流杆菌、链球菌、金黄色葡萄球菌	金黄色葡萄球菌或混合菌株
临床特点	上呼吸道感染前驱症状后出现声嘶、犬吠样咳嗽、低热、吸气相喘鸣	高热、中毒症状、流涎、喘鸣,病情进展快	喉炎样前驱感染数天后进展为中毒症状、双相喘鸣、明显窘迫
实验室检查及放射片结果	在颈部的 PA 的尖塔,或正常	在颈外侧增厚	正常的上呼吸道结构
治疗	激素,雾化吸入肾上腺素	气管插管,抗生素	常需要插管，抗生素治疗

3. 诊断　应尽快进行中毒症状的评估。实验室检查并非诊断标准,白细胞计数可正常或轻度升高,血培养常为阴性。颈、胸部 X 线侧位和正位片

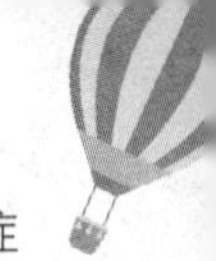

可有助于诊断。普通X线片中可见声门下狭窄，气管气柱边缘变得粗糙，气管腔内可见高密度影，会厌与声门上结构显示正常。此外，胸片可见肺炎改变。支气管镜检查既是诊断方法，又可用于治疗，可在紧急情况下使用。该检查可见声门上结构和喉部，排除其他病理情况，吸出气管分泌物，建立人工气道。

4. 治疗 少数情况下，严重窘迫需要在急诊室立即插管吸痰。配备有手术室时可优先进行呼吸道治疗。患儿需住院，重症监护，吸氧，补液，使用广谱抗生素。大部分患儿需气管插管，气管插管率为30%~70%。插管持续时间为4~5天，而不像喉炎只需48小时或会厌炎仅需54小时，细菌性气管炎病情恢复缓慢，可因为严重呼吸窘迫反复，拔管后需重新插管。

（三）呼吸道异物

呼吸道异物导致的窒息是儿童死亡的常见原因。大部分死亡病例见于3岁以下幼儿。异物可卡在呼吸道的任何一部分，并可以移动。最常见的呼吸道异物为圆形食物，如葡萄、葡萄干、花生、热狗等，还包括一些非食品。最难处理和难取的是可以变形的异物，如气球、手套等，这些异物最可能导致患儿死亡。

1. 临床特点 一般来说，物体一旦通过声门下腔，有些卡在支气管，通常是右主支气管干，更多的是卡在呼吸道终端。卡在上呼吸道的大型异物往往可引起明显的上呼吸道梗阻症状，如呼吸困难、流涎、喘鸣、发绀等，预后可能最差。

异物可导致上呼吸道部分或完全阻塞。仍有

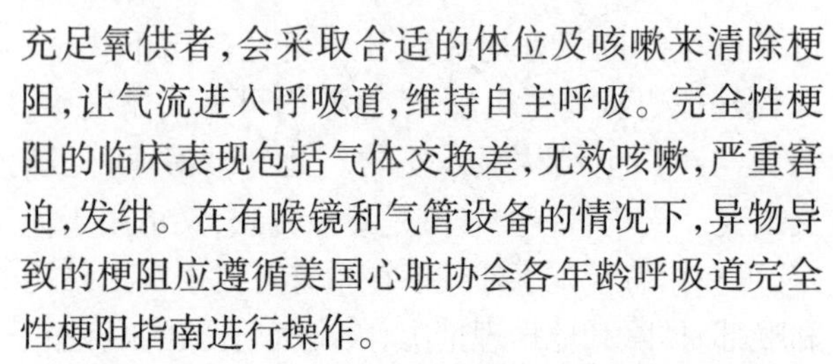

充足氧供者，会采取合适的体位及咳嗽来清除梗阻，让气流进入呼吸道，维持自主呼吸。完全性梗阻的临床表现包括气体交换差，无效咳嗽，严重窘迫，发绀。在有喉镜和气管设备的情况下，异物导致的梗阻应遵循美国心脏协会各年龄呼吸道完全性梗阻指南进行操作。

2. 诊断　上呼吸道异物患儿通常没有时间也不会进行影像检查确诊。如果患儿病情稳定，可让患儿保持舒适的体位，用移动机器拍摄颈部 X 线侧位片及胸片。

3. 治疗　去除异物，包括婴幼儿可击打背部或冲击胸部，对于儿童和青少年则冲击腹部。1 岁以下窒息婴儿应击打背部肩胛区 5 次后再击打胸骨下 5 次。胸部冲击类似胸外按压方法，新生儿使用拇指环绕术。婴儿的头部应低于躯干。婴幼儿不能使用腹部冲击法，因其可能导致婴幼儿腹部脏器受损。勿对婴幼儿使用手指盲抠，这可使异物进一步进入呼吸道。

对 1 岁以上意识清醒的患儿使用海姆里克腹部冲击法，对于无意识患儿使用胸部按压。进行海式手法时，救援人员将一手握拳，另一手抱住拳头，抵住受害者的腹部。在腰部和肋骨间用力冲击 5 次。救援人员的手不应该放在剑突上。对于可站立的意识正常的患儿可使用这个动作。无意识的患儿应仰卧位，救援人员横跨跪于患儿之上。如在医院，应抬患儿下颚开放呼吸道，评估其呼吸。如果没有胸廓起伏，可用复苏囊加压给氧辅助通气。如果仍然没有胸廓起伏，应进行喉镜检查，使用小儿 Magill 钳取出异物。如果不能在咽喉部看到异物，则异物可能位于食管或推向气管软骨形成梗

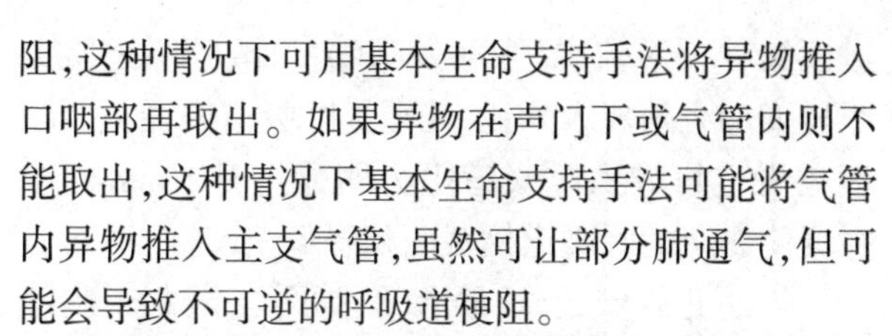

阻，这种情况下可用基本生命支持手法将异物推入口咽部再取出。如果异物在声门下或气管内则不能取出，这种情况下基本生命支持手法可能将气管内异物推入主支气管，虽然可让部分肺通气，但可能会导致不可逆的呼吸道梗阻。

气管插管及复苏囊给氧都失败时，医生应对呼吸道梗阻患儿实施环甲软骨切开术。沿环甲膜下缘中线插入一根较大的静脉导管（14~18 号）。吸气时先将塑料导管与 3.0 气管导管适配器相连，然后连接手动复苏器。目前普遍认为，在建立新呼吸道前必须使用一些临时方法保证氧合。

第二节　下呼吸道梗阻

一、哮喘

哮喘是儿童最常见的慢性疾病，急诊室就诊患儿中约有 3% 是哮喘，约 3% 的住院患儿也是哮喘。哮喘是近十年中患病率、发病率和死亡率仍在增加的少数慢性疾病之一。因此，急诊室对急性哮喘患儿的识别、评估和临床管理十分重要。

（一）解剖与生理学基础

哮喘是以支气管收缩、黏膜水肿、肺部分泌物增多为特点的下呼吸道疾病，如果不及时有效处理可导致呼吸衰竭。儿童和成人之间解剖和生理差异可能是加速呼吸衰竭发展的原因，要求医生迅速识别和采取适当的措施来扭转呼吸窘迫。上呼吸道感染伴严重流涕，常触发哮喘发作，呼吸道阻力明显增加。与成人相比，儿童上呼吸道内径只要小幅减少也可导致呼吸道阻力明显上升，1mm 的水肿可使婴儿的呼吸道横截面积降低 75%。

年幼儿胸壁柔软，肋骨呈水平位，限制了胸部活动来增加潮气量，靠膈肌运动来进行通气，哭闹或吞咽空气可导致腹胀从而阻碍膈肌运动。由于无法大幅度增加潮气量，分钟通气量只能依靠增加呼吸频率来改善，这会迅速导致呼吸肌疲劳。

由于代谢率较高，12 个月以下婴儿的氧耗指数是成人的两倍。呼吸道阻力增加和胸壁为了顺应快速的呼吸，使能量消耗增加。当氧合较差时，呼吸做功增加可能占氧耗总量的 15%。因此，儿童会因为呼吸道疾病相当迅速地发展为低氧血症。氧供不足和呼吸窘迫可能出现心动过缓，如果不进行适当干预，在数分钟内可导致心跳停止。

（二）临床评估

对所有来急诊室就诊的急性喘息儿童都应重视心肺监测，并监测氧饱和度，必要时使用氧疗。在评估儿童急性气喘时医生应简单地问病史，重点进行体查，确定病情严重程度，并采取适当治疗。初步处理后，医生可开始进行临床评估。

1. 病史　应该包括年龄、病程及症状的严重程度，有无窒息发作（异物），最近使用的药物。家长应注意这次起病较以前发作的情况是否有加重，睡眠及食欲缺乏、说话困难都说明病情在加重。对哮喘药物的名称、剂量及服用频率都应加以注意。接受短效 β_2-激动剂治疗的患儿，如来急诊室就诊，用同样的治疗就可能没有效果。

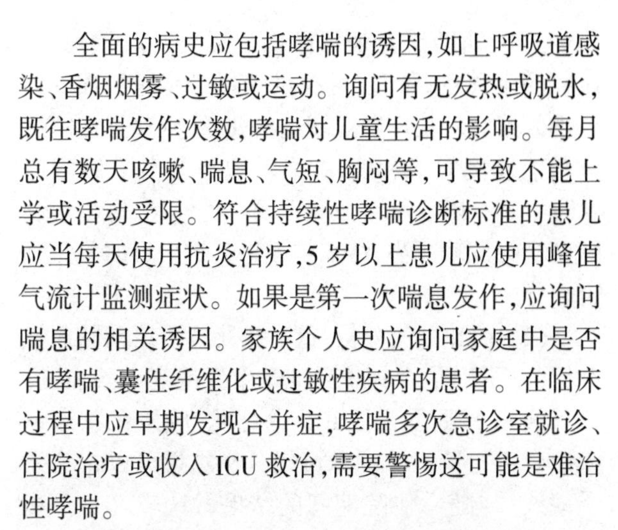

全面的病史应包括哮喘的诱因，如上呼吸道感染、香烟烟雾、过敏或运动。询问有无发热或脱水，既往哮喘发作次数，哮喘对儿童生活的影响。每月总有数天咳嗽、喘息、气短、胸闷等，可导致不能上学或活动受限。符合持续性哮喘诊断标准的患儿应当每天使用抗炎治疗，5 岁以上患儿应使用峰值气流计监测症状。如果是第一次喘息发作，应询问喘息的相关诱因。家族个人史应询问家庭中是否有哮喘、囊性纤维化或过敏性疾病的患者。在临床过程中应早期发现合并症，哮喘多次急诊室就诊、住院治疗或收入 ICU 救治，需要警惕这可能是难治性哮喘。

2. 体格检查　重点应包括生命体征和意识水平评估。焦虑、烦躁不安或昏睡患儿可能已经发生低氧血症。目前还没有采用一个统一的哮喘评分评估或治疗监测。大多数哮喘评分系统包括呼吸频率、喘息程度、吸呼比、辅助肌肉呼吸、室内空气中氧饱和度等关键临床因素。评分可以帮助急诊室分诊人员评估疾病程度及患儿对治疗的反应。

对于重症患儿，即使不通过听诊器也能听到喘息，如果通气极差，就可能听不到喘息。非对称性喘息时，表明有肺炎、气胸或有异物存在。胸部和颈部触诊可发现皮下气肿、纵隔气肿或气胸。在初步评估之后再进行其他方面的体查。有可能引发焦虑的体查，如耳镜，应推迟到治疗后再有条不紊地进行。

（三）诊断

1. 诊断策略

（1）脉搏血氧仪：用脉氧仪测量血氧饱和度可

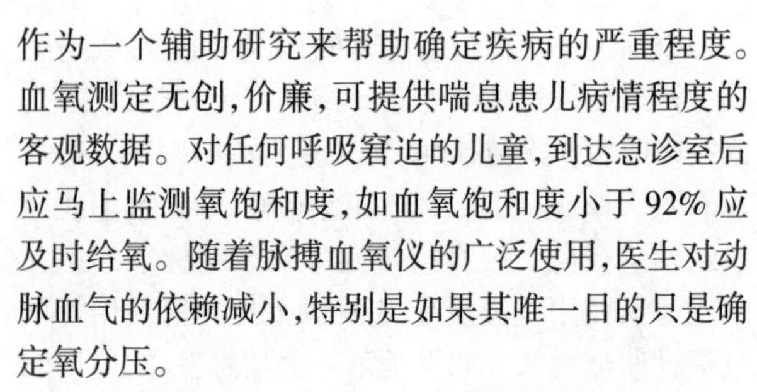

作为一个辅助研究来帮助确定疾病的严重程度。血氧测定无创，价廉，可提供喘息患儿病情程度的客观数据。对任何呼吸窘迫的儿童，到达急诊室后应马上监测氧饱和度，如血氧饱和度小于92%应及时给氧。随着脉搏血氧仪的广泛使用，医生对动脉血气的依赖减小，特别是如果其唯一目的只是确定氧分压。

（2）动脉血气分析：重症患儿应测定动脉血气分析，以明确是否有呼吸性酸中毒或高碳酸血症。对于病情严重需要住ICU的患儿，应该在急诊室治疗后进行测试。动脉血气分析结果可以作为一个基线，与随后住院期间的结果做比较。一个显然“正常”的二氧化碳分压（$PaCO_2$）或pH可能反映的是严重疾病，如一个极端气促的患儿$PaCO_2$为40mmHg，看似“正常”实则提示通气受损及濒临呼吸衰竭。

（3）呼气峰流速（PEFR）：PEFR测定是客观评估恶化严重程度的方法，但它在评价重症患儿方面的功用有限。年幼儿童无法正确遵从此测试，5岁以上儿童也只有2/3能够完成测试。因此，中重度患儿可能无法配合这样的评价方法。

（4）胸片：上呼吸道感染的症状可与肺炎重叠，很难确定胸部X线片对评估儿童急性喘息的必要性，没有预测指标可以明确患儿是否会呈胸片异常，故胸片不作为常规检查。有局灶性胸部异常、发热、极度窘迫或呛咳史的患儿应行胸片检查。喘息患儿常见过度充气、肺间质异常及肺不张，这些不应该成为使用抗生素治疗或更改管理方式的理由。其他更严重的哮喘相关疾病，如肺炎、纵隔气肿、气胸相对少见。一个急性喘息发作的患儿在

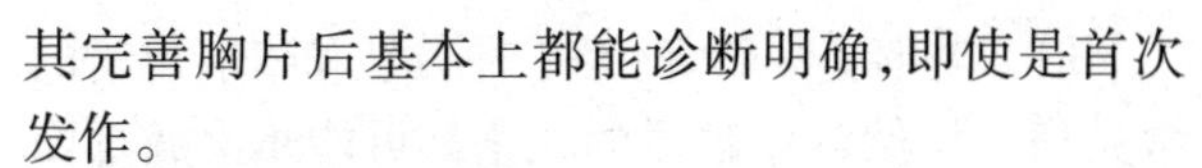

其完善胸片后基本上都能诊断明确，即使是首次发作。

2. 鉴别诊断（表 3-3）

表 3-3　哮喘的鉴别诊断

病种	鉴别特点
感染	
毛细支气管炎	婴儿，有上呼吸道感染前驱症状，季节性，无过敏史，无哮喘家族史
喉炎	吸气相喘鸣，犬吠样咳嗽，发热，吸入湿化气体有效
肺炎	局部哮鸣音，干、湿啰音，咕噜声，发热
结核	弥漫性腺病、体重下降、持续发热
阻塞性毛细支气管炎	长期咳嗽和（或）胸痛，吸入毒素
先天性解剖异常	
胃食管反流	频繁呕吐，体重减轻，误吸
囊性纤维化	腹泻，体重减轻，慢性咳嗽，咸汗
先天性心脏病	湿啰音，杂音，奔马律，肝脏增大，心脏扩大和（或）胸片可见肺血增多
气管食管瘘	呛咳，喂养时发绀
纵隔肿块	胸痛，胸片可见纵隔腔密度增加
血管环	喘鸣，发绀，呼吸暂停，高调铜响咳嗽声，吞咽困难
获得性	
异物	有呛咳史，幼儿，肺部体查不对称，胸片可见一侧肺过度充气
过敏	突然起病，荨麻疹，血管源性水肿，过敏史

（1）毛细支气管炎：是一种最易和哮喘混淆的常见病。虽然各年龄段的儿童都可能感染病毒而患支气管炎，但临床以喘息为特点的毛细支气管炎几乎全部出现在年龄小于12个月的婴儿中。

（2）哮吼：可能与病毒或过敏原有关，从婴儿到学龄前期的儿童都受其影响。本病特征为上呼吸道炎症导致的剧烈犬吠样咳嗽及吸气时喘鸣，夜间症状尤甚。哮喘可能不单有喘鸣，哮吼的患儿可能同时出现喘鸣和喘息，并可能误诊为哮喘。

（3）肺炎：有时可能出现喘息，听诊闻及干啰音。婴幼儿可能有高热、咳嗽、呼噜、鼻扇或三凹征，而在年长儿中更易发现典型的双肺不对称体征。

（4）胃食管反流：也可导致婴儿反复喘息。因食管括约肌无力导致关闭不全，胃内容物抽吸的作用，导致反射性支气管痉挛。喘息反复发作或频繁的呕吐，体重不增的婴儿应接受相关诊断性检查。

（四）管理

在初步临床评估后根据患儿疾病程度分层管理，有助于确保患儿病情加重时及时启动积极治疗，减少对非危重儿采取不必要治疗的不利影响。当然，在急诊室留观期间，病情可能变化，所以反复检查对评估治疗反应至关重要。

1. 轻度发作　特点是轻度气促，呼吸时喘鸣，轻度呼吸相延长，呼吸做功少，氧饱和度大于95%。PEFR能大于70%最好。如果不是病情迅速恶化，特别是在来急诊室之前没有接受过任何哮喘治疗者，只需要给短效β_2受体激动剂（SABAs）即可。在就诊第一个小时内每20分钟治疗一次，吸入1~2次病情就可得到控制，不需要激素全身给药。

如果患儿来急诊室之前已经接受了局部吸入治疗，或接受治疗后无好转，则需要全身给药。

沙丁胺醇因其起效快、作用时间相对长、安全性能好，现已成为来治疗哮喘急性发作的短效 β_2 受体激动剂。吸入方式包括小剂量雾化（NEBs）或定量雾化吸入剂及储物罐吸入（MDI-Ss），近来还有研究评估盐酸左沙丁胺醇的作用。

大部分轻度发作的患儿都能回家治疗。在吸入短效 β_2 受体激动剂后 60 分钟内，如果情况好转，就能出院。短效 β_2 受体激动剂使用应持续 3~10 天。如果在急诊室全身使用糖皮质激素治疗，也应该持续 3~10 天。同时应持续所有其他控制哮喘的药物，包括吸入糖皮质激素（ICS）。一项回顾性研究发现，对于在急诊室全身使用糖皮质激素的患儿而言，没有证据说明额外吸入糖皮质激素有更多益处。儿科急诊医师也很少嘱患儿在急诊室治疗后回家继续吸入糖皮质激素，即使对于持续性哮喘也是如此。此外，除了处方药，急诊室医生还应在患儿出院后给予健康教育，安排哮喘专科 1~4 周的随诊，糖皮质激素可作为减少复发和持续哮喘患儿长期控制药物。

2. 中度发作　患儿神志清楚，有气促、呼气相喘息、吸呼比为 1∶2 及明显呼吸肌辅助呼吸。一般情况下氧饱和度在 92%~95%，PEFR 在 41%~70%。治疗的根本就是吸入短效 β_2-激动剂，还可同时吸入异丙托溴铵及糖皮质激素。

抗胆碱能药物如异丙托溴铵，可阻断呼吸道胆碱受体引起的反射性支气管收缩，可用储物罐定量吸入，或直接与消旋沙丁胺醇混合进行雾化。花生或大豆过敏患儿不能使用储物罐定量吸入，因为其含大豆卵磷脂。研究显示，同时使用抗胆碱能药物与短效 β_2 受体激动剂比单独使用短效 β_2 受体激动剂更有效。在初始 PEFR 低于 50% 的患儿中，使用抗胆碱能药物可明显降低住院率，哮喘评分和肺功能均得到改善，故多次抗胆碱能药物联合短效 β_2 受体激动剂治疗是儿童中至重度哮喘发作的标准治疗方案。虽然抗胆碱能药物治疗后约 1 小时才可见临床症状好转，但该药价格便宜，全身组织吸收小于 1%，被认为几乎无副反应，应在中度发作患儿中使用。在治疗的第一个小时内应连行 3 次联合消旋沙丁胺醇的抗胆碱药物雾化，虽然这样并不优于储物罐定量吸入，但有助于确保治疗第一小时内 3 次雾化达到该有的效果。还有一种方式是在第一小时内每 20 分钟吸入抗胆碱能药物 4~8 喷，同时吸入足够的短效 β_2 受体激动剂。

3. 重度发作　以烦躁不安、嗜睡及极度的气促、心动过速为特点，不用听诊器也可闻及喘息，吸呼比超过 1∶2，呼吸肌辅助呼吸明显，氧饱和度低于 92%。一些重度发作的年长儿因为呼气相延长而出现心动过缓，因为充气明显减少而听不到喘息。PEFR 一般低于 40%。应使用心电监护仪和血压袖带，脉氧仪连续监测氧饱和度。与中度发作患儿一样，应该在到达诊室后尽快给予氧疗并连续进行沙丁胺醇及胆碱能药物雾化。为了使氧饱和度达到 95% 或更高，有必要使用氧袋吸氧面罩。严重患儿可能因为病情不能耐受口服药，因此需要静脉置管给药。应尽快建立静脉留置通道并给一次甲基泼尼松龙。

（1）β_2 受体激动剂：因为患儿吸气气流小，雾化吸入 β_2 受体激动剂可能不能有效到达小呼吸道。

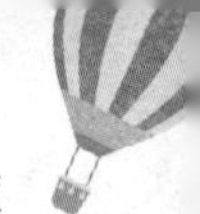

吸气相短、呼气相长、吸气压低，都能影响吸入药物的运送。这种情况下，可使用皮下注射和肌内注射特布他林(terbutaline)或肾上腺素，特别是在尚未建立静脉通道时。特布他林可能更好，因为它可选择性作用受体，像震颤、呕吐、心悸等副反应小。对于极度焦躁不能合作进行吸入治疗的年幼儿，可能给这种治疗更好。虽然对于过敏引起支气管痉挛的患儿，推荐使用肌内注射，但没有数据能说明哪种方法更好。如果需要，皮下注射或肌内注射治疗可每 10~15 分钟重复使用。目前的数据还不足以推荐静脉使用短效 β_2 受体激动剂，因其存在潜在的副反应，包括心律不齐、高血压、低钾血症。对于治疗无反应、濒临呼吸衰竭的患儿，静脉使用短效 β_2 受体激动剂的风险收益比可能就不同了。

（2）氦氧：是一种氦气与氧气的低密度混合物（通常比例为 70∶30），气体通过狭窄呼吸道时能减少气体湍流。从理论上讲，它的作用在于减少呼吸做功，缓解呼吸肌疲劳，降低呼吸衰竭的可能性。一项试验中，使用氦氧治疗的急性重症哮喘患儿，较其他患儿奇脉及呼吸困难指数明显降低，呼气峰流量增加。一项研究比较了氦氧雾化与氧气雾化来运送 β_2 受体激动剂，240 分钟时氦氧组患儿哮喘评分明显改善，需要住院的明显减少。虽然对于常规治疗无效的重症患儿可考虑使用氦氧，但无足够证据支持氦氧适用于所有哮喘患儿。

（3）机械通气：对于重症患儿是否要使用机械通气，必须评估整个临床情况，包括喘息持续时间、疾病严重程度、治疗效果及动脉血气分析结果。不鼓励仅凭血气结果就决定上机的行为，如一患儿 pH7.10，$PaCO_2$ 55，但静脉使用短效 β_2 受体激动剂

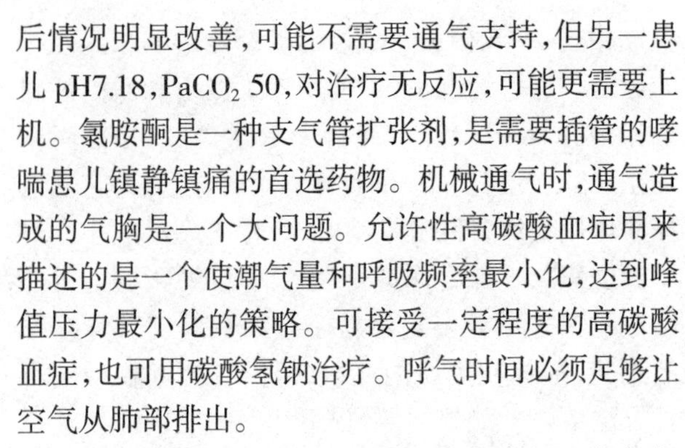

后情况明显改善，可能不需要通气支持，但另一患儿 pH7.18，$PaCO_2$ 50，对治疗无反应，可能更需要上机。氯胺酮是一种支气管扩张剂，是需要插管的哮喘患儿镇静镇痛的首选药物。机械通气时，通气造成的气胸是一个大问题。允许性高碳酸血症用来描述的是一个使潮气量和呼吸频率最小化，达到峰值压力最小化的策略。可接受一定程度的高碳酸血症，也可用碳酸氢钠治疗。呼气时间必须足够让空气从肺部排出。

（4）其他治疗：包括甲基化黄嘌呤衍生物如氨茶碱，未知细菌性病原感染时常规使用抗生素，积极水化，胸部理疗，化痰药物，镇静剂，无创通气等。

（五）药物治疗

1. 小剂量雾化与定量雾化吸入剂　关于优化短效 β_2 受体激动剂治疗急性哮喘患儿的方法，近来有相当多的争论。约 3/4 的儿科急诊医学专家报告，无论病情严重程度都可使用小剂量雾化短效 β_2 受体激动剂。小剂量雾化是一种被动接受雾化的药，不需要精确协调呼吸与气溶胶运送，且抗胆碱能药物及湿化的氧气都能随药物一起进入呼吸道。但是这种吸入的效率不高，只有大约 10% 的药物能到达小呼吸道。另外，大约 10 分钟后才起效，增加了呼吸道管理的时间和成本，且需要外部电源，限制了可行性。定量雾化吸入剂及储物罐就相当于一个可吸入药物的储存罐，不需要精确协调呼吸，不需要憋气。储物罐的使用可减少药物在口咽部的沉积及吸收入血。年长儿即使在校期间也可使用定量雾化吸入剂。不能使用经口吸入储物罐的年幼儿可使用面罩式储物罐。但经口吸入储

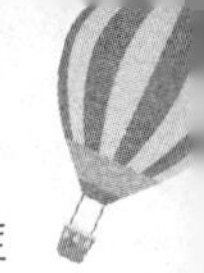

物罐可减少鼻腔滤过，使肺分布达到最大。每按压一次，吸气 5~8 次就可吸空整个储物罐。

2. 储物罐吸入　因为小剂量雾化存在劣势，随着储物罐的发展和广泛应用，研究人员开始评估储物罐吸入短效 β_2 受体激动剂在急诊科的应用。大量临床试验和荟萃分析表明，储物罐吸入至少与小剂量雾化一样有效。定量雾化吸入剂及储物罐的应用可明显减少 1~4 岁年龄组患儿的喘息发作及入院率。一个研究系统性回顾了 2066 例急性哮喘患儿随机选择这两种吸入方法之一进行治疗。给予定量雾化吸入剂治疗的患儿在急诊室治疗时间短，住院率也较低。美国胸科医师学会及美国哮喘过敏免疫学会认为，在急诊室都可以使用小剂量雾化或定量雾化吸入短效 β_2 受体激动剂。因此，相对于小剂量雾化，根据疾病严重度及结局研究，定量雾化吸入剂已被证明对于各年龄组同样有效。通常，间断吸入沙丁胺醇的剂量为 0.15mg/kg，该剂量的有效性及安全性已被证实。但定量雾化吸入沙丁胺醇尚无最佳剂量规定，一些研究显示，小剂量雾化器中加入 7 倍的药物与储物罐定量雾化吸入相比没有差异，显示小剂量雾化器对于转运药物的低效性，大量药物都浪费在空气中。在储物罐吸入短效 β_2 受体激动剂时，如果多按几喷，也可耐受，即使在年幼儿中也是如此。研究发现，给予 1~4 岁年龄组患儿 6 喷定量沙丁胺醇雾化吸入剂治疗，与雾化吸入 2.5mg 沙丁胺醇相比，气促的发生率减低。大剂量（4~12 喷）的短效 β 受体激动剂定量雾化储物罐吸入可达到与雾化机等效的支气管扩张效果。

3. 沙丁胺醇与左旋沙丁胺醇　沙丁胺醇是用

等量的活化盐酸左旋沙丁胺醇混合失活的S-沙丁胺醇（表3-4）。左旋沙丁胺醇在扩张支气管同时也有一些副作用如心动过速和震颤。S-沙丁胺醇一直被认为活性不高，有证据表明可能会增加对组胺的影响，引起促炎反应，具有“典型收缩剂的特点”，且更倾向残留于健康对照者的肺部，这也许可以解释常规用量为什么有效性降低。左旋沙丁胺醇没有S-沙丁胺醇，理论上，应该比沙丁胺醇有效2倍，因为左旋沙丁胺醇没有竞争性的S-沙丁胺醇。在第一个临床试验中，在急诊科治疗的500例急性哮喘患儿，使用左旋沙丁胺醇（1.25mg）与沙丁胺醇（2.5mg）进行比较，使用左旋沙丁胺醇组的入院率更低。因为左旋沙丁胺醇的价格约是沙丁胺醇的10倍，故沙丁胺醇还是哮喘发作患儿的首选。

表3-4　急性哮喘药物推荐剂量

<table>
<tr><td rowspan="5">沙丁胺醇</td><td colspan="2">0.15mg/kg（0.03ml/kg，最大1.0ml）</td></tr>
<tr><td colspan="2"></td></tr>
<tr><td>10kg</td><td>2.5mg（0.5ml）</td></tr>
<tr><td>11~19kg</td><td>3.75mg（0.75ml）</td></tr>
<tr><td>20kg</td><td>5mg（1.0ml）</td></tr>
<tr><td rowspan="4">维持量沙丁胺醇</td><td colspan="2">雾化吸入1.0mg/（kg·h）（最大20mg/h）</td></tr>
<tr><td>10kg</td><td>10mg/h（2ml/h）</td></tr>
<tr><td>10~20kg</td><td>15mg/h（3ml/h）</td></tr>
<tr><td>20kg</td><td>20mg/h（4ml/h）</td></tr>
<tr><td rowspan="4">定量雾化吸入沙丁胺醇</td><td colspan="2">目前没有最佳剂量</td></tr>
<tr><td>10kg</td><td>2~4喷</td></tr>
<tr><td>11~19kg</td><td>4~6喷</td></tr>
<tr><td>20kg</td><td>6~8喷</td></tr>
</table>

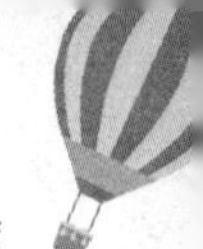

续表

左旋沙丁胺醇	沙丁胺醇推荐剂量的一半	
异丙托溴铵	20kg	250μg/ 次
	20kg	500μg/ 次
L- 肾上腺素（1：1000）or 特布他林（1.0mg/mL）	0.01ml/kg，皮下注射或肌内注射（最大 0.4ml）	
	10~15 分钟后可重复使用	
静脉用特布他林	10μg/kg，每剂输入时间大于 10 分钟，然后 0.1~0.3μg/（kg·min）维持治疗	
	每 30 分钟逐增剂量，从 0.3μg/（kg·min）到最大剂量 5μg/（kg·min）	
泼尼松	2mg/kg（最大 60mg），急诊室剂量	
	1mg/kg，bid，家庭剂量	
地塞米松	0.6mg/kg，口服，1 天分 2 次	
静脉用甲泼尼龙Ⅳ	1~2mg/kg（最大 125mg）	
静脉用硫酸镁	50~75mg/kg，注射时间大于 20 分钟（最大 2.5g）	

患儿持续雾化吸入等量沙丁胺醇可能比频繁的间歇性使用效果好。一项哮喘患儿的临床研究发现，虽然平均 PEFR、入院率及不良反应无差异，但持续治疗组（2 小时）的哮喘评分改善，呼吸治疗时间较少，住院率较低，肺功能检查改善。持续治疗比间歇治疗最大的好处在于，中等量的沙丁胺醇能够更好到达作用部位。另外，该方法的治疗次数较少，花费少且安全，可使病情最重的患儿最大程度受益。但年幼儿可能不能耐受长时间面罩雾化。研究发现，连续间隔 1 小时行 3 次雾化吸入，将雾

化药置于雾化器中，有助于计算被运送的沙丁胺醇总量。对于中度发作的哮喘患儿，氧饱和度小于92% 时应给氧，1 小时内给予沙丁胺醇及抗胆碱药物雾化，可以确保在急诊室治疗的头 1 小时内的适当用量。到达急诊室后，尽快给一次口服泼尼松或地塞米松。对于口服激素后 15 分钟内有呕吐的患儿可肌内注射地塞米松。治疗 1 小时后，临床再次评估，如果结果较入院评估时好转，则有助于确定是否应该住院治疗。

当患儿进行了 1 小时治疗后仍有中度发作者，应继续进行积极 β_2 受体激动剂治疗，可连续或频繁间歇治疗。如果 2 小时后，主观和客观的评估都表明呼吸窘迫无改善或加重，必须住院治疗。还有一些患儿在 2 小时重复评估后临床症状改善，但尚未痊愈，暂时不能回家。一项研究表明，之前使用泼尼松的患儿经过急诊室 2 小时治疗再次评估仍需住院的患儿，再额外积极使用 β_2 受体激动剂治疗 2 小时后，实际住院的不到一半，也没有患儿急诊室出院 48 小时内再次入院。由此推测，泼尼松的影响让患儿避免了住院治疗。因此，在急诊留观区对这些患儿再予 β_2 受体激动剂治疗 3~4 个小时，可能会避免许多患儿住院。

4. 全身使用糖皮质激素　及时应用糖皮质激素可降低住院率，应在中度发作患儿中常规应用，临床医生须确定最优的剂量及使用途径。β_2 受体激动剂频繁雾化联合泼尼松口服治疗，其患儿住院率相对单独使用 β_2 受体激动剂频繁雾化组低。口服皮质激素可有效减少儿童急性哮喘发作的住院率，侵入性小，价格便宜，药物可迅速完全吸收，对于院外治疗显示了潜在优势。

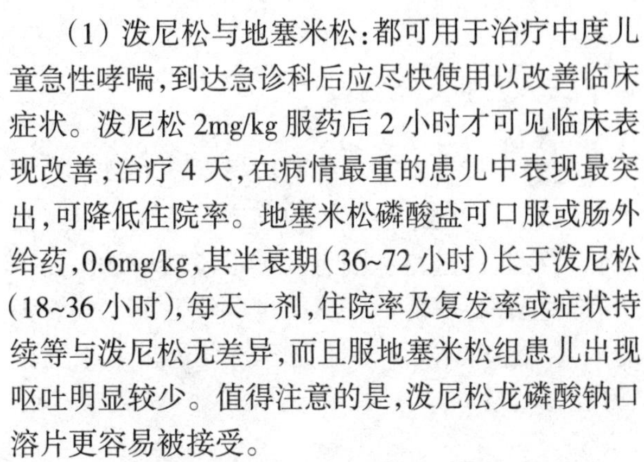

（1）泼尼松与地塞米松：都可用于治疗中度儿童急性哮喘，到达急诊科后应尽快使用以改善临床症状。泼尼松 2mg/kg 服药后 2 小时才可见临床表现改善，治疗 4 天，在病情最重的患儿中表现最突出，可降低住院率。地塞米松磷酸盐可口服或肠外给药，0.6mg/kg，其半衰期（36~72 小时）长于泼尼松（18~36 小时），每天一剂，住院率及复发率或症状持续等与泼尼松无差异，而且服地塞米松组患儿出现呕吐明显较少。值得注意的是，泼尼松龙磷酸钠口溶片更容易被接受。

（2）吸入性糖皮质激素：虽然地塞米松雾化似乎改善症状比泼尼松更明显，但广泛使用有一定的局限性，因其含有亚硫酸氢钠，是一种可诱发过敏个体喘息发作的防腐剂。布地奈德是一种吸入性糖皮质激素，具有很高的活性，体循环吸收率低，且对哮吼的患儿也有效。布地奈德雾化 3 次优于口服 1 次泼尼松。在急诊室使用吸入性糖皮质激素治疗急性哮喘是否合适仍需商榷，还需确定最佳剂型及剂量、最好的吸入方式和最大获益人群。

5. 硫酸镁　越来越多的证据表明硫酸镁对于重症哮喘的成人和儿童都有用。荟萃分析确定，镁剂可改善成人及儿童的病情。最初使用 β_2 受体激动剂效果欠佳的患儿，随机接受镁剂（75mg/kg）治疗，肺功能明显改善。镁剂价格便宜，副反应小。最主要的副反应为低血压，输液时间超过 20 分钟就可避免，故推荐选择性使用镁剂。对 β_2 受体激动剂、抗胆碱药物、糖皮质激素治疗效果欠佳的中度及重度发作患儿，应考虑使用镁剂。

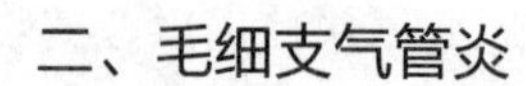

二、毛细支气管炎

毛细支气管炎是一种可以导致 2 岁以下儿童小呼吸道炎症的急性感染。临床上表现为上呼吸道感染症状伴进行性喘息及呼吸做功增加。几乎所有儿童在 2 岁前都曾感染过可致毛细支气管炎的病毒,但 1 岁以下婴儿更容易发展为毛细支气管炎。

（一）流行病学

毛细支气管炎是一种季节性疾病,11 月到 5 月为高发季节,在美国约占急诊病例的 3%。19%~27% 的毛细支气管炎患儿在急诊收住院治疗,占 1 岁以上住院患儿的 20%。近 20 年来住院率迅速上升,受多因素影响,包括贫穷、住房拥挤、被动吸烟、上日间托儿所等。年幼的婴儿或男婴住院的比例更高,潜在的慢性病如先天性心脏病、慢性肺疾病等都能加重该病。毛细支气管炎并不是致命性的疾病,在美国的平均死亡率只有 2/100 000 活产儿,低体重儿(2500g 以下)、5 分钟内阿氏评分低、多胎次、低龄产妇都可以增加其死亡率,母乳喂养有利于治疗。

（二）病因与病理学

很多病毒都是导致毛细支气管炎的潜在原因,最常见的是呼吸道合胞病毒,可以导致 70% 的健康儿童患病。其他常见病毒包括副流感病毒、人变形肺病毒、流感病毒、腺病毒、鼻病毒。呼吸道病毒是通过患儿的手传至鼻,或者经打喷嚏或咳嗽的飞

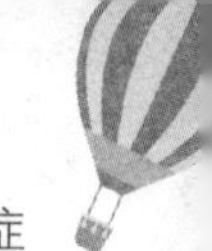

沫由一个宿主传至另一个宿主，病毒存在于临床症状之前，能在有免疫力的婴儿体内停留2~3周。开始感染的第2~8天为潜伏期。病毒在尚未传播至下呼吸道黏膜表面之前，已经在上呼吸道的上皮细胞进行复制，感染的上皮细胞一般通过溶解或凋亡被破坏，导致细胞脱落，释放炎症介质。感染的肺部表现为上皮细胞坏死、单核细胞炎症和支气管周围组织水肿，组织学检查可发现黏膜和纤维原堵塞了呼吸道。这些特征临床上表现为毛细支气管炎的喘息及下呼吸道梗阻。小婴儿的下呼吸道管腔小，免疫系统发育不完善，更加容易出现严重症状。严重的下呼吸道阻塞可以导致空气滞留和肺不张，从而表现为通气血流比失衡和低氧血症。另外，由于小婴儿易疲劳，更易引起高碳酸血症和呼吸衰竭。

（三）临床特征

1. 病史　一般来说，毛细支气管炎多见于1岁以下患儿，好发于冬季。首发症状为上呼吸道感染症状如鼻塞、流涕。该症状持续数天后进展为轻微咳嗽，通常伴有喂养困难，一些家长自述可听到喘鸣，1/3伴有发热，小婴儿可能出现呼吸暂停。确定患儿有无脱水很重要，包括经口摄入总量和喂养频率、尿量、有无呕吐和腹泻。患儿有无基础疾病，如先天性心脏病、慢性肺疾病或早产，都对毛细支气管炎的临床病程有一定的影响。既往史或家族史有喘息则有助于鉴别毛细支气管炎和哮喘。其他病史如患儿是否在托管中心或看护人有呼吸道症状也有助于疾病诊断。

2. 体格检查　对生命体征及一般情况的评估

对所有毛细支气管炎患儿都至关重要，如发热、心率增快、气促和低氧血症。脉氧仪可对喘息患儿进行无创监测，价格便宜，还可提供客观数据。任何中重度患儿在抵达急诊室进行体格检查后，都应立即进行氧饱和度（SaO_2）检测，就不必要进行血气分析来了解患儿的氧合情况。血气分析只针对高碳酸血症和呼吸性酸中毒的严重患儿。重症患儿可出现烦躁或昏睡，呼吸窘迫时可出现鼻翼扇动和三凹征等体征。肺部听诊可闻及呼吸音减低、湿啰音、干啰音、喘息和呼吸比延长。临床医生通过体格检查，就可以对患儿的病情进行分级，如轻度、中度、重度。喂养不当和隐性失水增加都可造成患儿脱水。对患儿的前囟、黏膜、皮肤弹性进行仔细评估就可了解患儿有无脱水。

3. **并发症**　临床医生需要了解整个病程，疾病最严重可能需要住院的阶段一般发生在最初2~3天，但整个治疗时间要长得多，平均为12天，咳嗽和有声呼吸可持续4周以上。

（1）严重细菌感染：急性细菌性中耳炎是毛细支气管炎常见的合并症，发生率高达60%。病原菌和单纯急性细菌性中耳炎相似。约1%的患儿有尿道感染，但无菌血症。8周以下的毛细支气管炎伴发热的患儿常比较棘手。严重细菌感染，定义为尿路感染、菌血症、细菌性脑膜炎或者细菌性肠炎，小于8周的婴儿中发生率高达12%。但在已知有合胞病毒感染、就诊于急诊室的毛细支气管炎患儿中，严重细菌感染的比例明显较低。总之，根据多中心研究显示，2个月以下合胞病毒感染伴发热的患儿中，有7%同时出现了严重细菌感染，非合胞病毒感染的患儿为12.5%。在严重细菌感染的患

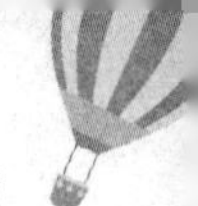

儿中,82%有尿路感染。菌血症的发生率比较低,他们仅出现在新生儿中。RSV阳性的患儿不会出现细菌性脑膜炎。在1~2个月的RSV阳性伴发热的毛细支气管炎患儿中,大多数提倡给患儿进行尿常规检查,其他检查如脑脊液和血培养都可根据病情进行选择。同样,对未确诊的严重细菌感染患儿并不需要经验性的使用抗生素。1个月以下的发热患儿都要进行严重细菌感染的检测,都要经验性使用抗生素,不管他们是否有呼吸道合胞病毒感染。

（2）呼吸暂停:常见于年幼的毛细支气管炎患儿,特别是在住院患儿中。8%的住院患儿有呼吸暂停病史,近3%的患儿在住院期间仍有呼吸暂停。住院时出现呼吸暂停的高危因素包括小于1个月的足月患儿、纠正胎龄小于48周的早产儿及住院前有呼吸暂停病史的患儿。如果没有这些高危因素,住院期间发生呼吸暂停的可能性较小。

（3）远期并发症:毛细支气管炎治愈后需进行长期的随访。在婴儿期有毛细支气管炎病史的患儿,青年期和成年期患下呼吸道疾病(如哮喘)的发病率会比较高。

（四）诊断策略

毛细支气管炎应根据病史及体查初步诊断。检测病毒的方式包括鼻咽部分泌物的酶联免疫吸附测定、荧光抗体测定、聚合酶链反应及病毒培养。一般门急诊治疗的患儿不一定要做这些检查。确定病毒种类在一些情况下是有用的,有特异性的病毒诊断可让患儿收住相应的病房,与其他相同病原的患儿住在一起,降低院感发生率。在明确病原前,医务人员进行操作时应谨慎。

对于表现为典型毛细支气管炎的患儿,胸片并不是必需的。超过 70% 的毛细支气管炎住院患儿都查了胸片,在下呼吸道感染患儿中,胸片并不能影响临床结局,反而可能导致使用了不必要的抗生素治疗。有不到 1% 的患儿胸片与毛细支气管炎的临床诊断不一致。影像检查有助于诊断严重窘迫、明显低氧血症及表现不典型的患儿。根据美国儿科医学会对毛细支气管炎的诊断和管理建议,临床医生应根据病史及体查诊断毛细支气管炎,并对疾病严重程度进行评估,不应该为了诊断而进行常规实验室和影像学检查。

毛细支气管炎与哮喘的临床表现有许多共同之处,需要进行鉴别,仅凭体查不能区别。年幼儿、冬季发病、先前有上呼吸道感染症状、无过敏性疾病和喘息家族史都提示患儿可能为毛细支气管炎。一些患儿同时出现两种病的表现,如一个 12 个月的患儿在 7 个月首次出现上呼吸道感染症状及喘息,医生可能会选择进行急性哮喘的初步治疗。

(五)治疗

1. 短效 β_2 受体激动剂　是哮喘患儿喘息发作的首选治疗。有研究表明,毛细支气管炎引起的喘息使用该类药物治疗效果不如哮喘。荟萃分析显示,短效 β_2 受体激动剂可使毛细支气管炎患儿的临床评分短期内得到轻微改善,对住院费用或住院时间无明显影响。副反应虽然罕见,但心动过速、血氧饱和度减少、潮红、多动等时有发生。因此,美国儿科医学会并不推荐将短效 β_2 受体激动剂作为毛细支气管炎的常规治疗,使用前应考虑患儿会不

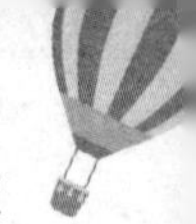

会产生积极的临床反应。

2. 肾上腺素　对于毛细支气管炎的治疗也存在争议。荟萃分析认为，尚无足够证据支持在住院患儿中使用肾上腺素，因其不会减少住院率及住院时间，但在门诊患儿中比支气管扩张剂和安慰剂有用，在急诊室使用的缺陷在于患儿在家里不能继续用该药。因此，只有对于中重度患儿，使用 β_2 受体激动剂无效且需要住院治疗的患儿才使用雾化吸入肾上腺素。在使用短效 β_2 受体激动剂的同时，只有确定患儿能从中受益，才继续使用雾化肾上腺素。

3. 抗胆碱能药物　目前关于雾化吸入抗胆碱能药物（如异丙托溴铵）的研究并无定论。在急诊室，除 β_2 受体激动剂外还接受抗胆碱能药物治疗的患儿，对其他治疗的需求减少，目前还没有足够的数据支持对喘息或疑为毛细支气管炎的年幼儿推荐使用抗胆碱能药物。

4. 糖皮质激素　全身使用糖皮质激素对于急性哮喘患儿的喘息，不失为一种有效治疗。尽管有报道说明，半数以上毛细支气管炎患儿的处方上有糖皮质激素，已经证明其对于入院率、临床评分及结局等毫无益处，吸入糖皮质激素对于病程也无积极作用。

5. 利巴韦林　是一种治疗呼吸道合胞病毒感染的特异性抗病毒药物，可稍微减少机械通气及病重状态的时间，但因其成本和潜在风险，限制了它作为一种常规药物使用。利巴韦林可用于已经明确有呼吸道合胞病毒感染的严重呼吸障碍患儿。

6. 其他　重度毛细支气管炎患儿需要重症监护或机械通气时，通常并发或继发细菌感染。克拉

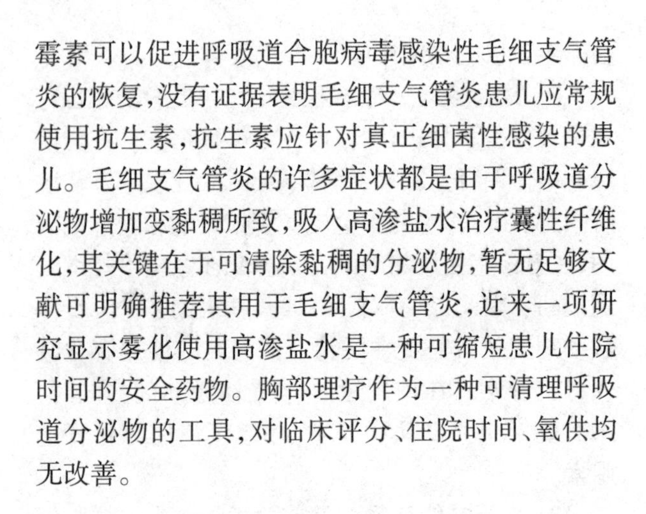

霉素可以促进呼吸道合胞病毒感染性毛细支气管炎的恢复,没有证据表明毛细支气管炎患儿应常规使用抗生素,抗生素应针对真正细菌性感染的患儿。毛细支气管炎的许多症状都是由于呼吸道分泌物增加变黏稠所致,吸入高渗盐水治疗囊性纤维化,其关键在于可清除黏稠的分泌物,暂无足够文献可明确推荐其用于毛细支气管炎,近来一项研究显示雾化使用高渗盐水是一种可缩短患儿住院时间的安全药物。胸部理疗作为一种可清理呼吸道分泌物的工具,对临床评分、住院时间、氧供均无改善。

(六) 管理

对于毛细支气管炎在急诊室的评估和管理,能预计临床进程是其中非常重要的部分(表 3-5)。因疾病为动态变化,仅凭某一时间点的评估不足以充分估计其严重性,需要进行反复检查。住院的相关因素包括年龄在 3 个月以下、孕周 <34 周、急性病容、低氧血症(氧饱和度 <95%)、呼吸急促(>70 次 /min)、胸片可见明显肺不张等。除了年龄和早产病史,有明显血流动力学异常的先天性心脏病、慢性肺疾病或免疫抑制状态都与高发病率和死亡率有关。

表 3-5 毛细支气管炎评估

	轻度	中度	重度
喂养	正常	较少	困难
在室内的氧饱和度	95%	92%~94%	92%
呼吸频率(次 /min)	60	60~70	70

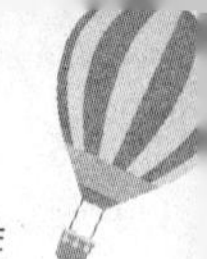

续表

	轻度	中度	重度
三凹征	无/轻度	肋间隙凹陷	胸骨下端凹陷
呼吸肌辅助呼吸	无	无	颈部、腹部
喘息	无/轻度	中度呼气相	重度,双相,不用听诊器也可闻及
气体交换	良好,呼吸音对称	局部呼吸音降低	多处呼吸音降低

儿科与急诊医师还应评估患儿呼吸窘迫的程度。呼吸道症状如果对喂养及维持正常循环产生负面影响,则应收住院。进一步决策应围绕是在家中进行支持治疗还是需要在医院进行相关治疗。对于门诊治疗的患儿,应在24小时内进行随访复诊。如果在急诊室进行短效 β_2 受体激动剂治疗后,症状得以改善,就可在家中进行维持治疗;如果患儿对短效 β_2 受体激动剂无反应,但达到了其他的出院标准,门诊治疗中就不应该继续使用短效 β_2 受体激动剂。应对疾病提供预见性指导,告知父母哪些是呼吸窘迫恶化的症状,包括喂养困难、三凹征、气促加重、嗜睡、易激惹等。如果这些体征出现,应立即求诊。

虽然急诊室医生通常不会给患儿预防性药物,但患儿有需要时,应该提出相应建议。呼吸道合胞病毒的单克隆抗体对于一些呼吸道合胞病毒特异性免疫球蛋白不能有效治疗时可以应用,能有效降低高危人群的住院率,24个月以下患慢性肺疾病、先天性心脏病或早产儿推荐使用,在高发季节每月肌内注射一次。

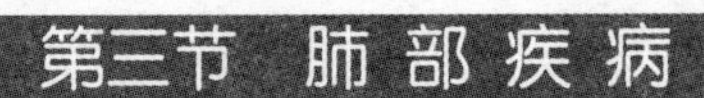

第三节　肺部疾病

一、肺炎总论

肺炎是肺组织的炎症,多由感染引起,偶尔也可由非感染性损伤造成。一般根据症状及体征即可诊断肺炎,胸片见异常肺部渗出影也可诊断肺炎。肺炎的临床表现各异,是常见疾病,也可能危及生命。引起肺炎的原因多种多样,由于检查的局限性,很难做出病因学诊断。临床表现、实验室检查、放射学检查有时可提示特殊病原,但大部分病因仍不明。

(一)病原学

肺炎患儿的感染率因年龄而异。学龄期儿童平均为每1000人中40人感染。在12~15岁人群中下降至每1000人中只有7人感染。男女比例为2∶1。3/4的肺炎死亡病例都是细菌感染。各年龄段的致病菌不一,因为大部分肺炎不能明确病原,所以要明确每一种特异性病原的发病率相当困难。据估计,60%~90%的肺炎是由病毒引起的。病毒在年幼儿中最为常见。细菌性肺炎在新生儿中多见,但在年幼儿及年长儿中较少。除了新生儿期,细菌在各年龄组的发病率大致相同。细菌与病毒的混合感染或伴随感染可占肺炎的1/3。沙眼衣原体是3~19周婴儿肺炎独特的病原。百日咳常见于1岁以下婴儿,也可见于年长儿及青少年。肺炎支原体是5岁以上儿童最常见病因之一,在年幼儿中

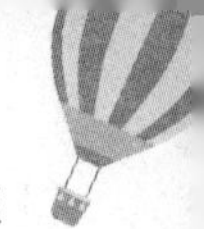

也多见。衣原体肺炎多见于5岁以上儿童，在年幼儿中也可引起感染。

在细菌感染中，B组链球菌及革兰阴性菌在新生儿中最常见。解脲支原体及李斯特单胞菌在3月以下婴儿中都可致病。肺炎链球菌是除新生儿期外肺炎最常见的致病菌。流感嗜血杆菌及金黄色葡萄球菌较少，常见于1岁以下婴儿。自从婴幼儿接种疫苗以来，B型流感嗜血杆菌的发病率已明显下降，七价肺炎结合疫苗可保护性针对85%特异性血清型的细菌性肺炎，肺炎球菌多糖疫苗在2岁以上肺炎链球菌疾病高危儿童中推荐使用。研究发现，肺炎链球菌疫苗还可针对病毒性肺炎，可使住院患儿中7种呼吸道病毒性肺炎减少31%，可能因为医院内病毒性肺炎常与合并肺炎链球菌感染有关。其次常见的细菌包括A组链球菌、奈瑟脑膜炎球菌以及在吸入性肺炎特别常见的厌氧菌。肺炎少见病因包括铜绿假单胞菌、嗜肺军团菌、卡氏肺囊虫以及立克次体。

呼吸道合胞病毒及副流感病毒是1岁以下婴儿感染最常见的病毒。可导致新生儿肺炎的病毒包括风疹病毒、巨细胞病毒、单纯疱疹病毒。其他病毒包括流感病毒、腺病毒、鼻病毒、肠病毒、麻疹病毒、水痘病毒、EB病毒。宿主免疫功能低下更易感染细菌而导致肺炎，混合感染及机会菌感染包括细菌、病毒（巨细胞病毒、水痘病毒）、原虫（卡氏肺囊虫）及真菌感染。

（二）病理生理学

肺部有许多针对感染的局部及全身保护性免疫机制。母孕期主动获得的抗体在婴儿出生后头几个月可抵御肺炎链球菌及流感嗜血杆菌感染。患儿保护机制改变,患肺炎的风险也增加,包括先天性解剖异常(腭裂、气管食管瘘、隔离肺、先天性囊性腺瘤样畸形)、免疫缺损、神经学改变导致吸入增加(昏迷、抽搐、脑瘫、全麻)、黏膜分泌物质量改变(囊性纤维化、CF)等。

细菌性肺炎及支原体感染可通过飞沫在人之间传播。儿童可发生无症状性的上呼吸道病原定植,且可以传播给其他儿童。细菌性肺炎可由远端细菌感染灶通过血源传播获得。病毒在上呼吸道繁殖也可蔓延使下呼吸道受累导致病毒性肺炎。水痘病毒、巨细胞病毒、单纯疱疹病毒、EB 病毒、麻疹病毒、风疹病毒等都能通过血源感染累及肺部。

(三)临床表现

1. 病史　肺炎的临床表现因患儿年龄、病原、严重程度不同而不同。3 个月以下的婴儿一般都会有呼吸症状,如气促、咳嗽、三凹征、呻吟及一些非定位体征,包括发热或低体温、呕吐、喂养不耐受、嗜睡。肺炎链球菌感染的年幼儿可能有非特异性症状,如高热、嗜睡,而无呼吸症状。一般而言,随着年龄增长,症状和体征变得越来越具特异性,同时具有一般感染的表现。感染相关一般症状包括发热、寒战、头痛、僵硬等不适。下呼吸道疾病的症状可包括咳嗽、喘息。胸膜刺激征可致胸腹疼痛、颈痛或颈项强直。肺炎伴呕吐或食欲缺乏常提示严重疾病或脱水。

其他病史应涵盖的重点包括出生免疫史(特别是肺炎链球菌及 B 型流感嗜血杆菌疫苗接种)、

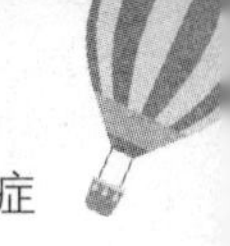

有无镰状细胞病史、既往有无肺炎或频繁感染史、有无慢性病，合并呼吸系统疾病（如支气管肺发育不良或囊性纤维化）或心脏疾病的患儿对肺炎耐受差，有原发性或获得性免疫缺陷的儿童更易感染各种常见、罕见及机会菌，从而造成严重或暴发性疾病。

2. 体格检查　开始体查时，应先注意患儿的一般情况及呼吸模式。生命体征及氧饱和度都应在入院时进行评估，包括中毒症状、警觉及交流水平、皮肤颜色、灌注状态等。发热最常见于细菌性肺炎，在新生儿及非细菌性疾病患儿中可能只有低热或无发热。心血管参数可提示脱水及罕见的休克。气促虽不是普遍现象，但却是肺炎最敏感的指标，还可能是年幼儿的唯一表现。世界卫生组织出版的发展中国家及城市肺炎临床诊断指南中，气促和三凹征作为下呼吸道疾病的指标。气促的定义是 1 岁以下婴儿呼吸频率大于 50 次 /min，1 岁以上儿童呼吸频率大于 40 次 /min。下呼吸道疾病的其他表现包括咳嗽、喘息、鼻翼扇动、三凹征、呻吟、呼吸肌辅助呼吸。咳嗽特点有助于诊断，婴儿断续阵发性咳嗽多提示沙眼衣原体或百日咳等感染性肺炎。年长儿听诊可闻及啰音、喘鸣音、呼吸音减低，叩诊出现浊音及相应的语颤减低。啰音可能被吸气无力或上呼吸道杂音所掩盖。胸膜刺激可致腹部紧张或假性脑脊髓膜炎，肺部过度充气可导致肝脾下移。肺外表现可能包括鼻后滴漏、咽炎、喘鸣、病毒疹、沙眼衣原体感染性结膜炎、肺炎支原体感染性咽炎及皮疹，肺外感染如细菌导致的软组织脓肿、中耳炎、鼻窦炎、脑膜炎、心包炎。

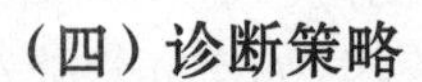

（四）诊断策略

不是怀疑肺炎的儿童都要进行检查。如果一般情况好，有咳嗽及啰音，可以临床诊断，在门诊治疗。如果患儿有急性病容，诊断不明，就需要进一步评估。年幼儿出现发热、白细胞增多，提示有隐匿性肺炎。这些患儿应完善胸片等检查。

1. 实验室检查 肺炎患儿有低氧血症可能，应该检测血氧饱和度。大部分患儿无需动脉血气分析，但严重呼吸窘迫应行此检查。接下来进行呼吸状态或通气评估。血电解质、血清尿素氮、肌酐有利于评估脱水及指导液体管理。如果需要明确疾病进程及潜在并发症，才需要进一步实验室检查。

白细胞计数可鉴别肺炎病因，外周白细胞计数大于 15×10^9/L，伴成熟或幼稚粒细胞，提示细菌感染。肺炎球菌性肺炎可造成白细胞计数明显升高。白细胞增多及中毒颗粒都能协助诊断菌血症及潜在并发症。白细胞正常或升高、淋巴为主常见于病毒感染。嗜酸性粒细胞提示衣原体疾病。百日咳常见白细胞计数增高、淋巴细胞增多，但6个月以下婴儿的血象可能无变化。

只有1%~10%的细菌性肺炎患儿血培养阳性，但大部分医院的标本污染率也可达此范围，因此一般情况好无并发症的肺炎，血培养用处不大。当血培养阳性时，可以分辨出特异性病原，且可认为该患儿为细菌性肺炎。痰培养在青少年中可能有用，但存在技术难度，在年幼儿中用处不大。

胸腔积液患儿可行左侧卧位胸片来评估积液的部位及大小。危重儿及伴并发症的肺炎患儿CT

扫描可更详尽地看到积液及肺部异常，但并不推荐作为常规检查。明显胸腔积液患儿可行胸腔穿刺进行诊断及治疗，虽然多提示细菌感染，但肺炎旁积液可见于支原体感染，偶见于病毒感染。胸腔积液应送检行革兰染色及培养（厌氧菌及需氧菌）、细胞计数、分类、总蛋白、pH、糖测定。如果初始评估不能诊断，则需进行罕见病原的培养。危重患儿可行支气管镜取支气管灌洗液。

鼻咽部病毒培养、特殊病毒或细菌的抗原测定、血清抗体测定有助于确定病因。虽然大部分结核患儿没有肺部症状，但大叶性肺炎、肺部积液、肺门淋巴结、免疫功能损伤、近期从不发达地区移民等儿童都应行结核菌素皮肤试验，晨间胃液中可见抗酸抗菌。8岁以下儿童痰标本易被上呼吸道病原菌污染，一般没有帮助。上呼吸道分泌物的细菌培养通常可见正常菌群生长，只反映定植菌群，因而没有意义。气管内分泌物或直接从肺部抽吸出的样本对于诊断更精确，但这些侵入性检查限制了它的可行性。对潜在其他感染的评估应着重于脑膜、心包、会厌、软组织、关节等，用以明确病原，更好地评估病程。

2. 放射学检查　胸片可明确肺部有无渗出。肺炎并脱水患儿可能胸片无渗出影，但在补水后渗出会迅速出现，胸片可提供病情进展的线索。大部分细菌都可造成肺叶肺泡性渗出，也可造成弥漫性间质性渗出。病毒及衣原体感染都可能出现弥漫性间质改变，还常伴有过度充气或肺不张。胸片还可明确肺叶疾病、胸腔积液、肺膨出、气胸等。肺门淋巴结增大提示结核或恶性病可能。无并发症、无发热、单侧喘息气促的患儿，肺炎可能性小，胸片检

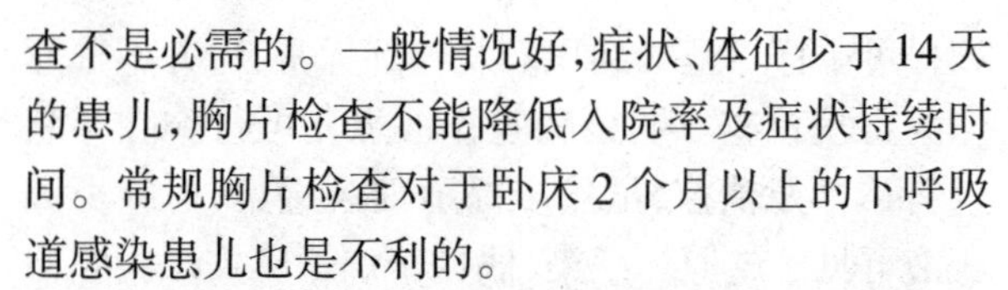

查不是必需的。一般情况好，症状、体征少于 14 天的患儿，胸片检查不能降低入院率及症状持续时间。常规胸片检查对于卧床 2 个月以上的下呼吸道感染患儿也是不利的。

3. 鉴别诊断　传统抗生素治疗无效的细菌性肺炎、病毒性疾病、其他少见的感染性病因（结核分枝杆菌、原虫、真菌）和其他非感染性病原都需要鉴别。每一种疾病都有明确的病史、临床表现和实验室检查结果，如表现典型就很容易鉴别，但是由于患儿的个体差异及疾病谱广泛，要精确诊断并非易事。并无可靠的、特异性的征象来鉴别细菌感染和非细菌感染患儿，因为靠培养技术来明确细菌性肺炎不是百分百可靠。对于体温 39℃以上、大叶渗出、临床中毒症状重、胸腔积液的患儿要怀疑细菌感染的可能，还要考虑到宿主原因、流行病学、临床表现等选择必要的实验室检查，指导医生诊断及治疗。

（五）并发症

胸腔积液或脓胸常与细菌感染有关（如肺炎链球菌、流感嗜血杆菌、金黄色葡萄球菌），有时也与支原体、病毒、结核感染有关。细菌感染并发症逐渐增多，相似的肺脓肿、肺膨出、气胸都是局部并发症，肺部广泛受累可导致低氧血症及进行性呼吸衰竭伴多器官功能衰竭。不伴其他症状的呼吸暂停多见于 3 个月以下的婴儿病毒、衣原体及百日咳感染。肺炎最常见的全身并发症是脱水，因为不适感及呼吸做功增加导致摄入减少，又因呕吐、发热、呼吸急促导致丢失增多。其次常见的全身并发症是由于细菌感染灶（如脑膜炎、会咽炎、心包炎、化

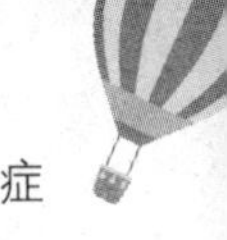

脓性关节炎、软组织感染）进展造成的败血症。支原体肺炎很少合并脑膜炎、脑炎、关节炎及溶血性贫血。

二、肺炎的临床特征

（一）细菌性肺炎

1. 病原特点　肺炎链球菌是儿童细菌性肺炎最常见的病原之一。免疫缺陷、慢性病、功能性或解剖性无脾及贫困儿童感染肺炎链球菌的风险更大。金黄色葡萄球菌肺炎虽然较少见，但也可致重症肺炎，有70%的金黄色葡萄球菌肺炎都发生于1岁以下婴儿，有异物吸入史、免疫抑制、皮肤感染的患儿可增加金黄色葡萄球菌感染的风险。该病进展快，常见并发症为脓胸（90%）、肺大疱（50%）、气胸（25%）及败血症。社区获得性耐甲氧西林金黄色葡萄球菌可导致儿童肺炎，对大多数抗生素广泛耐药，且院感多见。嗜血链球菌性肺炎并发胸腔积液（25%~75%）及菌血症（75%~95%）的可能性也较大。并发其他多见的感染灶包括脑膜炎、会厌炎、化脓性关节炎、心包炎、软组织感染及中耳炎。A组链球菌性肺炎虽然少见，但其发病率一直在上升，可能以散发病例出现，也可能以水痘并发症出现。特别是在重症病例，起病急、进展快、中毒症状重者，死亡率较高，可达30%~60%。

2. 临床特点　新生儿期以外的细菌性肺炎一般都起病突然，多伴发热（温度常大于39℃），咳嗽不一定出现，常有与发热并行的呼吸增快。啰音、喘鸣音及局灶性或管状呼吸音多见于年长儿，在年幼儿的体查中可能完全没有这些异常。

肺炎球菌感染的患儿早期就可出现白细胞计数增高，10%~30% 的患儿可伴有胸腔积液及菌血症。虽然细菌性肺炎的患儿可能有间质性渗出，但胸片多见肺泡渗出的斑片影、大叶或分布于肺段的实变影。重症病例常见双侧胸腔积液、肺大疱、气胸。细菌性肺炎白细胞计数可能正常，常见白细胞增多，可超过 $20 \times 10^9/L$。无并发症的细菌性肺炎对适当的抗生素会迅速产生反应，如果病情没有好转甚至恶化，则需要进一步检查。

3. 管理 应特别关注对青霉素及头孢类耐药的急症病例。这种情况下，耐药的肺炎球菌感染患儿，相对于对青霉素敏感的肺炎球菌感染的患儿，其表现及结局并无差异。肺炎链球菌性肺炎可能并发积脓、胸腔积液、肺脓肿及坏死。4 岁以下门诊肺炎球菌性肺炎患儿初始治疗建议使用大剂量阿莫西林，免疫功能完善的年长儿可使用正常剂量。

（二）病毒性肺炎

病毒性肺炎好发于冬季，一般数天内起病，常伴咳嗽、鼻卡他症状、低热。气促有可能是唯一表现，三凹征、啰音、喘息也都比较常见。一些重症患儿还可能出现呻吟、发绀、嗜睡、脱水及呼吸暂停。

病毒性肺炎常依靠临床诊断。诊断呼吸道合胞病毒和 A 型、B 型流感病毒可用快速抗原检测。其他病毒抗原检测可通过鼻咽部分泌物培养。病毒培养曾因需时较长而应用受到限制，但随着培养技术的提高，目前可以在 2 天内出结果，可用于诊断病毒感染。

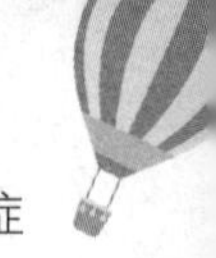

白细胞计数大部分低于 $15 \times 10^9/L$，分类以淋巴细胞为主。胸片可见过度充气、支气管周围增厚伴弥漫性间质改变，还可能出现斑片状影或实变、小叶肺不张或肺泡性肺炎。虽然病毒性肺炎也可出现大叶实变及少量胸腔积液，但大部分都是由细菌感染引起的。

大部分病毒性肺炎不需要特殊治疗就可缓解。因为易与细菌重叠感染，所以要区别病毒和细菌性肺炎难度较大，重症病例的抗生素使用还需谨慎。潜在的并发症包括脱水、疾病局部进展、闭塞性毛细支气管炎及呼吸暂停（多见于3个月以内患儿）。

（三）支原体肺炎

支原体肺炎占所有肺炎的10%~20%，多见于5~18岁患儿，年幼儿也可见，少见于1岁以下婴儿。通常起病缓慢隐匿，部分患儿可表现为突然起病，症状与细菌感染类似。前驱症状包括发热、头痛、不适感，紧接着出现阵发性干咳，还可能表现为百日咳样症状。其他感染症状包括声嘶、咽痛、胸痛，卡他症状罕见，可能出现啰音，偶有喘息及咽炎、颈部淋巴结肿大、结膜炎、中耳炎，中毒症状不重。患儿大疱性鼓膜炎罕见，可提示支原体感染。10%的患儿可出现皮疹，表现为荨麻疹、多形红斑、斑丘疹、小水疱等。病程中还可出现肺大疱、胸腔积液、气胸或支气管扩张。支原体感染多为自限性，需与哮喘加重及慢性肺结构异常等鉴别。

体格检查一般无阳性体征，胸片表现较重，通常单侧肺下叶受累，多见肺叶实变，多肺段渗出及间质改变。胸腔积液少见。白细胞计数常正常，血沉增快。床旁冷凝集试验并不是感染最好的指标，

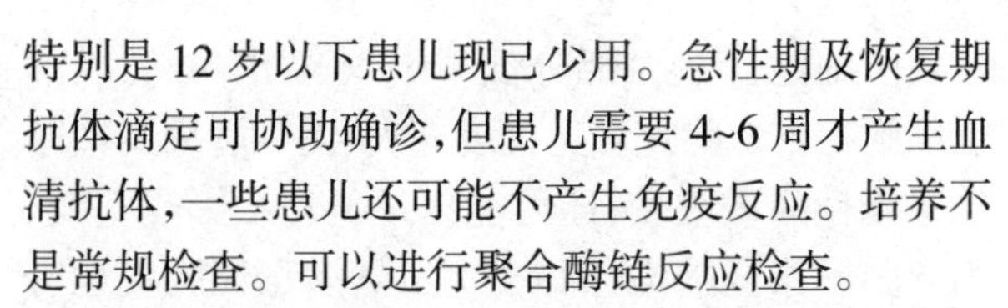

特别是12岁以下患儿现已少用。急性期及恢复期抗体滴定可协助确诊,但患儿需要4~6周才产生血清抗体,一些患儿还可能不产生免疫反应。培养不是常规检查。可以进行聚合酶链反应检查。

支原体肺炎的并发症罕见,包括溶血性贫血、心肌心包炎、神经性疾病(脑膜脑炎、吉兰—巴雷综合征、横贯性脊髓炎、颅内神经病变)、关节炎及皮疹等。

(四)衣原体肺炎

衣原体多见于性传播感染,可导致2%~30%的孕期妇女宫颈感染。感染了衣原体的母亲可在分娩时由产道传播给新生儿,导致22%~44%的新生儿患结膜炎、5%~22%的新生儿患肺炎。出生后病原体定植的3~19周出现症状,常表现为鼻充血,然后伴咳嗽,半数出现呼吸道症状前有结膜炎。婴儿多无发热,常出现呼吸急促,伴有反复断续的咳嗽。咳嗽可影响患儿进食及入睡,可类似百日咳样发作,偶见呼吸窘迫。胸部检查可见轻度三凹征及弥漫性吸气相捻发音,呼吸相罕闻及喘鸣音。半数患儿可见中耳异常。

肺炎衣原体是衣原体的一个亚型,在抗原性、基因性、形态学方面都与其他衣原体种属不同,可通过人传染人互相传播而感染。在婴幼儿呼吸道感染中,可导致疾病或无症状性感染。混合细菌感染也很常见。肺炎衣原体可导致咽痛、发热、头痛、百日咳样咳嗽、肺炎、流感样症状。曾有报道在学校、日间照护中心、军营、青少年及家庭中有暴发流行。感染还可诱发哮喘患儿急性喘息发作。

白细胞计数多为正常,但嗜酸性粒细胞常大于

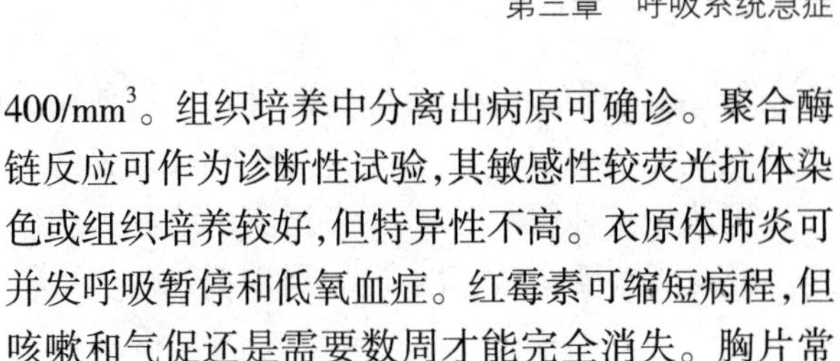

400/mm³。组织培养中分离出病原可确诊。聚合酶链反应可作为诊断性试验,其敏感性较荧光抗体染色或组织培养较好,但特异性不高。衣原体肺炎可并发呼吸暂停和低氧血症。红霉素可缩短病程,但咳嗽和气促还是需要数周才能完全消失。胸片常可见双侧过度充气及对称性弥漫性间质渗出。

(五) 百日咳

百日咳是 6 个月以下婴儿常见的呼吸道感染,38% 的病例年龄小于 6 个月,71% 的病例年龄小于 5 岁。虽然普遍接种疫苗,但百日咳的发病率仍然在上升,特别是在青少年及成人中。百日咳有三个特征性阶段:卡他阶段、发作阶段、恢复阶段。婴儿常以轻微上呼吸道症状及咳嗽起病,卡他阶段常持续 1~2 周。然后进展到断续咳嗽发作阶段,伴进食后呕吐,6 个月以下婴儿还可能伴随发绀、呼吸暂停,典型哮吼并不多见,只发生在约 6% 的患儿中,常见于 2~3 岁以上幼儿,常无发热,在发作阶段的体查都是正常的,有时因体查刺激患儿诱发咳嗽发作。发作阶段可持续 2~4 周,随之而来的恢复阶段,症状逐步减少。一些复杂病例病程可持续 6~10 周。接种 3 针百日咳疫苗后,只有 80% 能达到效果。一些已接种疫苗的婴儿,即使病情不重,也应考虑百日咳。

白细胞计数常有升高,超过 15×10^9/L,偶可达 40×10^9/L,以淋巴分类为主,3~6 个月患儿可能不典型。胸片常可见右心缘“粗糙”或肺野干净。卡他阶段及发作阶段常可找到病原,但起病 4 周后就很难找到了。鼻咽部分泌物培养可找到百日咳杆菌。对于接种过疫苗或使用抗生素的患儿,起病第

1周或起病4周后，培养可能为阴性。也可使用直接荧光抗体染色，但这个方法特异性低，敏感性各异。用荧光抗体染色诊断的病例应用培养再次确定。聚合酶链反应敏感性和特异性都较好，但可行性不一。

百日咳对于1岁内婴儿是一种特殊的严重疾病，并发症很常见，包括呼吸暂停、抽搐、继发性细菌性肺炎、脑病甚至死亡。在已接种儿童及免疫消失的年轻人中，百日咳的发病率正在升高。现普遍认为成人是社区内的重要感染源，症状轻、病程长、干咳为主、持续3周以上。所有6个月以下疑有百日咳的患儿，都应在医院观察，因随时可能出现呼吸暂停，需要监护、支持治疗及红霉素治疗。其他大环内酯类及磺胺类药物也可用于治疗。抗微生物治疗虽然对于第二阶段后的病程进展无效，但对于限制病原传播可以起到一定作用。

（六）吸入性肺炎

机械性、化学性、细菌性病因都可造成吸入性肺炎。细菌性吸入常见于解剖异常及中枢神经系统异常损伤了正常的吞咽功能或保护性呼吸道反射功能的患儿。肺部损伤可由化学性（如胃酸）和细菌性（胃肠道及上呼吸道细菌）原因导致。在吸入这些物质数小时内，患儿可能出现咳嗽、气促、发热。体查常可发现啰音及喘鸣，随着病程进展伴发绀，胸片检查可见局部（右中叶、右下叶）或双侧弥漫性渗出。

（七）免疫功能不全患儿的肺炎

慢性疾病或先天性、获得性、医源性免疫缺陷

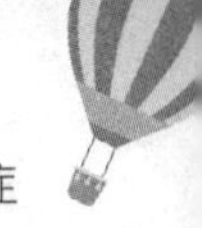

的患儿，特别容易感染各种呼吸道病原，还易感染机会菌如肺囊虫、巨细胞病毒及真菌。症状与正常宿主类似，但起病更快，病情更重，呈暴发性。为了识别病原，患儿应收入院，行进一步检查及监护、支持治疗，并且静脉使用广谱抗生素。如果病情无好转，则需要进行病原学诊断（表 3-6）。

三、肺炎的管理及处置

（一）不同年龄阶段肺炎的管理

1. 2 个月以下婴儿 肺炎的治疗包括适当的抗感染治疗和支持治疗（表 3-7）。要明确病因很难，一般都是经验性使用抗生素。指导患儿管理的三大因素是年龄、可能的病原、疾病严重程度。2 个月以下的肺炎患儿应收入院。该年龄段因免疫功能暂未完善，脓毒症的征象可能不明显。血、尿、脑脊液培养应在首次使用抗生素之前留取标本。

2. 2~3 个月婴儿 可以进行血、尿培养。如临床怀疑中枢神经系统感染，应行腰穿。1~3 个月以下婴儿初始治疗可选用氨苄西林加三代头孢，头孢曲松在 1 个月以下婴儿使用还存在争议。如果怀疑衣原体或百日咳，应在留取检查标本后使用红霉素，对于稍大婴儿及幼儿，可选用大环内酯类及磺胺类。支持治疗包括控制发热和静脉补液。对于喘息及明显呼吸窘迫的患儿可吸入 β 受体激动剂，必要时给予氧疗及呼吸支持。为避免发生呼吸暂停或呼吸衰竭，所有婴儿都应进行连续脉氧仪检测。

3. 3 月以上婴幼儿 年长儿的肺炎应尽量分

类成细菌性、病毒性、支原体。因为没有一个特异性检查能鉴别细菌和病毒，所以必须根据临床表现、实验室检查、放射学检查来推测病因学诊断。高热、中毒症状重、肺实变、白细胞增多的患儿都应该做细菌相关检查，起病后逐渐加重、低热、间质渗出的患儿需进行病毒相关检查。

（二）抗感染药物的应用

如果疑似病毒感染，患儿情况尚好，可不用抗生素。免疫功能不全的单纯细菌性肺炎可在门诊治疗，一般情况好的肺炎婴幼儿可门诊使用口服抗生素治疗。婴儿及学龄前期儿童可使用阿莫西林或阿莫西林克拉维酸类药物作为一线用药。疑有耐药肺炎链球菌感染时，可用头孢呋辛或大剂量阿莫西林［80~100mg/(kg·d)］。有研究显示，阿奇霉素或克拉霉素也可作为该年龄组使用的一线口服药。一项对儿童社区获得性肺炎的研究显示，阿奇霉素、红霉素、阿莫西林克拉维酸在临床治愈率上无差异。大环内酯类药物可作为学龄期儿童或青少年感染肺炎支原体或衣原体时的一线用药。门诊治疗细菌性肺炎患儿应在24~48小时后再次评估。如果患儿有发热、临床表现无好转、有脱水表现者应收入院予抗生素治疗。有菌血症表现的患儿，可先予一次头孢曲松肌内注射，然后在门诊使用口服抗生素，但需要进行严密随访及监测。

对于住院患儿，可予头孢呋辛、头孢噻肟、头孢曲松静脉治疗。疑有肺炎支原体感染者应使用大环内酯类药，疑为耐甲氧西林金黄色葡萄球菌感染者应使用万古霉素。一旦病原确定，就可根据药敏选择抗生素。大剂量的青霉素和头孢菌素对耐药

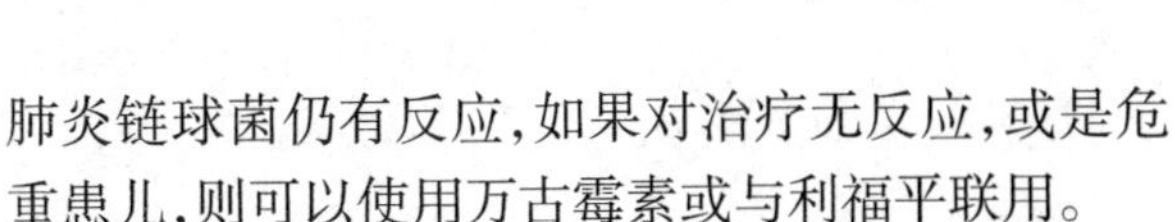

肺炎链球菌仍有反应，如果对治疗无反应，或是危重患儿，则可以使用万古霉素或与利福平联用。

有神经学或解剖学异常、因吸入食物或胃内容物的肺炎患儿，多为厌氧菌感染。青霉素及克林霉素可作为抗生素一线用药。在重症患儿中，氯霉素、头孢西丁、甲硝唑可能效果较好。院内感染时应考虑给予抗厌氧菌及抗革兰阴性菌治疗（表 3-6）。

（三）支持治疗

住院患儿支持治疗包括维持水电解质平衡、退热、氧疗、吸入支气管扩张剂、辅助通气及胸腔引流。临床表现好转后才考虑更改静脉抗生素。影响静脉抗生素疗程的因素包括年龄、病原、有无菌血症表现及其他感染灶。收住院的指征包括有中毒症状、呕吐、脱水、呼吸窘迫、低氧血症、通气不足、多肺叶病变、胸腔积液、免疫功能受损及社会环境不稳定。如果患儿小于 6 个月，与大婴儿相比，细菌性肺炎的耐受性差，应收入院。

对喘息及所有呼吸窘迫患儿，实施支气管扩张实验是有价值的（吸入气化的 β 受体激动剂）。虽然这些治疗不是总有效，但患儿如果喘息好转，或呼吸做功减少，都应持续使用雾化的支气管扩张剂。有明显吸入史的患儿应收入院，支持治疗应包括补液、氧疗、口咽部吸痰，如果呼吸道反射功能受损或呼吸衰竭，应行气管插管。

肺炎患儿的长期管理包括确诊后 2~3 周再次复诊。如果患儿对治疗反应好，已痊愈并在复诊时体查正常，就不需要复查胸片。如果患儿病程中出现并发症（如胸腔积液），或仍有残留症状、复诊体

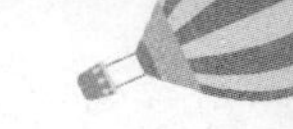

表 3-6　肺炎症状

	细菌	病毒	衣原体	支原体
病史				
年龄	任何年龄	任何年龄	4~16 周	5~18 岁
发热	高热（39℃）	低热	常无发热	低热
起病	突然起病，有上呼吸道前驱感染	逐渐起病	逐渐起病	逐渐起病
咳嗽	多痰	干咳	断续咳嗽	干咳
相关症状	胸痛 局灶性梗死	肌痛 皮疹 咽痛 鼻炎	结膜炎	头痛 咽痛 皮疹
体查	中毒症状			
肺部	固定啰音	弥漫性啰音 喘鸣	弥漫性啰音 哮鸣音	单侧啰音

续表

	细菌	病毒	衣原体	支原体
胸片				
渗出	肺叶或肺段	间质	弥漫间质性	肺叶或弥漫性
胸腔积液	偶见	少见	无	少见
其他	肺大疱，肺脓肿	肺气肿，肺不张	肺气肿	
实验室检查	WBC 升高，粒细胞增多	WBC 正常或升高，淋巴细胞增多	WBC 正常，嗜酸性粒细胞增多	WBC 正常
常见病原	肺炎链球菌 流感嗜血杆菌 金黄色葡萄球菌 2 个月以下患儿： B 组链球菌 革兰阴性肠杆菌 李斯特菌	RSV 呼吸道合胞病毒 副流感病毒 流感病毒 腺病毒 肠道病毒	沙眼衣原体	肺炎支原体

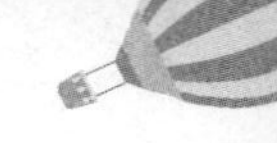

表 3-7　儿童肺炎的抗生素治疗

年龄组	病原	门诊治疗	住院治疗
0~12 周	B 组链球菌 革兰阴性菌（李斯特菌）		氨苄西林 头孢他啶 头孢曲松 *
	百日咳杆菌或沙眼衣原体	依托红霉素	依托红霉素
12 周至学龄前期	肺炎链球菌 （流感嗜血杆菌、金黄色葡萄球菌、A 组链球菌、奈瑟脑膜炎菌）	阿莫西林 阿莫西林克拉维酸 头孢呋辛酯 阿奇霉素 克拉霉素	头孢呋辛 头孢他啶 头孢曲松 克林霉素
	肺炎支原体或肺炎衣原体	加用红霉素、阿奇霉素或克拉霉素	加用红霉素（静脉注射或口服）、阿奇霉素（静脉注射或口服）、克拉霉素（口服）
	耐甲氧西林金黄色葡萄球菌及危重症		加用万古霉素

续表

年龄组	病原	门诊治疗	住院治疗
学龄期至青春期	肺炎支原体 肺炎衣原体	红霉素 阿奇霉素 克拉霉素或 四环素（8 岁以上）或氟喹诺酮（16 岁以上）	头孢呋辛 头孢他啶 头孢曲松 克林霉素及大环内酯类
	耐甲氧西林金黄色葡萄球菌及危重症		加用万古霉素

* 头孢曲松禁用于 1 个月以下婴儿

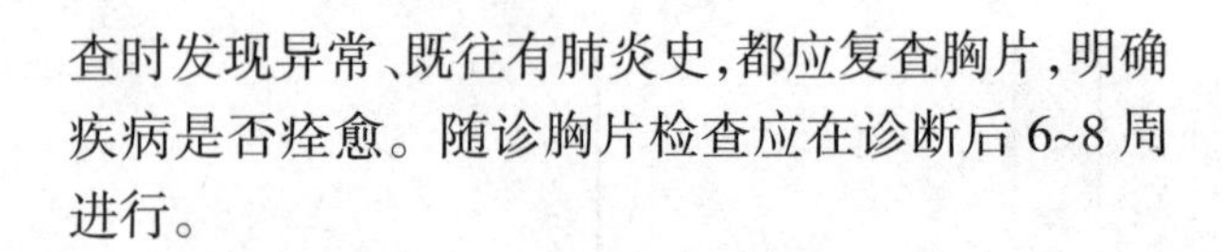

查时发现异常、既往有肺炎史，都应复查胸片，明确疾病是否痊愈。随诊胸片检查应在诊断后 6~8 周进行。

四、其他呼吸道急症

（一）支气管肺发育不良

支气管肺发育不良也称婴儿慢性肺疾病，在早产儿中特别常见，40% 出生体重在 1000g 以下的婴儿受其影响。疾病的严重程度与多种因素相关，包括早产程度、围产期类固醇使用、新生儿期通气治疗损伤、营养状态等。因为 1 岁以前反复的呼吸道感染，故慢性肺疾病的婴儿住院率较高，出生体重 1000g 以下婴儿中住院率可达 65%。

免疫接种对于预防慢性肺疾病患儿的肺炎至关重要。6~23 个月的婴儿都应在适当季节接种流感疫苗，七价肺炎疫苗及 B 型流感嗜血杆菌疫苗预防细菌性肺炎特别关键，预防呼吸道合胞病毒的单克隆免疫球蛋白抗体可减少 RSV 疾病的发病率和住院的潜在风险。

慢性肺疾病患儿呼吸道阻力增加，肺顺应性降低，表现为阻塞性肺疾病的临床特征。支气管肺发育不良患儿的呼吸道反应性与肺炎的发生有关。胸片可见明显的过度充气，如合并肺炎还可见明显渗出。虽然支气管扩张剂在呼吸道软化患儿中可使气体交换变差，但吸入该药还是有效的。呼吸做功增加，低氧血症及高碳酸血症常见。中度支气管肺发育不良的患儿可能需要长期利尿剂治疗，以改善肺功能。肺心病常见于有慢性氧疗需求的小婴

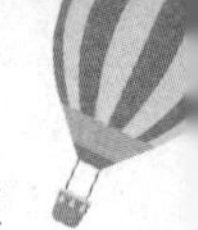

儿,治疗时注意不要将其与肺炎混淆。

（二）囊性纤维化

囊性纤维化是一种常染色体隐性遗传病,由囊性纤维化跨膜转导调节因子(CFTR)基因突变引起。在白种人中,大约每 25 人中就有 1 个携带者,平均每 2500 个新生儿中就有 1 例。西班牙裔、美洲原住民、非洲裔、亚洲人中也可见,但发病率不高。进展性肺部感染导致的肺功能障碍是致病及死亡的原因。

呼吸道上皮氯离子转运机制的缺损,使黏膜表面液体减少、黏稠,进而阻碍肺绒毛发挥其清洁功能,细菌黏附及炎性细胞因子分泌增多。这些因素导致呼吸道更容易细菌感染。胸片可见肺气肿、支气管周围增厚、支气管扩张、局部线性或结节性渗出。

治疗囊性纤维化患儿肺部感染的关键在于通过痰培养明确病原,多由金黄色葡萄球菌及流感嗜血杆菌引起。随着耐甲氧西林金黄色葡萄球菌的出现,需更注意抗生素的覆盖面。抗葡萄球菌进行预防性治疗,可能增加假单胞菌感染的机会。由非细菌性病原感染所致的囊性纤维化患儿,其住院率也较高。18 岁前,80% 的患儿都有草绿色链球菌定植,细菌定植后一般认为其是永久性的。急性感染加重时可予口服或静脉抗微生物药治疗,特别是青霉素类(如替卡西林、哌拉西林)或头孢西丁联合氨基糖苷类增加协同作用。如果患儿既往进行了痰培养,使用的药物应该覆盖最后一次培养出的细菌。耐药菌可使用亚胺培南或美罗培南。患儿常规收入院,疗程为 10~14 天。洋葱伯克霍尔德菌是囊性纤维化患儿最常见的感染菌，与病情进展、死亡率增高密切相关。一般来说，抗微生物治疗应覆盖假单胞菌。

清除黏稠的黏膜分泌物是治疗的关键。患儿可能对支气管扩张剂治疗有反应，可致黏膜溶解，急性期可吸入乙酰半胱氨酸。高频振荡通气装置可提供胸部理疗。进一步带瓣膜面罩或正压呼气面罩有助于维持黏膜清除功能。吸入可的松可达到短期控制炎症的目的。

第四章

心脏疾病相关急诊

儿科心脏疾病(cardiac disorders)通常分为先天性与后天形成,先天性心脏病又可分为发绀型与非发绀型病变。心脏疾病患儿呈现以下两种情况中任一种时即应被送入急诊室。第一种情况:患儿不会表现出任何已知的心脏病恶化或并发症的迹象和征兆,如果有潜在心脏问题,可先请心脏专科医生会诊并尽早完善诊断结果,如胸片、心电图、超声心动图,会对诊断与治疗更有益。第二种情况:急诊科医师面临更大挑战,并未确诊为先天性或后天形成的心脏疾病患儿进入急诊室时无特殊或相关的迹象和征兆。在急诊室就诊时,婴幼儿常见的、危害生命的心脏疾病需要进行快速诊断、稳定病情和积极治疗。

第一节　心脏疾病的原理

一、概论

(一) 胎儿与新生儿循环

区别胎儿循环与新生儿循环的主要特征:存在

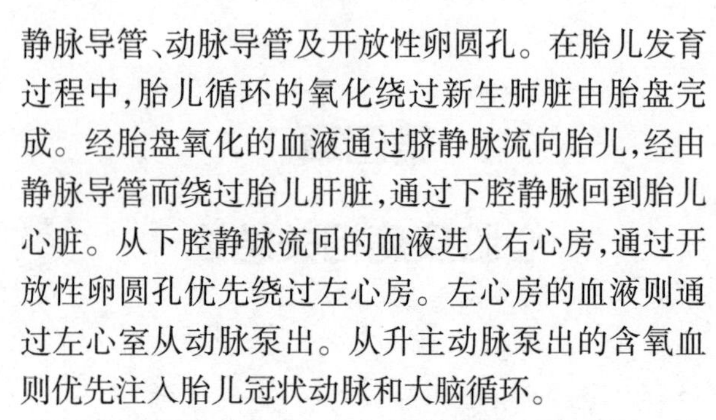

静脉导管、动脉导管及开放性卵圆孔。在胎儿发育过程中，胎儿循环的氧化绕过新生肺脏由胎盘完成。经胎盘氧化的血液通过脐静脉流向胎儿，经由静脉导管而绕过胎儿肝脏，通过下腔静脉回到胎儿心脏。从下腔静脉流回的血液进入右心房，通过开放性卵圆孔优先绕过左心房。左心房的血液则通过左心室从动脉泵出。从升主动脉泵出的含氧血则优先注入胎儿冠状动脉和大脑循环。

通过上腔静脉回到右心房的非含氧血经三尖瓣、右心室注入胎儿肺动脉。由于胎儿肺血管阻力比体循环血管阻力大，非含氧血经由开放性动脉导管绕过不含氧的胎儿肺脏，由开放性动脉导管注入大动脉，与下行动脉中含氧血混合，在下行动脉融合而成的血液经由两个脐动脉回到胎盘进行氧化。

一旦婴儿出生，脐带结扎，肺膨胀通气使肺血管阻力降低，肺动脉血流量增加。含氧量的增加引起脐动脉、脐静脉、静脉导管、动脉导管的生理关闭。流入婴儿左心房的肺血增加也促进了卵圆孔的关闭。解剖学上，卵圆孔在婴儿 3 个月左右时才完全关闭。从功能角度，动脉导管在生后 10~15 小时关闭，但解剖学上直到生后 2~3 周才会完全关闭。如果婴儿没有任何先天性心脏缺陷，这种过渡循环变化不会产生生理问题；如果婴儿有特殊先天性心脏缺陷，依靠动脉血管生存，动脉血管会对婴儿产生威胁生命的并发症。

（二）代偿性心血管反应的病理生理学

在临床评估和治疗心脏疾病时有两个基本的常用生理公式：心输出量 = 心搏量 × 心率；血压 = 心输出量 × 体循环血管阻力。

幼儿心肌代偿性增强其收缩性的能力差，效率也低。当需增加心输出量时，婴幼儿心率就会加快。因此，婴幼儿心动过缓是严重危及安全心输出量的不良征兆。儿童8~10岁后逐步发展为与成人一样，可增强心搏量改善整体心输出量。

基于第一个生理公式，心搏量降低，代偿性的心率增快对于保证正常的心输出量来说是必要的。“泵”微弱或循环量降低或两者同时存在，都会导致心搏量降低。导致儿童心搏量降低最常见的原因是由脱水引起的血容量不足，也可由其他原因引起。因此，心动过速是心搏量降低后发生的第一个代偿心血管反应。心动过速本身不足以维持正常的心输出量，另一个保持血管充盈的代偿生理机制则是体循环血管阻力的增加。体循环血管阻力增加表现为舒张期血压的升高，使脉压缩小。体循环血管阻力增大的患儿，体查发现脸色苍白，出虚汗，毛细血管再充盈时间延迟（大于2秒），身体虚弱或者远端脉搏微弱。

（三）发绀的病理生理学

发绀（cyanosis）是毛细血管床出现非含氧血所致，主要表现为结膜、黏膜、甲床和皮肤发绀。发绀意味着血液中的去氧血红蛋白至少为40~50g/L，氧饱和度为80%~85%。从病理生理学上看，中枢性发绀（central cyanosis）是由肺通气量或换气量减少，肺灌注量降低，静脉血直接分流进入体循环或异常血红蛋白引起的。多种原因可致婴儿发绀，如心脏、肺部、血液等因素。引起发绀的心脏原因包括右向左分流的先天性病变和心脏病变，引起肺血流量减少或增加。常见的引起发绀的肺部原因包括毛细支气管炎、肺炎、肺水肿。高铁血红蛋白症也是引起发绀的血液因素之一。

发绀部位为寻找发绀原因提供重要临床线索。中枢性发绀包括嘴唇、舌头和黏膜发绀，多为病理性因素导致。外周性发绀（手足发绀，peripheral cyanosis）包括双手、双足发绀。手足发绀常见于婴儿，温度降低使末梢血管收缩所致。患有发绀型先天性心脏病的婴儿不会像肺源性发绀患儿那样有严重的呼吸窘迫。与肺源性发绀患儿相比，心源性发绀患儿更多呈现一种"舒服的发绀"状态。研究发现，心源性发绀患儿哭吵可使发绀加重，肺源性发绀哭吵却可改善发绀症状。右向左分流先天性心脏病补充氧气改善不明显，而肺源性发绀补充氧气则会有较大改善（表4-1）。

表4-1　肺源性及心源性中枢性发绀的鉴别

鉴别点	心源性中枢性发绀	肺源性中枢性发绀
呼吸状态	无呼吸窘迫	呼吸窘迫
哭吵	发绀加剧	发绀好转
上氧	发绀轻微改善或无改善	上氧后发绀得到改善

二、心功能评估

患有心脏病的患儿病史中应记录相关的关键因素，对医师早期会诊了解病情十分有益。对于明确或可疑的心脏病患儿除了密切关注病史和体查外，胸片和心电图也是必要的，其他有用的评估心功能的辅助检查包括动脉血气分析、血红蛋白/红细胞比容、日常服用地高辛者的地高辛水平、日常

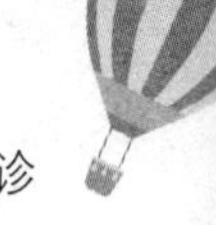

使用利尿剂者的血清电解质和尝试纯氧（高氧血症）变化等。

（一）病史

母孕期特殊疾病与心脏病发病率较高相关，如先天心脏传导阻滞与母亲系统性红斑狼疮和（或）胶原血管病相关，糖尿病产妇的婴儿心肌症的发病率较高。患有潜在先天性心脏病的婴儿可能会有大量出汗和充血性心脏衰竭，导致体重增长缓慢。婴儿心肌缺氧或肺组织缺氧与发作年龄有关并有肤色变化，如吸乳出汗的婴儿可能有冠状动脉异常引起“内脏窃血”症状，引起短暂性局部缺血、疼痛、肤色改变和进食后出汗。给未确诊先天性心脏缺陷的儿童哺乳可能需要花费更长时间，因患儿常需要停下来调整呼吸，患儿体重增加缓慢，发展成为充血性心脏衰竭和肺水肿时变得呼吸急促。在儿童时期，呼吸道感染也很常见，可使患潜在心脏紊乱儿童的病情急性恶化，下呼吸道感染在右至左大静脉分流的先天性心脏病与肺血增多性疾病患儿中发病率较高。急性呼吸道疾病是心肺因素共同作用的结果。

（二）胸痛

大部分儿童胸痛（chest pain）并非起源于心脏，多为良性。常见肌肉骨骼或胸壁的疼痛、肋软骨炎、哮喘恶化、肺炎、胃炎、胸膜炎、胃食管反流等。

特西多尔疼痛也称心前区捕捉综合征（precordial catch syndrome），是造成青少年左侧急性无传导性胸痛的罕见原因，是突然发生于胸壁左心尖区的疼痛，通常在吸气时痛感加重，胸壁压迫时痛感

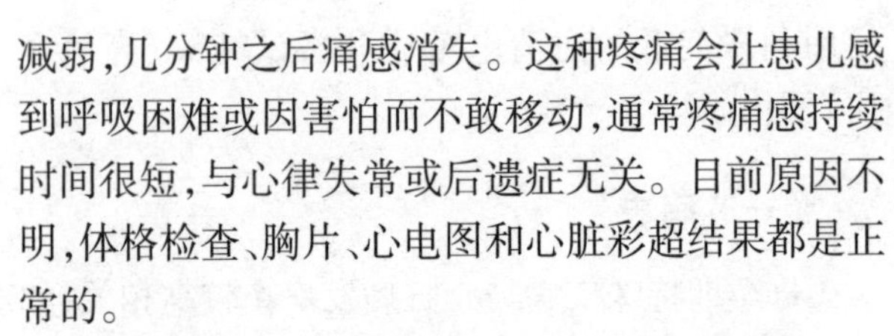

减弱，几分钟之后痛感消失。这种疼痛会让患儿感到呼吸困难或因害怕而不敢移动，通常疼痛感持续时间很短，与心律失常或后遗症无关。目前原因不明，体格检查、胸片、心电图和心脏彩超结果都是正常的。

心脏潜在病变导致的胸痛或劳力性昏厥（syncope on exertion），需要更彻底的检查，尤其是家族中有年轻时原因不明猝死的案例者。药物滥用（如可卡因、安非他明、甲基安非他命）导致心肌受累一直是导致青少年感到胸部不适或疼痛的潜在原因。肺栓塞（pulmonary embolism）也可能是胸痛的原因之一，特别是对于青春期怀孕或口服避孕药的女性。主动脉夹层病变虽然少见却可危及生命，可致胸痛。体查可见皮肤红斑，提示其患有胶原血管性疾病如马方综合征（Marfan's syndrome）。对于已知先天性心脏病或后天心脏疾病（如川崎病、急性风湿性心脏病、心肌炎、心包炎、心肌病）的患儿，如果出现胸痛则更需要进行全面的诊断评价。

（三）体查

1. 外观和脉搏　应检查所有四肢的外观和脉搏。婴儿手臂和股骨脉搏是最容易感觉到的。动脉导管未闭的婴儿通常有洪脉。上肢脉搏强而下肢脉搏弱提示主动脉缩窄可能。充血性心力衰竭和休克患儿的四肢脉搏可能细速或微弱。

2. 生命体征和血压　轻度气促或心动过速可能是潜在心血管病变唯一的临床线索。许多儿科生命体征表列出了睡眠和清醒状态下的不同参考值，根据简化的儿科生命特征表就可大致估算出正常的儿童心率和呼吸（表 4-2）。

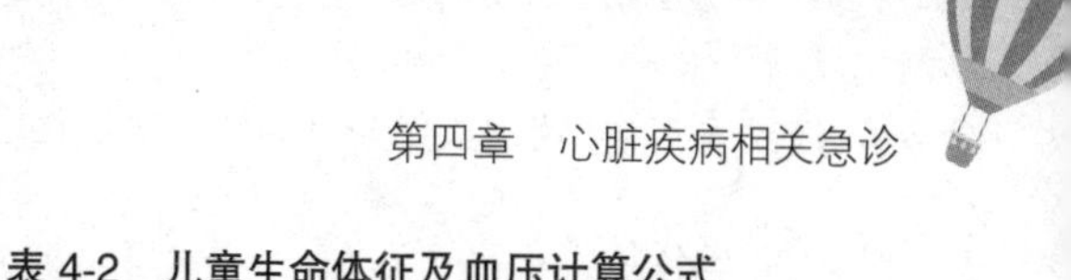

表 4-2 儿童生命体征及血压计算公式

年龄组	心率(次/分)	呼吸(次/分)
新生儿~1岁	140	40
1~4岁	120	30
4~12岁	100	20
12岁	80	15

1岁以上患儿正常血压计算公式	
收缩压(SBP):[年龄(岁)×2]+90mmHg	
舒张压:2/3×[收缩压计算值]	
收缩压最小值:	
新生儿~1个月	60mmHg
1个月~1岁	70mmHg
1~10岁	[年龄(岁)×2]+70mmHg
10岁	90mmHg

用橡皮袖带裹住上臂或大腿2/3可以得到精确的血压读数。袖带太窄会高估患儿的真实血压,袖带太宽会低估患儿的真实血压。任何疑似心脏病的患儿都应测量双臂血压。如果左臂血压明显低于右臂,则要怀疑邻近左锁骨下动脉末端的主动脉狭窄。

所有主动脉狭窄或测量上肢时有高血压的患儿必须在大腿部位测量血压。从临床角度仅靠股动脉搏动不能说明主动脉狭窄的可能性。由于缺少设计周到的、用于测量腿部血压的袖带,因此即使袖带大小适中,在大腿部位测量的血压要比在上肢测量的血压高10~20mmHg。下肢测量的血压比上肢低则可怀疑主动脉狭窄。腿部脉搏血氧仪读数比上肢低则提示主动脉狭窄或动脉导管未闭,心

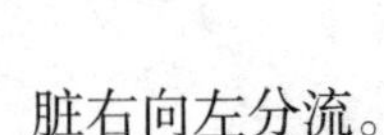

脏右向左分流。

3. 心脏听诊　第二心音(反映肺动脉瓣和主动脉瓣的关闭)的强度和程度对儿科心功能评估十分重要。对于正常的儿童,沿着胸骨左上缘(肺动脉区)可听到第二心音的两大成分(主动脉瓣关闭和肺动脉瓣关闭)。第二心音固定分裂提示右房容量过度负荷(如房间隔缺损)或右房压力负荷过大(如肺动脉狭窄)等生理异常。与第二心音固定分裂有关的典型先天性心脏病是房间隔缺损。肺动脉高压患儿的第二心音也较正常儿童增强。

第三心音是在心室快速充盈期产生的,沿着胸骨左下缘或心尖听效果最好,它紧随第二心音,在心脏舒张期早期发出声音。第三心音增强常为病理性的,容量负荷过度(如充血性心衰及大型室间隔缺损)导致心室扩张,而心室扩张使第三心音增强。第四心音在第一心音之前的心脏舒张期晚期产生,心室肥大僵硬、顺应性下降时可闻及。

心脏杂音是由急促的血流流过心脏产生的。心脏杂音可能与潜在的心脏缺陷无关。杂音的位置、强度、音质、出现时间和传导性决定其是否符合潜在心脏病的条件。心脏收缩期杂音并无潜在解剖结构异常,但舒张期杂音通常被认为是病理性的。某种程度上正常婴儿也可存在心动过速,且急诊室环境喧杂,要辨别心脏杂音可能不容易。杂音的位置可能是决定其是否源于解剖异常的临床重要工具。

与解剖结构异常及血流动力学无关的杂音称为功能性杂音。有功能性杂音患儿的心电图和胸片均正常。儿科最常见的功能性杂音是新生儿肺血流量杂音(末梢肺动脉狭窄杂音)和Still杂音。

新生儿肺血流量杂音因出生时左右肺动脉相对狭窄和所成角度而产生，沿着胸骨左上缘传导，遍及整个胸部、腋和背后，心脏收缩期杂音最明显，通常 3~6 个月大时这种杂音才会消失。如果超过这个时段肺部仍然存在心脏收缩期杂音，则可能为病理性肺动脉狭窄。Still 杂音是通常发生于 2~6 岁儿童的心脏收缩期杂音，沿着胸骨中段左上缘听诊杂音效果最好，这种杂音是由急促的血流引起，特征为声音动感、悦耳和韵律，这种特性可与更为嘈杂的室间隔缺损杂音区别，Still 杂音的强度会因发热、兴奋、运动和贫血而增强。

（四）高氧测试

高氧测试是重要床旁诊断工具，可区别心源性发绀和肺源性发绀。吸入 100% 纯氧，对动脉氧合作用是否增强进行评估。在室内空气的环境中测量动脉血气并在吸入高流量氧气（100% 纯氧）几分钟后复查血气，再比较结果。当儿童吸入高流量氧气时，其动脉血氧分压高于 250mmHg，几乎可排除先天性心脏病导致的低氧情况，则为“通过”测试。如果动脉氧分压低于 100mmHg，患儿又无明显肺部疾病时，则提示患儿有右向左分流的先天性心脏病。如果介于 100~250mmHg 之间提示可能为心内混合病变。

脉氧定量法不能代替动脉血气分析法，因为吸入高流量氧，脉氧仪记录为 100% 的儿童氧分压可能在 80~680mmHg，脉搏血氧定量法不能精确地确定其是否通过了高氧症测试。长时间吸入纯氧可能带来问题，如造成严重左心室病变患儿的动脉导管收缩或肺血管舒张，可能使肺血管充血恶化。不

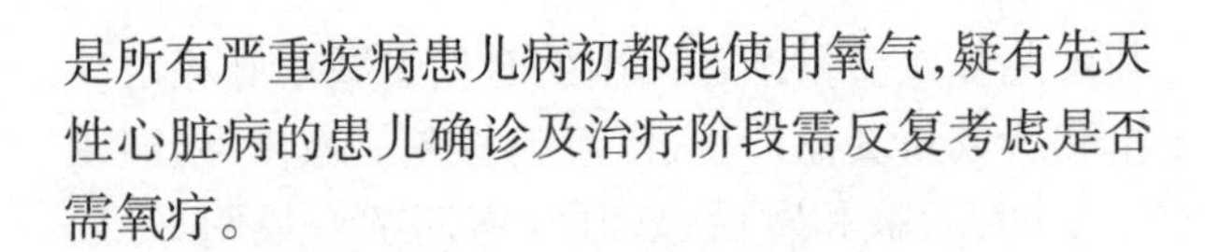

是所有严重疾病患儿病初都能使用氧气，疑有先天性心脏病的患儿确诊及治疗阶段需反复考虑是否需氧疗。

（五）动脉血气分析

充血性心力衰竭恶化除了动脉血氧分压低外，还可能有呼吸性酸中毒（pH 及动脉氧分压均低）。相反，代偿性发绀型先天性心脏病患儿尽管动脉血氧分压低，pH 却显示正常。患有先天性心脏缺陷但无呼吸衰竭症状的患儿氧分压不会升高。任何导致组织灌注不合理的心脏疾病（如导致充血性心衰的非发绀型先天性心脏病）都会有代谢性酸中毒表现，伴或不伴呼吸代偿。

（六）血红蛋白水平 / 红细胞比容及血清电解质

发绀型先天性心脏病患儿的血红蛋白及红细胞比容值都会代偿性增高，例如红细胞增多症。任何造成严重贫血或失血的疾病及并发症都可降低先天性心脏病患儿的运氧能力而使其病情恶化。血红蛋白及红细胞比容在判断儿童脸色苍白是源于充血性心衰还是源于贫血方面是非常有用的。血清电解质有助于诊断严重心律不齐、可疑代谢性酸中毒、长期利尿剂治疗的患儿。

（七）胸片

胸片有三个值得注意的特征，包括心脏大小（心胸比）、心脏形状（轮廓）和肺纹理。确定儿童心脏大小最简单的方法为确定心胸比。

1. 心脏大小（心胸比）　为正位胸片中心脏影

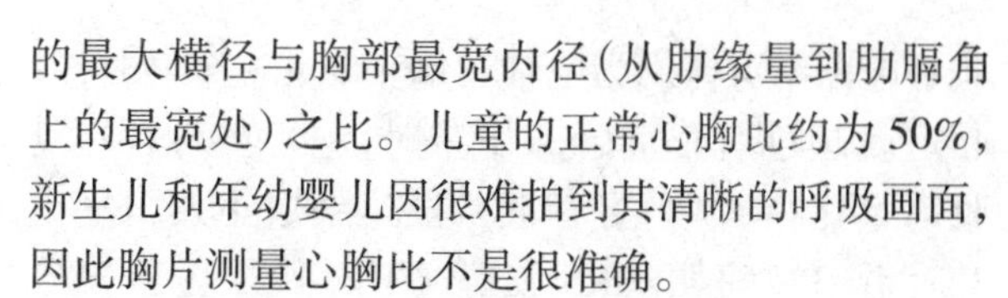

的最大横径与胸部最宽内径(从肋缘量到肋膈角上的最宽处)之比。儿童的正常心胸比约为50%，新生儿和年幼婴儿因很难拍到其清晰的呼吸画面，因此胸片测量心胸比不是很准确。

2. 心脏形状(轮廓)　分流性疾病、充血性心衰或心包积液时，心脏轮廓可大于正常。胸片心影增大反映了心脏的容量负荷而非压力负荷增加。压力负荷问题会更适于心电图检查。先天性心脏病患儿的3个典型心脏影：法洛四联症的靴形心、大动脉转位的蛋形心和完全性肺静脉异位回流的8字形心。

儿童因存在胸腺，可能会误以为是心脏增大。从出生到5岁左右的儿童胸片中可见胸腺位于纵隔膜。胸腺末端通常看上去有波动，有时像沿着右上心脏边缘航行的“帆船征”。胸腺于婴儿生理性应力期在胸片上看不到，但当婴儿恢复后可再现。

3. 肺纹理　是先天性心脏病行鉴别诊断时要考虑的重要因素之一。当肺动脉增大延伸到第三叶的侧面或肺尖部血管增加时，肺纹理就会增加。其他提示肺纹理增加的标准是胸正位片中右肺门的肺动脉直径长于气管内径。对发绀患儿，肺纹理减少的鉴别诊断包括法洛四联症、肺动脉闭锁或三尖瓣闭锁。发绀患儿肺纹理增加可能为大动脉转位、完全性肺静脉异位回流或永存动脉干。无发绀患儿的肺纹理增加提示心内膜垫缺损、室间隔缺损、房间隔缺损或动脉导管未闭。

(八) 心电图

婴幼儿心电图的各项指标会随年龄的变化而变化。出生时，右心室的肌肉量比左心室强，新生儿心电图中可体现为电轴右偏。婴儿1个月时，左心室就超过右心室居；6个月时，左心室与右心室肌肉量比为2∶1，青春期阶段达到成年人质量比2.5∶1。PR间期、QRS波群、QT间隔都随着年龄的增长而增长。

当QRS电轴低于该年龄段正常儿童下限时，就会出现电轴左偏和左室肥大、左束支传导阻滞症状。当QRS电轴高于该年龄段正常儿童上限时，就会出现电轴右偏和右心室肥大、右束支传导阻滞症状。“超高”QRS电轴（0~180°，动静脉瘘的S波比R波强）提示可能有心内膜垫缺损和三尖瓣闭锁。

儿科心电图的适应证包括胸痛、呼吸困难、心悸及疑似心律不齐，还包括心脏病确诊患儿出现代谢失调恶化症状时。还有一种罕见但可能致命的先天性心脏异常，即左冠状动脉病变时，也表现为心电图异常（例如缺血性变化），患儿可出现拒乳、易激惹、萎靡不振，或因心肌缺血而出现心源性休克（表4-3）。

表4-3　婴幼儿心电图正常值

年龄	PR间期	QRS
	平均值（上限）	平均值（上限）
0~1个月	0.10（0.12）	0.05（0.07）
1个月~1岁	0.10（0.14）	0.05（0.07）
1~3岁	0.11（0.15）	0.06（0.07）
3~8岁	0.13（0.17）	0.07（0.08）
8~12岁	0.15（0.18）	0.07（0.09）
12~16岁	0.15（0.19）	0.07（0.10）

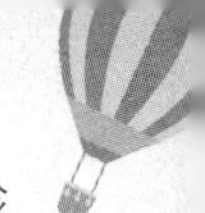

续表

年龄	PR 间期	QRS
	平均值（上限）	平均值（上限）
成人	0.16（0.21）	0.08（0.10）
QT 间期不应超过：		
6 个月以下婴儿 0.45 秒		
幼儿及青少年 0.44 秒		
婴幼儿正常 QRS 轴		

（九）生化标记物

在目前急诊室环境下，儿科患者开展心肌生化标志物检测如肌酸激酶 CK-MB、肌钙蛋白 T，其可用性和准确性尚有限。研究显示，血浆同型半胱氨酸与成年充血性心力衰竭有关，但却没有研究表明血浆同型半胱氨酸与小儿心脏疾病有关。一些研究评估 B 型尿钠肽（BNP）浓度在成年充血性心力衰竭中诊断与治疗的价值，与心力衰竭的临床特征、心脏超声检查测得的射血分数之间具有关联性，在儿科的意义也在探讨，期望临床医师能为实验室中各年龄段的不同测试值的特定范围提供参考。

第二节　先天性心脏病

一、概论

美国先天性心脏病的发病率一直在 1% 左右，

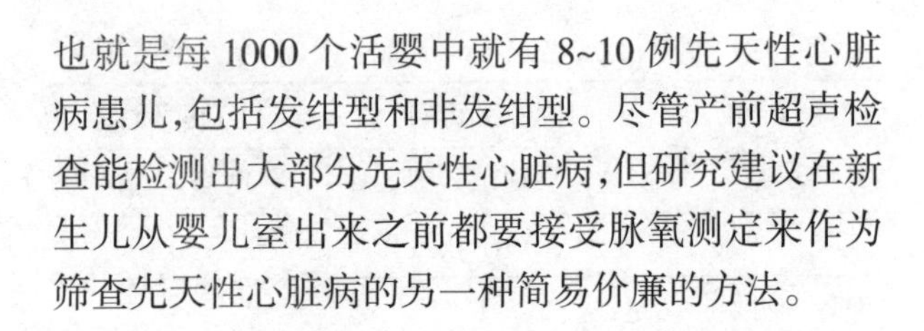

也就是每1000个活婴中就有8~10例先天性心脏病患儿,包括发绀型和非发绀型。尽管产前超声检查能检测出大部分先天性心脏病,但研究建议在新生儿从婴儿室出来之前都要接受脉氧测定来作为筛查先天性心脏病的另一种简易价廉的方法。

（一）临床特征

先天性心脏病患儿的症状严重程度和发病时间各有不同,取决于疾病种类、复杂性、严重程度和胎儿循环转换时间。先天性心脏病越严重或复杂,生后临床病变越不明显。由于动脉导管在出生后几周就开始关闭,出现导致肺部或全身循环病变的心脏缺陷,临床上会表现出急性发绀或休克或是两者兼有。因肺血管阻力降低,由室间隔缺损引起的右向左分流增强,室间隔大缺损的粗糙收缩期杂音甚至要到婴儿4~6周大时才能听到。一般而言,解剖异常越严重(例如缺少肺血流或全身血流),就会越早出现发绀或休克症状。

尽管先天性心脏病传统上分为发绀型与非发绀型,但并不是所有的先天性心脏病都可明确分类,更为复杂的缺陷可产生各种病理生理学影响。先天性心脏病的确切解剖学诊断取决于心脏彩超或心导管介入术,但在急诊室并不需要确切的解剖学诊断,而是急诊处理。

（二）诊断策略

除了胸片和心电图结果外,急诊儿科医师必须依靠一些临床检查来缩小可能的诊断范围。根据发绀症状、靴形心和胸片显示肺血减少、心电图显示右心室肥大可诊断出法洛四联症。

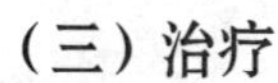

（三）治疗

大多数脱水或低血容量性休克的患儿就诊于急诊室后，通常会进行 20ml/kg 的液体复苏。疑似先天性心脏病的患儿可能出现心源性休克，补液应该为 10ml/kg，防止液体过量引起的医源性并发症。应反复评估患儿接受 10ml/kg 液体复苏治疗后的效果，决定是否需要增加剂量或使用强心剂。

唯一能治疗患儿的药物是使用前列腺素 E 维持动脉导管开放，初始剂量为 0.05~0.1μg/（kg · min）。导管依赖性心脏病可导致先天性心脏病患儿出生后 2~3 周内突然出现发绀或心血管系统崩溃。特殊心脏病患儿的动脉导管闭合会中断肺部血流而导致发绀（如三尖瓣闭锁）或中断体循环而导致休克（如左心发育不全综合征），甚至危及生命。呼吸暂停是前列腺素 E 的不良反应，婴儿注射合成前列腺素 E 之前应行气管插管术。插管不仅可提供安全的呼吸道，还可控制通气降低患儿的呼吸做功。其他不良反应包括发热、抽搐、心动过缓、低血压、潮红、血小板聚集能力降低等。

二、非发绀型先天性心脏病

非发绀型先天性心脏病可分为阻塞性病变（如肺动脉狭窄、主动脉瓣狭窄、主动脉缩窄）和以肺血流量增加相关的右向左分流为特点的病变（如室间隔缺损、房间隔缺损、动脉导管未闭、心内膜垫缺损）。通常在婴儿 6 个月时发作，出现先天性心脏病的表现，也有房间隔缺损患儿直到成年也无症状的。

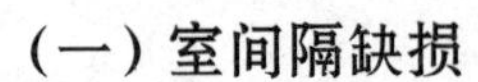

（一）室间隔缺损

室间隔缺损是最常见的先天性心脏病，占所有先天性心脏病的20%~25%。其中30%~40%为完全性室间隔缺损，50%~70%为可自然关闭的轻度室间隔缺损。

1. 临床特征 症状的轻重取决于室间隔缺损的大小及肺血管阻力的程度。因婴儿刚出生时肺血管阻力大，大多数室间隔缺损临床上无症状（甚至可无分流）。婴儿6~8周时，肺血管阻力降低到正常水平，产生分流，听诊可闻及室间隔缺损典型的心脏收缩期杂音。轻微室间隔缺损在童年时期可完全无症状。约10%的大型室间隔缺损患儿在2~3个月时因肺血流量增多而出现食欲缺乏、发育不良，室间隔缺损年长儿可有运动耐受力降低和反复肺部感染等症状。如果对大中型室间隔缺损不实施手术治疗，肺血管在婴儿6~12个月时开始发生不可逆变化，最终产生肺动脉高压、肺血管阻力增加。相反，肺动脉高压和肺血管阻力增加使室隔分流的方向发生逆转，成为右向左分流，也就是艾森曼格综合征（Eisenmenger's syndrome）并伴发绀。

2. 诊断策略 轻微室间隔缺损的患儿胸片结果可能完全正常，未治疗的大中型室间隔缺损患儿胸片则可见肺纹理增多及心脏扩大。中型室间隔缺损心电图结果普遍表现为左心室肥大，但左向右分流量较大的室间隔缺损则表现为双室肥大。

3. 治疗 无论缺损大小，所有的室间隔缺损因流过缺口的血流速度过快，都有罹患心内膜炎的风险。室间隔缺损的传统闭合方法需要开胸手术，目前心导管介入技术避免了开胸手术及体外循环

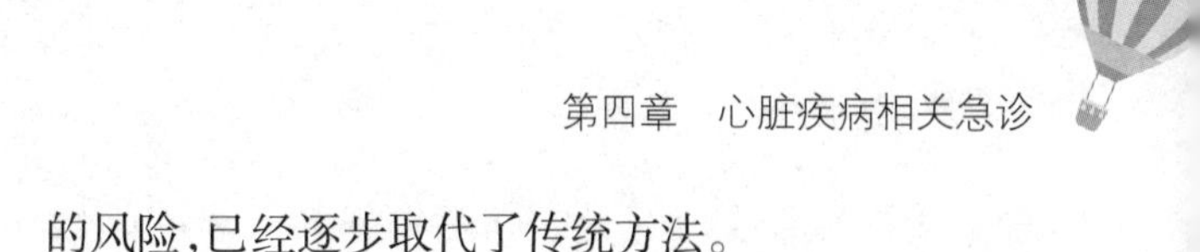

的风险，已经逐步取代了传统方法。

（二）房间隔缺损

房间隔缺损占所有先天性心脏病的5%~10%。大多数房间隔缺损患儿直到成年才出现临床症状。据报道，婴儿5个月时，多于40%的房间隔缺损会自然闭合。

1. 临床特征　大的房间隔缺损或伴合并症如支气管肺发育不良（bronchopulmonary dysplasia）的病例会出现充血性心力衰竭和肺循环超负荷症状（如进食时呼吸困难、体重偏低、频繁的下呼吸道感染）。大多数房间隔缺损是在体查闻及可疑杂音时发现。第二心音增强就是房间隔缺损的一个特征性改变。

2. 诊断策略　房间隔缺损患儿的胸片可见不同程度的心脏扩大、右心房和右心室增大，肺动脉段突出，肺纹理增加。心电图可见不同程度的电轴右偏和右室肥大。房间隔缺损不进行治疗出现肺动脉高压时，症状就会加重。大的房间隔缺损患儿如不接受检查治疗，可能进展为艾森曼格综合征。由于流过房间缺口的血流速度和湍流度较低，未合并其他异常的房间隔缺损患心内膜炎的风险不高。

3. 治疗　与室间隔缺损一样，传统闭合房间隔缺损需开胸手术来修补缺损部分，目前可通过介入治疗安装修补材料，补片后6个月，使用抗血小板治疗预防血栓形成效果明显。

（三）艾森曼格综合征

艾森曼格综合征可见于任何未手术治疗的左向右分流的大型缺损中。未治疗的大型左向右分

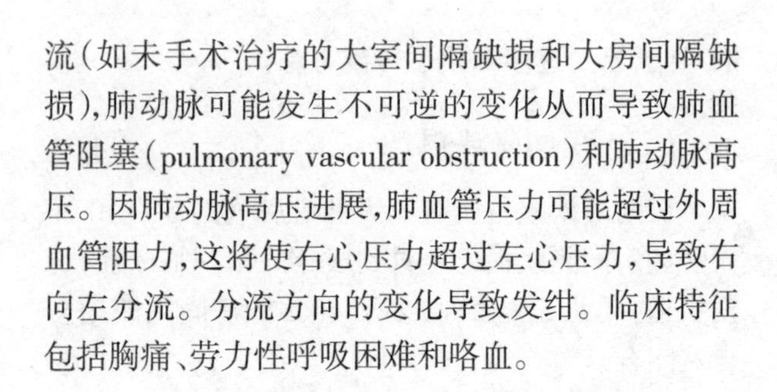

流(如未手术治疗的大室间隔缺损和大房间隔缺损),肺动脉可能发生不可逆的变化从而导致肺血管阻塞(pulmonary vascular obstruction)和肺动脉高压。因肺动脉高压进展,肺血管压力可能超过外周血管阻力,这将使右心压力超过左心压力,导致右向左分流。分流方向的变化导致发绀。临床特征包括胸痛、劳力性呼吸困难和咯血。

(四)主动脉缩窄

主动脉缩窄大概占所有先天性心脏病的8%,50%以上患儿累及二叶型主动脉瓣。缩窄区域接近动脉血管的入心区(前导管型主动脉缩窄)或动脉血管末端(后导管型主动脉缩窄),绝大多数(89%)属于后者。

1. 临床特征　症状的严重程度和发病年龄取决于缩窄的位置、程度和是否存在任何相关心脏缺陷。如果动脉血管开放,导管前型婴儿就会出现差异性发绀,上半身充满由左心室和升主动脉提供氧含量高的血液。含氧少的血液通过右向左分流从开放性动脉导管流到降主动脉供应下肢,出现下半身青紫。罕见的导管前型患儿在动脉导管关闭时会有循环衰竭和休克症状。相对于上肢来说,下肢脉搏微弱、血压降低是动脉缩窄患儿体查时的典型结果。

大多数无症状的后导管型主动脉缩窄患儿因体查发现心脏收缩期杂音或高血压转至心血管科,但也有严重导管后型主动脉缩窄患儿在生后头几周就出现循环衰竭或休克。如果患儿体查时发现高血压,应测量下肢血压评估有无主动脉缩窄可能。右臂收缩压比左臂高15~20mmHg时就足以怀

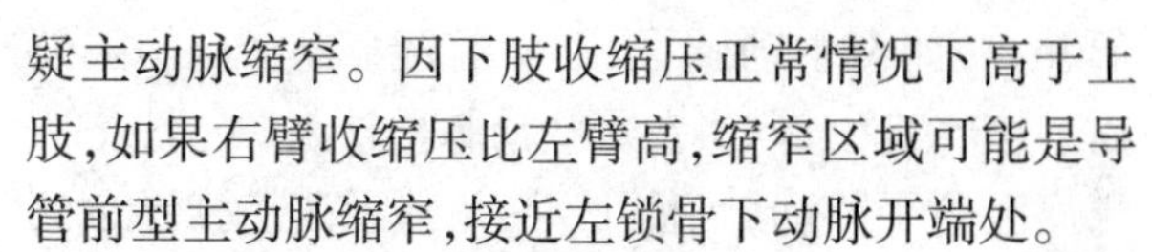

疑主动脉缩窄。因下肢收缩压正常情况下高于上肢，如果右臂收缩压比左臂高，缩窄区域可能是导管前型主动脉缩窄，接近左锁骨下动脉开端处。

2. 诊断策略 胸片通常显示心脏大小及肺纹理正常，5 岁以上患儿胸片中可因侧支血管扩张压力增高而沿第 4 和第 8 肋骨后下缘产生切迹。没有肋骨切迹也不能排除主动脉缩窄的可能性。心电图通常显示左心室和左心房大。

3. 治疗 主动脉缩窄的权威手术修复为主动脉缩窄区域切除后进行对端吻合。未确诊病例的并发症包括高血压、心力衰竭、高血压脑病和颅内出血。

三、发绀型先天性心脏病

发绀型先天性心脏病是因肺血流量减少或非含氧血右向左分流直接进入体循环而导致，可以细分为肺血增多型和肺血减少型。常见的发绀型先天性心脏病包括“5 个 T”，即永存动脉干（truncus arteriosus）、大血管转位（transposition of the great vessels）、三尖瓣闭锁（tricuspid atresia）、法洛四联症（tetralogy of Fallot）和完全性肺静脉异位回流（total anomalous pulmonary venous return），其他还有先天性三尖瓣发育异常、肺动脉闭锁、严重肺动脉瓣狭窄、左心发育不全综合征和右心发育不全综合征。通过产前超声检查或在出生后发现。

（一）概述

法洛四联症约占所有先天性心脏病的 10%，是婴儿期造成发绀的最常见原因，常与其他的心脏畸

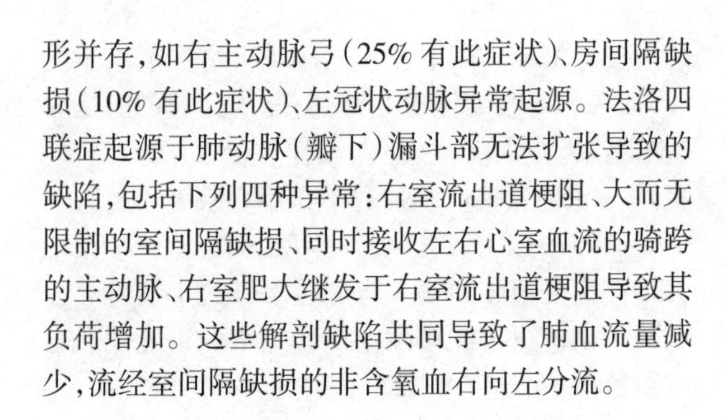
形并存，如右主动脉弓（25% 有此症状）、房间隔缺损（10% 有此症状）、左冠状动脉异常起源。法洛四联症起源于肺动脉（瓣下）漏斗部无法扩张导致的缺陷，包括下列四种异常：右室流出道梗阻、大而无限制的室间隔缺损、同时接收左右心室血流的骑跨的主动脉、右室肥大继发于右室流出道梗阻导致其负荷增加。这些解剖缺陷共同导致了肺血流量减少，流经室间隔缺损的非含氧血右向左分流。

（二）临床特征

右室流出道梗阻程度直接决定发绀程度和发作年龄。法洛四联症患儿哭吵及喂养时通常发绀减轻，年长儿在强体力活动过程中可能出现发绀恶化。轻微右室流出道梗阻的患儿不会出现发绀，有时被诊断为“粉红”法洛四联症。绝大多数法洛四联症患儿都会表现出一定程度的发绀，严重右室流出道梗阻的患儿在出生后几天会表现严重发绀，甚至需要注射前列腺素 E_1（PGE_1）以保持动脉导管开放，主肺动脉血流通过左向右分流流向肺动脉，使肺血流量增多。

体查可见不同程度的发绀，沿左胸骨缘可闻及散在的收缩期杂音。慢性低氧血症导致红细胞代偿性增多和不同程度的杵状指（趾）。

（三）诊断策略

法洛四联症的一个潜在致命并发症就是“四联发作”（tet spell），也称“发绀型发作”（hypercyanotic spell）或“缺氧发作”（hypoxic spell）。尽管其他类型的先天性心脏病患儿也会出现缺氧发作，但绝大多数还是发生在法洛四联症患儿中，这就是“四联

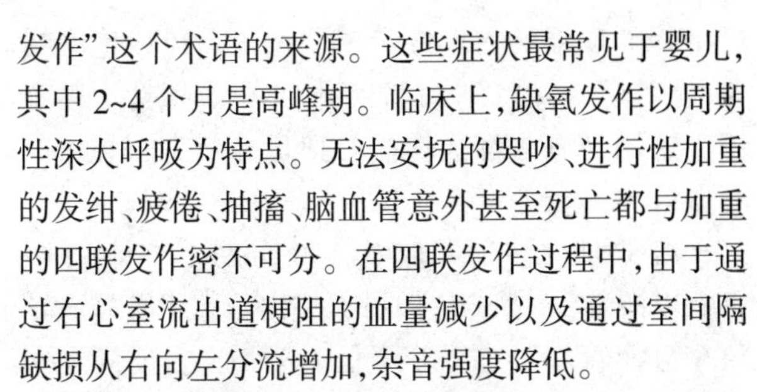

发作”这个术语的来源。这些症状最常见于婴儿，其中2~4个月是高峰期。临床上，缺氧发作以周期性深大呼吸为特点。无法安抚的哭吵、进行性加重的发绀、疲倦、抽搐、脑血管意外甚至死亡都与加重的四联发作密不可分。在四联发作过程中，由于通过右心室流出道梗阻的血量减少以及通过室间隔缺损从右向左分流增加，杂音强度降低。

胸片可见肺纹理减少和靴型心（沿左心缘上方可见肺动脉段凹陷），心脏大小正常。25%出现右位主动脉弓。心电图可见右心室肥大和电轴右偏改变。“粉红”法洛四联症患儿病初可能不会有任何右室肥大的表现，在1~3岁慢慢出现发绀症状。

任何心搏量（SVR，左右心室心搏排血量）骤然降低的情况，如哭吵和排便，会造成经过室间隔缺损的右向左分流增多，由此开始缺氧发作的恶性循环。血容量急剧减少和心动过速也会促成四联发作。经室间隔缺损的右向左分流量增大，造成肺泡氧分压减少，二氧化碳分压增多，造成动脉血pH下降，刺激大脑呼吸中枢产生深大呼吸，吸气时胸内负压增加，导致右心房回心血量增加。然后，通过已存右心室流出道梗阻和心搏量急剧降低的共同作用，右心房血流量增加，通过室间隔缺损分流血量增加，又进一步降低了动脉血氧饱和度，让缺氧发作无限循环。

（四）治疗方案

四联发作的治疗目标包括：提高心搏量，消除深大呼吸，改善代谢性酸中毒。虽然应提供辅助供氧，但并不能扭转四联发作，因为肺血流量减少，通

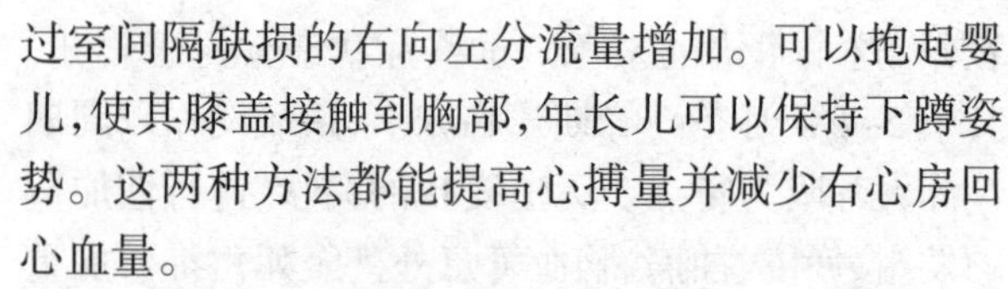

过室间隔缺损的右向左分流量增加。可以抱起婴儿，使其膝盖接触到胸部，年长儿可以保持下蹲姿势。这两种方法都能提高心搏量并减少右心房回心血量。

通常肌内注射吗啡（0.1~0.2mg/kg）抑制呼吸中枢以消除深大呼吸，但可通过内源性组胺释放导致全身血管舒张进一步降低心搏量。目前尚无研究评定其他呼吸中枢抑制药物的使用价值，芬太尼（fentanyl）和咪达唑仑（midazolam）可以发挥同样效果，且无释放内源性组胺的潜在风险。目前推荐使用凯特明（Ketamine），一种高效麻醉剂，1~2mg/kg静脉注射或肌内注射，可起到镇静和提高心搏量的作用。碳酸氢钠可治疗代谢性酸中毒，并减少酸中毒对呼吸性中枢的刺激。大多数婴儿治疗后氧和作用增强，发绀减轻。无改善的患儿，需要使用血管加压药，如肾上腺素，提高心搏量，降低室间隔缺损的右向左分流度。普萘洛尔也可作为阻断四联发作恶性循环的辅助药物，可提高心搏量，减少右室流出道梗阻痉挛，从而增加肺血流量。

对于严重发绀型法洛四联症的患儿，可使用姑息性外科手术暂时性增加肺动脉血流量。最常见的手术是经过改良的布莱洛克—陶西洛分流术（Blalock-Taussig shunt），即在锁骨下动脉和同侧肺动脉之间做一个吻合。根治术包括切除漏斗组织，闭合室间隔缺损，打开右室流出道梗阻。单纯法洛四联症根治术后两年内的病死率为5%~10%。法洛四联症根治术的并发症包括完全性心脏阻滞、室性心律失常和右束支传导阻滞。根治术后需进行细菌性心内膜炎的预防。

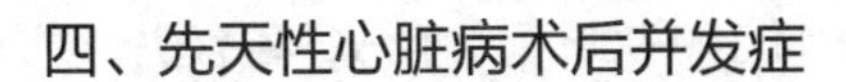

四、先天性心脏病术后并发症

心脏手术后几周到几个月内可因各种术后并发症就诊于急诊科。心脏原发病及手术修补过程决定了可能出现的并发症类型,包括分流血管血流量减少导致的血栓、充血性心力衰竭导致分流血管血流增加、房性及室性心律失常、心肌梗死、心肌缺血和心内膜炎。心影大小和胸片可判断手术形成的可增加肺血流量的通路,其血流量是增加还是减少。对比患儿手术前后胸片有助于判断心脏大小和肺血管是否有变化。

(一)心包切开术后综合征

心包切开术后综合征(postpericardiotomy syndrome)为任何需要切开心包的手术于术后1~6周可能出现的炎性心包炎,这种免疫现象一般被认为是心包积血后遗症。特点有发热、胸痛和心包积液,还可闻及心包摩擦音,取决于心包内的液体量。胸片可见心影增大,心脏彩超有助于诊断。通常无需行心包穿刺术,如果心包积液过多导致心包填塞时就必须进行心包穿刺术。卧床休息和非甾体抗炎药物治疗后,绝大多数病例在2~3周内治愈。

(二)先天性心脏病合并呼吸道合胞病毒感染

呼吸道合胞病毒(RSV)是造成全世界婴幼儿下呼吸道感染最为常见的病因,绝大多数儿童在两岁之前至少会感染一次,通常一生中还会再次感染。美国每年有超过125 000名儿童患RSV,4岁以上患儿每100 000名中有6.3名有生命危险。RSV感染的先天性心脏病患儿相对无先天性心脏病患儿而言,住重症监护室及需要机械通气的比例更高。需要住院治疗的RSV感染的先天性心脏病患儿,其死亡率比无先天性心脏病患儿高2~6倍。RSV感染的先天性心脏病患儿的死亡率为40%,伴肺动脉高血压的先天性心脏病患儿死亡率升至70%。

第三节 常见心脏急诊

一、充血性心力衰竭

充血性心力衰竭是一种心排量不能满足全身血流动力学和代谢要求的临床综合征。对于婴幼儿而言,最主要的原因是导致血流或血压负荷增大的先天性心脏病。其他造成充血性心力衰竭的原因有婴儿异常左冠状动脉、心肌炎、心内膜炎、风湿性心脏病、心包积液、贫血、心肌病、高血压、甲状腺功能减退症、电解质紊乱、心脏毒素和影响心排量的心律失常。

(一)机制

充血性心力衰竭可由四个方面引起:①前负荷增加(如左向右大分流和严重慢性贫血);②心肌收缩力减小(如心肌炎);③后负荷增加(即左侧梗阻性病变);④增大心排量或心搏量而发生的节律异

常(如阵发性室上性心动过速和严重的心肌梗死)。容量负荷和心肌收缩力减小的患儿可能需要强心剂和利尿剂,而后负荷增加造成的充血性心力衰竭患儿则需要血管扩张剂。

(二)临床特征

充血性心力衰竭的临床表现取决于具体的病理生理变化,常见表现包括心悸、奔马律、气促、啰音、肝大、外周性水肿及四肢外周灌注减少,还可表现为喘息和慢性咳嗽。

(三)诊断策略

胸片可见心影增大和不同程度的肺充血。心脏彩超可以估算射血分数,识别潜在的解剖缺陷。血浆 B 型利钠肽(PNP)有助于区分儿童心源性呼吸困难和肺源性呼吸困难。

(四)治疗方案

迅速稳定充血性心力衰竭患儿,进行辅助供氧、使用增强心脏收缩力药物及增加心排量。继发于肺水肿的严重呼吸窘迫患儿需要气管插管支持氧合和通气。因肺充血引起的呼吸窘迫和缺氧患儿,除了使用硫酸吗啡 0.05~0.1mg/kg 外,还可抬高头部和躯体上部。持续呼吸道正压或双向正压通气一开始可能不需要气管插管。现已初步证实血浆 BNP 在充血性心衰患儿中升高,可用于监测充血性心衰患儿对治疗方案的反应。呋塞米 1mg/kg 是最常见的利尿剂,可增加肾灌注及尿量(表 4-4)。

表 4-4 窦性心动过速及室上性心动过速的鉴别

鉴别点	窦性心动过速	室上性心动过速
诱因	脱水、发热、疼痛	无诱因
P 波	出现	无
活动时心率变化	是	否
每次心搏是否有变异性	是	R-R 间期固定
婴儿心率(次/分)	常 220	常 220
幼儿心率(次/分)	常 180	常 180

正性肌力药是绝大多数充血性心力衰竭患儿最重要的治疗(表 4-5)。地高辛仍然是治疗儿童充血性心衰使用最广的强心剂,使用指征较窄,必须严格监测预防医源性地高辛中毒引起充血性心衰恶化(表 4-6)。其他用于治疗婴幼儿充血性心衰的强心剂有多巴胺、多巴酚丁胺和肾上腺素。多巴胺中等剂量[5~10μg/(kg·min)]可使心肌收缩能力增强和心率增快,通过释放储存在心交感神经的内源性去甲肾上腺素,直接或间接地刺激心脏的 β_1 肾上腺素能受体。对于内源性心肌去甲肾上腺素储存减少的患儿(即慢性充血性心衰患儿和新生儿),多巴胺的正性肌力作用可能减小。大剂量[10~20μg/(kg·min)]多巴胺可以提高心搏量,超过 20μg/(kg·min)时,血管过度收缩可能会影响终末器官灌注。如果需要更强的正性肌力作用,可加用多巴酚丁胺或使用肾上腺素。多巴胺的毒性主要是心悸、血管收缩及心室异位。

表 4-5　正性肌力药物及改变负荷治疗充血性心力衰竭

	正性肌力	变时性	血管作用	剂量
多巴酚丁胺		/	扩张血管	2~20μg/(kg·min)
多巴胺			血管加压素	2~20μg/(kg·min)
肾上腺素			血管加压素	0.1~1.0μg/(kg·min)
米力农		No	扩张血管	0.5~2mg/kg 5 分钟缓慢静推，维持量 5~10μg/(kg·min)
硝普钠	No	No	强有力的血管扩张剂	0.5~10μg/(kg·min)

表 4-6　儿童充血性心衰的地高辛用量

年龄	地高辛总量（口服）*	地高辛每日维持量（口服）
早产儿	20μg/(kg·24h)	5μg/(kg·d)
足月儿	30μg/(kg·24h)	8~10μg/(kg·d)
2 岁	40~50μg/(kg·24h)	10~12μg/(kg·d)
2~10 岁	30~40μg/(kg·24h)	8~10μg/(kg·d)
10 岁	0.75~1.25mg/24h	0.125~0.25mg/d

多巴酚丁胺是一种合成性儿茶酚胺，心脏收缩的选择性更强，具有 β_2 肾上腺素的血管扩张效果。它本身不是血管加压药物，却可以辅助治疗继发于心肌功能不良的低心排综合征。相对多巴胺而言，多巴酚丁胺较少导致心律失常，而且可以更直接的增加冠状动脉血流。多巴酚丁胺的毒性主要可导致心悸、心室异位和低血压。肾上腺素同时具有收缩作用及舒张作用，而且也能提高心搏量。在心排血量减低并伴全身血管紧张度降低的情况下肾上腺素有帮助。肾上腺素的毒性主要为心动过速、严重高血压、高血糖、乳酸酸中毒和低钾血症。

氨利酮（amrinone）和甲氰吡酮（milrinone）也是具有扩张外周血管作用的新强心剂。它们可提高脓毒性休克的心脏指数，预防充血性心衰患儿发生低心排综合征。副作用包括严重低血压、心律失常、高敏反应、发热、肝毒性和血小板减少症。硝普钠也是一种扩张动静脉的血管舒张剂，对全身血管和肺循环系统都具有强劲的血管舒张功能。用后立即见效，对于肝肾功能损害患儿必须慎用，避免氰化物中毒、严重代谢性酸中毒和昏迷，或硫氰酸中毒（易激惹、抽搐、腹痛、呕吐）。

二、小儿心律失常

儿童心律失常较成人少见，婴幼儿心肺骤停最常见的原因是未经治疗的呼吸衰竭或休克，而不是原发性心律失常。儿科急诊医师面临最常见的是心室停搏或心动过缓而非室颤或室性心动过速。原发性心律失常时，必须迅速而系统地判断根本原因并给予治疗。不同的药物和毒素也会造成儿童

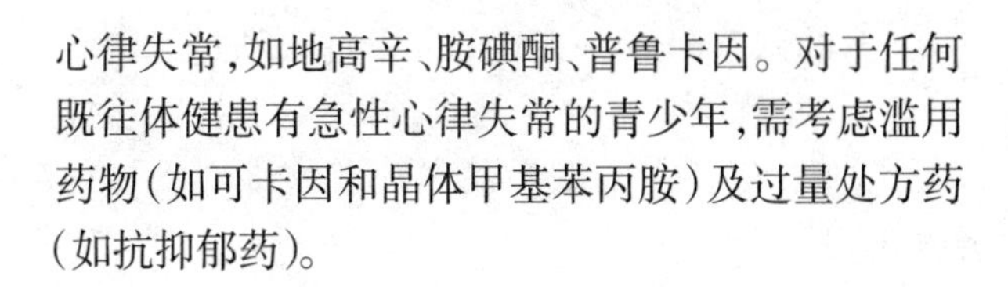

心律失常，如地高辛、胺碘酮、普鲁卡因。对于任何既往体健患有急性心律失常的青少年，需考虑滥用药物（如可卡因和晶体甲基苯丙胺）及过量处方药（如抗抑郁药）。

（一）概述

1. 分类　根据患儿脉搏的变化，小儿心律失常可以分为3大类：心律减慢（如窦性心动过缓和心肌梗死）、心律增快（如室上性心动过速、有脉性室性心动过速或无脉性室性心动过速、室颤）、无脉性电活动（electrical activity）或心室停搏。儿童中最为常见的心律失常是室上性心动过速，最常见于婴儿和年幼儿。尽管室上性心动过速也可发生于心脏结构正常的婴儿，但多由潜在的心肌异常造成。

2. 临床特征　婴儿心律失常表现为哭闹、嗜睡、食欲缺乏、面色苍白、呼吸窘迫或心源性休克。年长儿表现为胸痛、心悸、呼吸困难或晕厥。在判断和治疗任何一个具体的心律失常病例时，必须考虑其症状体征的类型及严重程度。

3. 治疗方案　是否需要紧急治疗心律失常和稳定病情都取决于两个关键问题：①患儿是否还有脉搏；②如果有脉搏，脉搏是快是慢及患儿血流动力学是否稳定。灌注良好有脉搏的患儿（即远端脉搏强、四肢温暖、无毛细血管再充盈时间延长的患儿）不需要紧急治疗，除非表现为很可能快速恶化使病情加重的节律。心电图显示出传导异常（莫氏Ⅱ型二级阻滞、完全心肌梗死、QT间期延长、预激综合征）的差异性传导患儿也需紧急治疗。尽管一些药物只能用来治疗房性心动过速，如治疗室上速的腺苷酸(adenosine)或室性心动过速的利多卡因、胺碘酮和普鲁卡因胺,可用于房性或室性心律失常,包括室上性心动过速和室性心动过速(表 4-7)。

表 4-7　儿童心律失常的复苏治疗方法(除颤、复律、药物)

对于心律失常治疗方法的简单总结

心跳停止或无脉性电活动(PEA)

心肺复苏(CPR)和气管插管

肾上腺素

考虑原发病因并治疗(按照 6 个 H 和 5 个 T 记忆法)

室颤(VF)无脉性室速(VT)

2 分钟连续心肺复苏后除颤一次(第一次 2J/kg,之后均为 4 焦耳 J/kg)

第二次 4 焦耳 /kg 除颤后可使用肾上腺素,3~5 分钟可重复使用

第三次 4 焦耳 /kg 除颤后可使用抗心律失常药:胺碘酮或利多卡因(如没有胺碘酮)或镁剂(针对可疑低镁血症或尖端扭转患儿)

简化室颤 / 无脉性室速流程

节律检查(确定是否为室颤 / 无脉性室速)　除颤　2 分钟不间断 CPR

(根据情况加用药物)

室性心动过速(有脉搏)

不稳定

立即心脏复律(开始用 0.5~1J/kg 然后 2J/kg)

稳定:

胺碘酮或利多卡因或普鲁卡因(注:避免同时使用胺碘酮和普鲁卡因)

室上性心动过速

不稳定:

如果有立即可用的静脉通道,可先使用腺苷再进行复律;如果尚未建立静脉通道和(或)患儿血流动力学很不稳定,则立即电复律

续表

稳定：

迷走神经刺激法（冰水冲脸，瓦氏动作：吹被堵塞的吸管或吹注射器的顶端将柱塞吹出）

如果迷走神经刺激法失败可用腺苷

心动过缓（最常见于低氧血症）

不稳定：

确保足够氧供及通气

肾上腺素

阿托品（如果怀疑迷走神经张力增加或胆碱能中毒）

心脏起搏

稳定：

不需要紧急处理

除颤，复律，药物复苏

心脏复律

开始 0.5~1J/kg；然后可加倍至 2J/kg

除颤

开始为 2J/kg；之后均为 4J/kg

腺苷

开始为 0.1mg/kg（最大为 6mg）；然后以 0.2mg/kg 重复 2 次（最大 12mg/ 次）

肾上腺素

标准剂量　0.01mg/kg（等于 1∶10 000 溶液 0.1ml/kg）静注或骨髓内给药

大剂量　0.1mg/kg（等于 1∶1000 溶液 0.1ml/kg）静注、骨髓内给药或通过气管导管给药。

气管给药剂量　0.1mg/kg（等于 1∶1000 溶液 0.1ml/kg）

新生儿剂量：常用 1∶10 000 溶液 0.01mg/kg 静注、骨髓内给药、脐静脉置管或 0.02~0.03mg/kg 气管内给药

续表

阿托品

0.02mg/kg 最小为 0.1mg/ 次，以避免矛盾的心动过缓现象。儿童单次最大剂量为 0.5mg，青少年为 1mg，负荷剂量为儿童 1mg 青少年 2mg

胺碘酮

室颤时 5mg/kg 静脉注射一次，或稳定室速时在 20~60 分钟内缓慢注射，以避免胺碘酮导致的低血压效应。

还可用于治疗儿童由于房室传导及心室传导减慢引起的房性和室性心律失常

避免同时使用其他可延长 QT 间期药物（如普鲁卡因）

普鲁卡因

15mg/kg 于 30~60 分钟内缓慢静注

还可用于治疗儿童由于房室传导及心室传导减慢引起的房性和室性心律失常

避免同时使用其他可延长 QT 间期药物（如胺碘酮）。

利多卡因

1mg/kg 静注

不像胺碘酮及普鲁卡因那样延长 QT 间期

镁剂

对于室颤和无脉性室速，如果疑为地镁血症或尖端扭转，可单次静脉用 25~50mg/kg（最大 2g）

（二）窦性心动过缓

心动过缓是指心率低于其年龄组正常值最低限。根据美国心脏协会（AHA）儿科高级生命支持指南定义，儿童心动过缓是指心率低于 60 次 /min 并伴有外周灌注不良。婴幼儿没有增加心搏量以保证足够心排量的生理能力。

婴幼儿症状性心动过缓最常见的原因是缺氧。因此，治疗的第一步是在药物起效或安装起

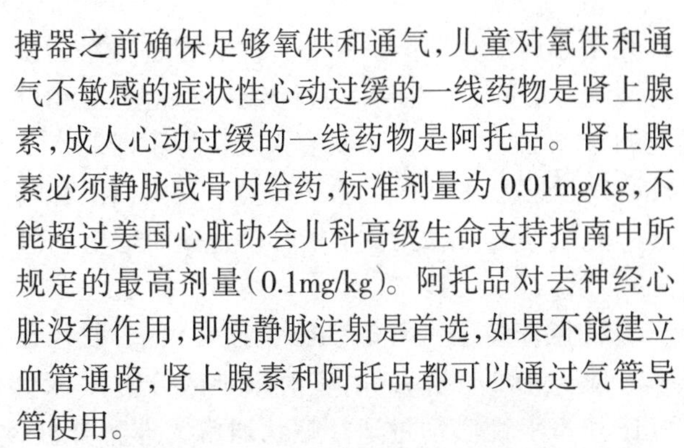

搏器之前确保足够氧供和通气，儿童对氧供和通气不敏感的症状性心动过缓的一线药物是肾上腺素，成人心动过缓的一线药物是阿托品。肾上腺素必须静脉或骨内给药，标准剂量为0.01mg/kg，不能超过美国心脏协会儿科高级生命支持指南中所规定的最高剂量（0.1mg/kg）。阿托品对去神经心脏没有作用，即使静脉注射是首选，如果不能建立血管通路，肾上腺素和阿托品都可以通过气管导管使用。

其他导致心动过缓的原因有低体温、颅高压、心脏阻滞（先天和后天）、心脏术后的去神经心脏、甲状腺功能减退、病态窦房结综合征及各种药物和毒素（地高辛、β受体拮抗剂、钙通道阻断剂和胆碱能药物）。对于莫氏Ⅱ型二级房室阻滞、完全性三度阻滞或病态窦房结综合征，应考虑紧急安装起搏器。健壮的青少年静息时心率或许低于60次/min，如果他们完全无症状，不需要紧急治疗。

（三）室上性心动过速

室上性心动过速是婴幼儿最常见的症状性心律失常。

1. 发生机制　12岁以下儿童最常见的原因是由于房室旁路出现的折返机制，婴幼儿最常见的发生机制是利用旁路和房室结的折返。半数患儿没有心脏畸形，心脏功能缺陷、预激综合征也只有10%~20%。90%以上儿童室上性心动过速QRS波变窄（小于0.08秒）。顺向型房室折返从心房沿房室结向下到心室的传导，通过旁道由心室向心房的传导则为逆行性传导。顺向传导将会产生一个狭窄的室上性心动过速QRS波群。少见的折返机制

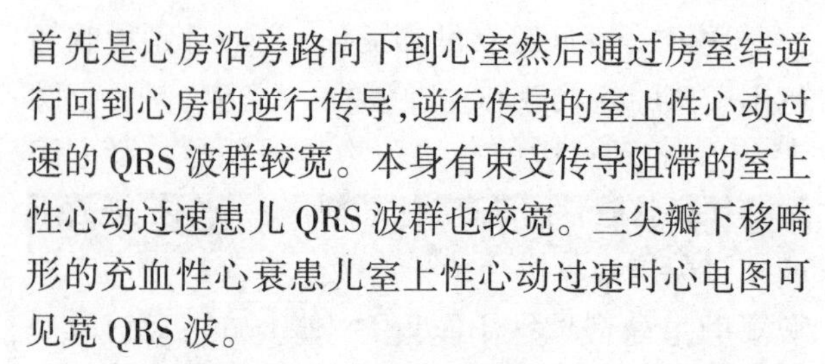

首先是心房沿旁路向下到心室然后通过房室结逆行回到心房的逆行传导，逆行传导的室上性心动过速的 QRS 波群较宽。本身有束支传导阻滞的室上性心动过速患儿 QRS 波群也较宽。三尖瓣下移畸形的充血性心衰患儿室上性心动过速时心电图可见宽 QRS 波。

2. 临床特征　患儿 QRS 波通常较窄，婴儿心率一般大于 220 次 /min，有时很难区分窦性心动过速和室上性心动过速。症状通常为非特异性，如哭闹和进食困难。尽管健康婴儿能够慢慢承受心率为 300 次 /min 的室上性心动过速，但如果不进行治疗，可能会引发充血性心力衰竭的症状及休克。年长患儿通常有心悸、呼吸困难、胸痛等表现。

3. 治疗方案　治疗取决于患儿循环的稳定状况。如果循环不稳定，且无法进行静脉注射，首选心脏复律（0.5~1J/kg）。对初次复律没有反应，可将能量加倍到 2J/kg。如循环稳定，复律前可根据情况使用迷走神经刺激法和（或）腺苷。不管用何种治疗方法，都应持续监测心脏节律，记录每次复律的反应。

（1）迷走神经操作法：把一个装有冰水混合物的袋子贴在脸上，用一根封口的吸管或通过注射器向里吹气。该方法被证明对改善婴幼儿室上性心动过速十分有效。还可用一个塑料袋或手术手套装满碎冰和水，然后放在婴儿的额头、眼睛和鼻梁上，持续 10~15 秒。小心不要让冰袋阻碍鼻子或嘴呼吸，应当避免外在眼部压力，压力过高可导致眼球破裂危及患儿。颈动脉窦按摩对婴幼儿无效，不建议使用。

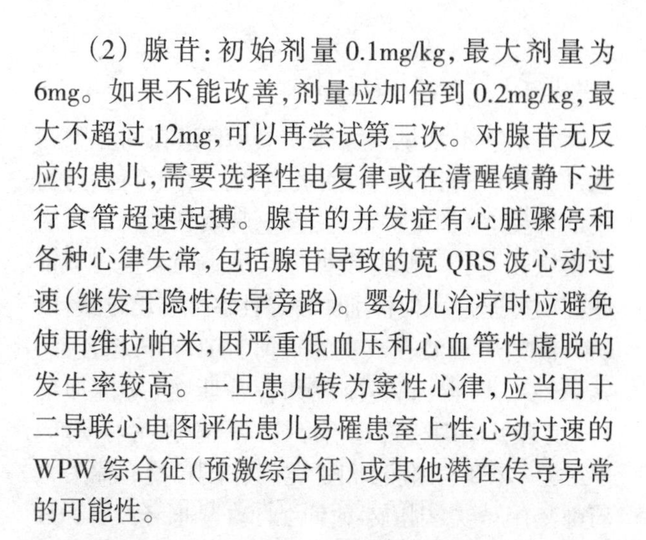

（2）腺苷：初始剂量0.1mg/kg，最大剂量为6mg。如果不能改善，剂量应加倍到0.2mg/kg，最大不超过12mg，可以再尝试第三次。对腺苷无反应的患儿，需要选择性电复律或在清醒镇静下进行食管超速起搏。腺苷的并发症有心脏骤停和各种心律失常，包括腺苷导致的宽QRS波心动过速（继发于隐性传导旁路）。婴幼儿治疗时应避免使用维拉帕米，因严重低血压和心血管性虚脱的发生率较高。一旦患儿转为窦性心律，应当用十二导联心电图评估患儿易罹患室上性心动过速的WPW综合征（预激综合征）或其他潜在传导异常的可能性。

（四）心房扑动与心房颤动

儿童很少见，见于患有潜在心脏病者（即先天性心脏病做过涉及心房的心脏手术、心肌炎和地高辛中毒）。这两种心律失常的循环稳定性取决于心室反应的速率。复律是心房扑动与心房颤动且循环不稳定的首选治疗方式，对于循环稳定者首选治疗是使用地高辛、β受体拮抗剂或地尔硫䓬等药物降低心室速率。一旦控制心室速率，可用胺碘酮、普鲁卡因胺或选择性电复律转变和控制节律。WPW综合征导致的房扑与房颤患儿，应禁用“A-B-C-D”四种药物（腺苷、β受体拮抗剂、钙通道阻滞剂、地高辛），因为这些药物只能阻断沿房室结向下传导，却让旁路开放，将房性心动过速传导至致命的心室。这种情况下，胺碘酮、普鲁卡因胺或电复律是比较安全的选择。治疗前，应考虑心脏科医师会诊并予抗凝以预防血栓栓塞性并发症。

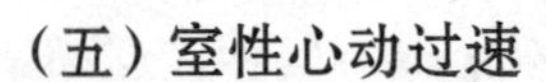

（五）室性心动过速

儿童并不常见。大部分患儿有潜在的心脏问题，如做过心脏手术、心肌炎、QT 延长综合征、药物或毒素反应（如抗抑郁药）及电解质异常。治疗取决于患儿是否有脉搏及循环状况。尖端扭转型室性心动过速是一种特别的多形性室性心动过速，以 QRS 波电压及波幅改变为特征。QT 延长综合征、先天性心脏病、低镁血症和各种药物（如抗抑郁药）是常见原因。首选治疗方式是静脉注射镁剂。ⅠA 类（普鲁卡因胺）和Ⅲ类（胺碘酮）抗心律失常药都禁用于尖端扭转型室性心动过速，会延长 QT 间期，使尖端扭转型室性心动过速恶化。

（六）心室颤动和无脉性室性心动过速

占院外心脏骤停临终心律的 10%，院外室颤和无脉性室性心动过速的存活率高达 30%，而心脏骤停的存活率还不到 1%。院内心脏骤停时，25% 的患儿在复苏时出现可电击节律。可电击节律出现较早的患儿比不可电击节律患儿的存活率高，但复苏后期的患儿不如早期出现的存活率高。心脏震荡伤（commotio cordis）或心脏骤停可能出现室颤。目前，自动体外除颤仪（AEDs）对可电击节律具有高灵敏性和特异性。2003 年美国心脏协会允许对 1~8 岁儿童使用 AEDs（建议对无反应但有正常呼吸的患儿使用），对 8 岁以下（或 25kg 以下）患儿使用 AEDs 时，强烈推荐使用小儿衰减器装置以达到更适合儿童的除颤强度。美国儿科学会（AAP）也支持在儿童中使用 AEDs，目前仍没有足够的临床实证建议或反对在 1 岁以下婴儿中使用。

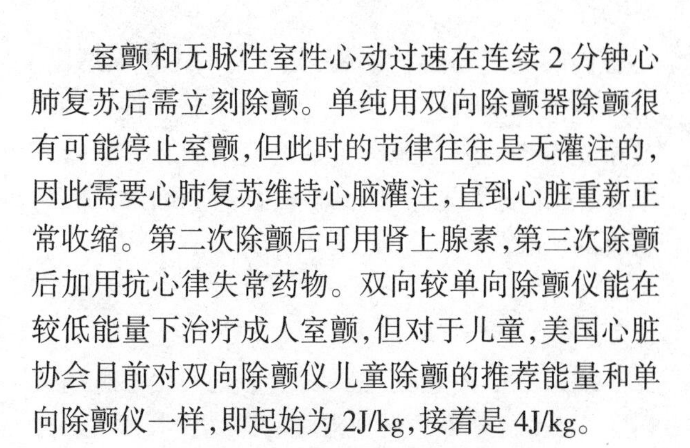

室颤和无脉性室性心动过速在连续2分钟心肺复苏后需立刻除颤。单纯用双向除颤器除颤很有可能停止室颤，但此时的节律往往是无灌注的，因此需要心肺复苏维持心脑灌注，直到心脏重新正常收缩。第二次除颤后可用肾上腺素，第三次除颤后加用抗心律失常药物。双向较单向除颤仪能在较低能量下治疗成人室颤，但对于儿童，美国心脏协会目前对双向除颤仪儿童除颤的推荐能量和单向除颤仪一样，即起始为2J/kg，接着是4J/kg。

（七）心脏骤停和无脉性电活动

心室停搏是儿童院前心脏骤停最常见的节律，存活率不到1%。2005年的儿科高级生命支持指南已经不再强调使用大剂量肾上腺素。无脉性电活动节律可慢可快，QRS波群或窄或宽。

出现任何无脉性电活动节律患儿其存活关键在于迅速识别潜在病因并进行治疗。无脉性电活动的致病原因可以按照“7H”和“5T”来记忆，即重度血容量不足（hypovolemia）、低氧血症（hypoxemia）、低体温（hypothermia）、氢离子（hydrogen ion，酸中毒acidosis）、低/高钾血（hypo-/hyperkalemia）、低血糖（hypoglycemia）、体温下降（hypothermia），毒素（toxins）、心包填塞（tamponade）、张力性气胸（tension pneumothorax）、血栓（thrombosis）和创伤（trauma）。儿童无脉性电活动最常见的原因是重度血容量不足，因此，液体复苏应考虑作为治疗方案之一。

三、细菌性心内膜炎

细菌性心内膜炎（bacterial endocarditis）包括

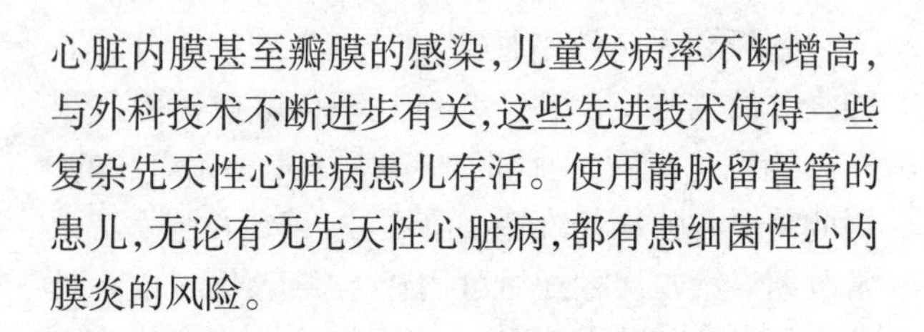

心脏内膜甚至瓣膜的感染,儿童发病率不断增高,与外科技术不断进步有关,这些先进技术使得一些复杂先天性心脏病患儿存活。使用静脉留置管的患儿,无论有无先天性心脏病,都有患细菌性心内膜炎的风险。

(一) 病因

细菌性心内膜炎主要发生于先天性心脏病或后天心脏病变(如急性风湿性心脏病瓣膜病变),无先天性瓣膜或心内膜结构异常的患儿也可能患细菌性心内膜炎,约占 30%。

心脏结构异常患儿的易感因素包括:牙科手术及呼吸道、消化道、生殖道手术。血流急促或流速加快的心脏病变更容易造成内皮细胞表面损伤,这比细菌性心内膜炎更严重,这种损伤使血小板沉积和赘生物形成的风险增大。有这种风险的心脏病包括室间隔缺损、主动脉瓣狭窄、法洛四联症、单心室、人工心脏瓣膜及术后全身向肺分流。继发孔型房间隔缺损进展为细菌性心内膜炎的概率极低,是因房间隔缺损的分流速度非常低。

(二) 临床特征

早期临床表现可为非特异性,仅有发热和心动过速。任何心脏结构异常患儿出现不明原因发热时都应怀疑细菌性心内膜炎的可能。不到 50% 的患儿存在心脏杂音。疑似患儿使用诊断性检查,包括血细胞计数、C-反应蛋白(CRP)、血沉、血培养、胸片、心电图,皮屑栓子培养也有助于诊断。确诊靠超声心动图,但其检测心内膜或瓣膜感染病灶的灵敏度只有 80%。从细菌性心内膜炎患儿的血培

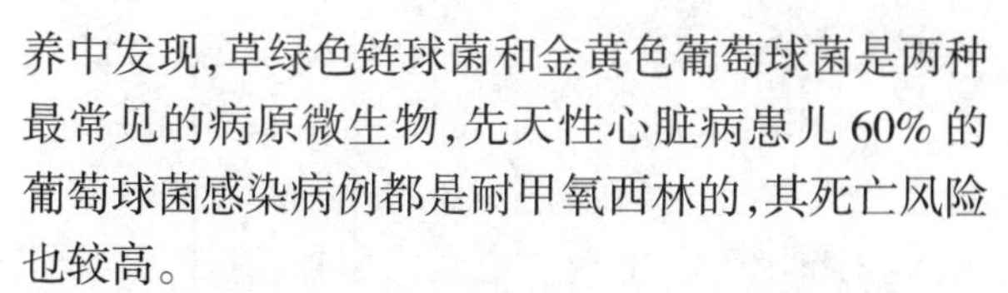

养中发现，草绿色链球菌和金黄色葡萄球菌是两种最常见的病原微生物，先天性心脏病患儿 60% 的葡萄球菌感染病例都是耐甲氧西林的，其死亡风险也较高。

对于先天性心脏病患儿，急诊医师应该注意预防用药的指征。2007 年，美国心脏协会联合美国儿科学会及美国感染性疾病协会发布了感染性心内膜炎预防指南修订版，简化并很大程度缩小了推荐使用范围，仅对高风险人群及手术患儿提供预防用药。指征包括：①所有牙科手术；②任何对牙龈或口腔黏膜的操作或牙龈、黏膜穿孔。值得注意的是抗生素预防不再建议用于消化道和生殖道手术，仅对高风险患儿的呼吸道、皮肤感染、骨骼手术中提供预防用药是合理的。

（三）治疗

抽取血培养标本后应立即使用抗生素。静脉使用抗生素的选择取决于疑似病原及患儿的免疫状况，常见推荐方案包括氨基糖苷类及耐青霉素酶青霉素如苯唑西林。如疑有耐甲氧西林葡萄球菌感染，初始经验性抗生素疗法中还应包括万古霉素。在无抗生素的年代，细菌性心内膜炎几乎是致命的疾病。随着抗生素的应用，存活率得以提高，但目前死亡率仍有 6%~14%。

细菌性心内膜炎的并发症包括全身感染性血栓、肺栓塞、具有神经功能异常的中枢神经系统栓塞、心律不齐、充血性心力衰竭、心肌炎、心肌脓肿及瓣膜梗阻。除了适当的抗生素治疗，有时还需要手术去除脓性赘生物或瓣膜置换（表 4-8）。

表 4-8 感染性心内膜炎预防用药

用药情况		手术前 30~60 分钟单次使用	
情况	药物	成人	儿童
口服	阿莫西林	2g 口服	50mg/kg 口服
不能口服	头孢唑啉或头孢曲松	1g 肌内注射或静注	50mg/kg 肌内注射或静注
青霉素或氨苄西林过敏者口服	头孢氨苄	2g 口服	50mg/kg 口服
	或克林霉素	600mg 口服	20mg/kg 口服
	或阿奇霉素或克拉霉素	500mg 口服	15mg/kg 口服
青霉素或氨苄西林过敏者不能口服	头孢唑啉或头孢曲松	1g 肌内注射或静注	50mg/kg 肌内注射或静注
	或克林霉素	600mg 肌内注射或静注	20mg/kg 肌内注射或静注

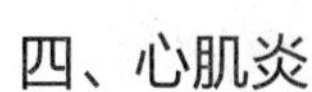

四、心肌炎

心肌炎(myocarditis)是由各种感染性和非感染性病因所致的心肌炎症。在美国,最常见的原因是病毒感染,以柯萨奇病毒B和肠道病毒为主。其他病毒包括埃可病毒、A型流感病毒、B型流感病毒、腺病毒、水痘带状疱疹病毒、EB病毒、巨细胞病毒、乙型肝炎病毒。细菌包括白喉杆菌、化脓性链球菌、金黄色葡萄球菌及脑膜炎球菌,还有肺炎支原体、伯氏疏螺旋体等。非感染性因素包括川崎病、急性风湿热(ARF)、胶原血管病(如系统性红斑狼疮)、中毒(如可卡因和阿霉素)、内分泌失调、甲状腺功能亢进及药物过敏(如青霉素、磺胺类药物、苯妥英钠、卡马西平)。

(一) 临床表现

心肌炎是逐步发病的,通常会有上呼吸道感染前驱症状。心肌炎的病因、患儿年龄及心肌炎症感染程度决定了心肌炎的症状。诊断婴幼儿心肌炎的关键是通过适合的临床检查推断诊断。症状轻微者,仅有心动过速,与体温变化不平行,临床医生就应警惕心肌炎可能。其他症状包括发热、肌肉酸痛、疲乏无力、呼吸急促、气喘、腹痛及胸痛。严重症状包括严重充血性心力衰竭和各种心律失常。体查可闻及新出现的杂音、奔马律或心音低钝的心包摩擦音(如心肌炎并发心包炎)。

(二) 诊断策略

对心肌炎患儿的评估和诊断取决于可能病原

和已有的症状体征。在感染性和非感染性病例中，需行血培养和病毒滴度检查。疑似细菌感染时，需要立即使用适当的抗生素。轻度病例胸片可能正常，但严重病例可见明显心脏扩大。心电图结果通常是非特异性的，包括低电压、非特异的ST段异常、T波倒置、房室传导阻滞及各种其他心律失常。肌酸激酶同工酶、肌钙蛋白、C-反应蛋白和血沉可能升高。

超声心动图是疑似心肌炎患儿的必要检查之一。超声心动图不仅能评估左室功能，还能够检测伴发于心肌炎的心包积液。尽管不需要用心内膜心肌活检，然而它却是确诊心肌炎和确定病因的最终方法，典型表现为心肌炎症伴有淋巴细胞和单核细胞浸润。

（三）治疗

治疗目标是维持充足的心输出量并控制相关的心律失常。有充血性心衰时需要强心药物和利尿剂。对心肌炎患儿使用地高辛和各种加压剂时需要非常谨慎，因为炎症状态下的心肌对这些药物极敏感，易造成心律不齐。禁用β受体拮抗剂，免疫抑制剂的应用仍有异议。大多数急性病毒性心肌炎患儿能完全恢复，小部分患儿会进展为扩张型心肌病，其特征是心室扩张和心脏收缩性受损。

五、心包炎

心包炎（pericarditis）是心包腔内的炎症性过程，可伴或不伴心包积液。大多数儿童心包炎都是良性且具有自限性。正常儿童心包腔内有

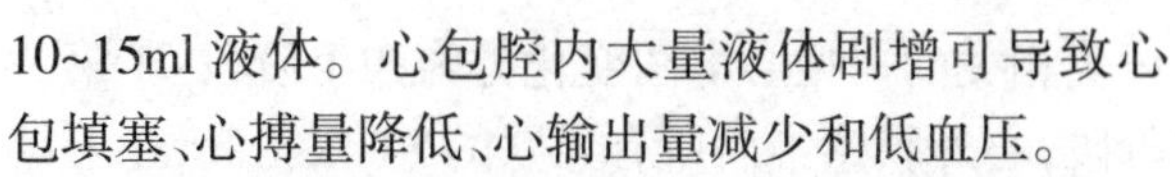

10~15ml 液体。心包腔内大量液体剧增可导致心包填塞、心搏量降低、心输出量减少和低血压。

心包炎最常见的原因包括细菌性和病毒感染，还有急性呼吸衰竭、系统性红斑狼疮、尿毒症、心包术后综合征、白血病、淋巴瘤及肺结核等。30% 的心包炎病例都是由于肺炎球菌、金黄色葡萄球菌、脑膜炎球菌以及流感嗜血杆菌等感染引起。约 30% 的化脓性细菌心包炎见于 6 岁以下。病毒感染很常见，但仅在 20%~30% 的病例中发现病毒病原，常见的病毒包括科萨奇病毒、埃可病毒、腺病毒、EB 病毒及流感病毒。

（一）临床表现

心包炎的体征不仅取决于病因还取决于心包腔内的液体量。胸痛作为心包炎的典型特征，与体位变化相关，在吸气和仰卧位时加剧，坐位或前倾位时减轻。心动过速也是心包炎患儿中较常见的体征，还有乏力、呼吸急促、颈静脉扩张、奇脉、肝大、下肢水肿，心衰时还可出现远端脉搏细速。大量心包积液时心脏听诊可闻及粗糙的心包摩擦音、心音低钝或减弱。心包摩擦音最好在患儿坐位或前倾位时听诊，听诊时让患儿屏住呼吸，就能区分心包炎的摩擦音和胸膜摩擦音。屏住呼吸时，心包炎的心包摩擦音继续存在，却无胸膜摩擦音。

（二）诊断

心包积液量少时，胸片不一定有心影扩大。如心包腔内有大量积液，胸片上可见水壶样心影。约 50% 的心包炎病例可并发胸膜积液。典型的心电图包括所有导联的 ST 段抬高及 T 波倒置。与心

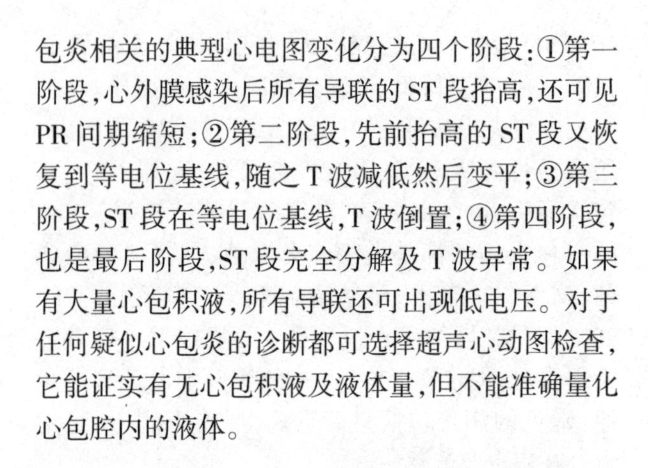

包炎相关的典型心电图变化分为四个阶段:①第一阶段,心外膜感染后所有导联的ST段抬高,还可见PR间期缩短;②第二阶段,先前抬高的ST段又恢复到等电位基线,随之T波减低然后变平;③第三阶段,ST段在等电位基线,T波倒置;④第四阶段,也是最后阶段,ST段完全分解及T波异常。如果有大量心包积液,所有导联还可出现低电压。对于任何疑似心包炎的诊断都可选择超声心动图检查,它能证实有无心包积液及液体量,但不能准确量化心包腔内的液体。

(三)治疗

治疗取决于病因及心包腔内积液量。对于急性心包填塞的患儿,需要紧急行心包穿刺术。心包腔内排出的任何液体都应送检进行常规细胞计数、革兰染色及培养检查。疑似病例应使用抗炎药物。对于难治病例,在排除感染性病因后可考虑使用类固醇。

六、川崎病

川崎病(Kawasaki disease)最初称皮肤黏膜淋巴结综合征,1967年由日本川崎富作医生首次报道,已经成为儿童非先天性心脏病的重要原因。在美国,每年大约确诊3000~5000例,高达20%的未治疗患儿有一定程度的冠状动脉异常。对于这种发热性、出疹性、系统性血管炎,大多数患儿发生在5岁以下,男女比例为1.5∶1。亚洲及某些特殊地域,如夏威夷,其发生率更高。尽管这种中小血管炎的准确原因尚不明确,但早期识别、早期使用大

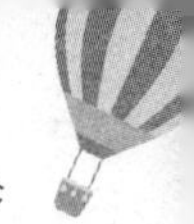

剂量阿司匹林及静脉注射免疫球蛋白十分重要。

（一）临床表现

预防川崎病并冠状动脉损伤的关键是早期识别疾病的症状和体征。典型表现可同时出现，也可能在几天内连续出现。需认真询问病史及体查，还需要进一步检查。年幼儿表现可能不太典型，需要进一步观察。不论表现典型与否，所有疑似患儿都应该进行心脏彩超，明确有无冠状动脉瘤及其程度。

假设川崎病由一种感染源引起，这种感染源进入呼吸道并且使单克隆免疫球蛋白 A 产生应答，激活淋巴细胞、细胞因子及蛋白酶削弱血管壁并进入循环使机体易患动脉瘤。早期识别是为了立即启动治疗预防川崎病的心脏并发症。约 25% 的患儿有轻度弥散性心肌炎症，多出现在急性发热期，以心动过速、奔马律或非特异性的 ST-T 波变化为特征。5% 的患儿出现一定程度的充血性心力衰竭，20%~40% 的患儿出现心包积液。心脏超声检查时，1%~2% 的未治疗病例可见二尖瓣或主动脉瓣反流，病变较轻，且能自愈。

冠状动脉扩张通常在起病后 2~4 周达到高峰，未治疗的川崎病可达 15%~25%。如果不接受恰当治疗，15%~20% 的患儿在起病后 1~3 周内出现冠状动脉瘤。冠状动脉瘤可以导致心肌梗死、血栓、破裂及各种由局部缺血产生的心律失常。发生冠状动脉瘤的重要危险因素有：男性、1 岁以下或 8 岁以上、发热超过 10~14 天、早期出现心肌炎、贫血（血红蛋白 Hb<100g/L）、白细胞计数超过 30×10^9/L、带状核计数增加、ESR 升高、CRP 升高、血清白蛋白

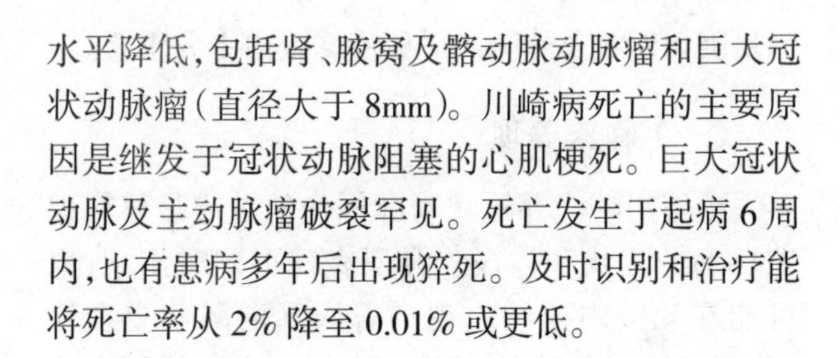

水平降低，包括肾、腋窝及髂动脉动脉瘤和巨大冠状动脉瘤（直径大于 8mm）。川崎病死亡的主要原因是继发于冠状动脉阻塞的心肌梗死。巨大冠状动脉及主动脉瘤破裂罕见。死亡发生于起病 6 周内，也有患病多年后出现猝死。及时识别和治疗能将死亡率从 2% 降至 0.01% 或更低。

（二）诊断

典型川崎病是患儿发热超过 5 天，满足五项标准中的四项就可临床诊断。然而，大量的不完全型川崎病患儿并不符合这一严格的标准。患儿可能出现不完全的表现，但主要见于 6 个月以下婴儿。

美国心脏病协会发布了关于不完全型川崎病的指南，提出了更宽松的纳入标准，对于发热 5 天或以上的患儿，满足标准中的两条或三条，都应进行进一步检查。CRP≥3mg/dl 和（或）血沉（ESR）≥40mm/h 都说明有必要进行进一步实验室检查，所有患儿都应行心脏超声检查评估冠状动脉瘤。对于补充实验室检查结果阳性的全身炎症患儿，在需要等待心脏彩超确诊前应使用经验性治疗。6 个月以下婴儿发热超过 7 天以上都应进行补充实验室检查，如有任何全身感染症状，就应进行心脏超声检查。CRP 低于 300μg/L、血沉小于 40mm/h 的患儿应复查并每天重复评估（表 4-9）。

（三）鉴别诊断

1. 麻疹　与川崎病有些相似，但少见于接种疫苗的儿童中（如伴有红眼的发热、咽部皮疹和红斑）。麻疹的皮疹典型位置、分布及演变通常从头面部开始，并逐渐朝下端展开，手掌中的红疹是离散性的；川崎病的皮疹通常从躯干部开始，然后延伸到脸部和四肢远端，皮疹是多形性的，通常无水疱或结痂，手掌出现弥漫性红斑并会脱皮。

表 4-9　川崎病（KD）诊断依据

Ⅰ. 发热　5 天

Ⅱ. 体查发现以下 5 项中的至少 4 项：

1. 双侧，非渗出性球结膜充血（双侧巩膜周边充血）
2. 口咽黏膜变化（咽红斑，口唇皲裂及杨梅舌）
3. 颈部淋巴结肿大（至少一个淋巴结直径　1.5cm）
4. 肢端变化（急性期出现手足弥漫性红斑及肿胀，恢复期出现肢端脱皮）。川崎病这种手掌弥漫性红斑与其他病毒性疾病不同，比如麻疹，皮疹为手足散在斑片疹。
5. 多形皮疹（无水疱及大疱），但川崎病无特异性皮疹。

如果患儿满足以上 4 条以上，诊断标准中的发热时间可为 4 天

2. 链球菌感染　咽炎、猩红热等链球菌感染疾病可与川崎病相混淆，但链球菌相关疾病通常不会出现结膜炎及手足肿胀。

3. 其他　类似川崎病的感染性和自体免疫性疾病有洛基山斑疹热和钩端螺旋体病或者 Stevens-Johnson 综合征及幼年型类风湿关节炎。川崎病是全身性血管炎，可影响到任何器官误导临床医生的诊断。对于一个发热的幼儿，川崎病可能会表现出恶心、呕吐及腹痛，这很有可能会被误诊为急腹症；发热、易激惹的川崎病出现脑脊液淋巴细胞增多，可能会误诊为病毒性脑炎，故对于发热数日、皮疹及非化脓性结膜炎的患儿，鉴别诊断都应包括川崎病，避免过早结论而误诊。

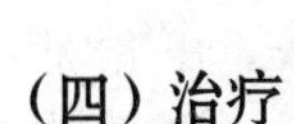

（四）治疗

川崎病急性发热期最主要的治疗目标是提供支持性护理及降低心肌和冠状动脉的炎症。主要治疗方法包括静脉注射免疫球蛋白（IVIG）及大剂量阿司匹林疗法，两种疗法具有累加效应。起病10天内，使用静脉注射免疫球蛋白（IVIG）和大剂量的阿司匹林（相对单独使用阿司匹林）能更有效地减少冠状动脉扩张和动脉瘤的形成，使退热时间缩短，降低炎症标志物水平。然而，尽管有IVIG及大剂量阿司匹林结合治疗，仍有2%~4%的患儿出现冠状动脉异常。

1. IVIG疗法　剂量为2g/kg，输注时间超过10~12小时，副反应有低血压、恶心、呕吐、抽搐。输注时须密切进行心脏检查。输注第一剂后，5%~10%的患儿仍会持续或反复发热，需要再次同剂量注射。对首次注射无反应的患儿，约2/3在第二次注射后有所改善。

2. 阿司匹林　日口服量为80~100mg/kg，分四次，每6小时1次，直到患儿48~72小时（或更长）不发热，然后剂量减少至每日3~5mg/kg，直到实验室检查结果恢复正常，通常6~8周。对于冠状动脉异常的患儿，需要继续使用阿司匹林。布洛芬可拮抗阿司匹林的抗血小板效应，在治疗时应避免使用。

3. 皮质类固醇　目前并未确定皮质类固醇作为治疗首选。常规治疗加用甲泼尼松并未显示冠状动脉瘤的大小、住院时间长短及IVIG再使用率有差异，也有认为加皮质类固醇可降低冠状动脉瘤的风险，对其他并发症如冠状动脉瘤及血栓目前尚无足够数据指导治疗。

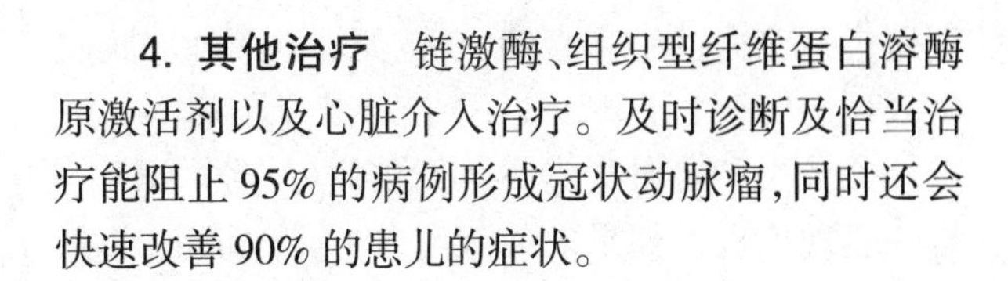

4. 其他治疗 链激酶、组织型纤维蛋白溶酶原激活剂以及心脏介入治疗。及时诊断及恰当治疗能阻止95%的病例形成冠状动脉瘤，同时还会快速改善90%的患儿的症状。

七、急性风湿热

急性风湿热（acute rheumatic fever，ARF）是对A组β链球菌感染的迟发性免疫反应。ARF是儿童后天性心脏病最常见的原因。在美国，ARF最常见于5~15岁儿童中，链球菌感染未治疗的患儿其ARF发病率达0.3%，可影响许多器官系统，最主要的并发症是心脏炎。

（一）临床表现

AFR的诊断是基于Jones标准，还必须有链球菌前驱感染证据（表4-10）：①咽拭子培养阳性或快速链球菌抗原检验阳性；②抗链球菌素滴度升高。链球菌酶检验并不十分可靠，因而不作为检测A组β链球菌前驱感染的确诊方法。对于具有前驱链球菌感染的患儿，诊断需要具备两条主要表现或一条主要表现和两条次要表现。主要表现以游走性关节炎为主，主要累及四肢大关节及足部跗关节和手部腕关节。ARF心脏炎主要包括二尖瓣和主动脉瓣瓣膜炎，临床表现为隐性的二尖瓣或主动脉瓣关闭不全。二尖瓣关闭不全的标志性杂音为心尖部全收缩期杂音，向腋下放射。主动脉瓣关闭不全杂音以舒张期杂音为特点，在心底部最易听到。功能性杂音通常会随发热而加剧，有时被误以为是二尖瓣或主动脉瓣关闭不全的杂音。其他心脏表现还包括充血性心力衰竭、心包炎等。两种皮肤病学表现（边缘性红斑和皮下结节）及舞蹈症不如游走性关节炎和心脏炎常见。舞蹈症可作为 ARF 的唯一表现出现。如果以关节炎为主征，诊断时关节痛就不能作为次要表现；如果以心脏炎为主征，PR 间期延长就不能作为次征。

表 4-10　急性风湿热的 Jones 诊断标准

急性风湿热的诊断基于已存的链球菌感染，2 大主征或 1 大主征 +2 项次征
主征
心脏炎
游走性关节炎
皮下结节
舞蹈症
次征
临床表现
发热
关节痛
实验室结果
CRP 或 ESR 升高
PR 间期延长
链球菌前驱感染支持依据
咽拭子培养或快速链球菌抗原测试阳性
ASO 升高

除了 ECG、CRP、ESR 及前期的链球菌感染，ARF 的诊断检查还应当包括胸片及超声心动图来评估心脏损害程度。ARF 需与心肌炎、细菌性心内膜炎、莱姆病、系统性红斑狼疮、幼年型类风湿关节炎、免疫复合物型血清病及化脓性关节炎等疾病进行鉴别。

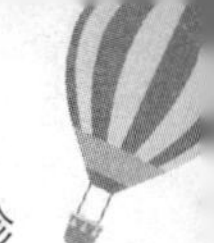

（二）治疗

ARF 急性期治疗目标首先集中在稳定及治疗已有的心脏症状，如充血性心力衰竭或由于心包积液引起的填塞。其次包括根除链球菌感染的抗生素疗法、卧床休息及针对关节炎的抗炎药物。治疗心脏炎时，类固醇应当在心脏病专家的指导下使用。ARF 治疗的另一重要方面是预防性使用青霉素防止复发，每月注射 120 万 U 苄星青霉素 G。每日口服两次青霉素，青霉素过敏患儿每日服用两次红霉素。根据心脏损害程度及复发情况，青霉素及红霉素预防疗法至少用到患儿 18 岁后再停药，有时也需终身服药。

八、年轻运动员猝死

引起运动员不明原因猝死最常见的原因是各种心脏病，只有 15% 是由非心血管疾病引起。肥厚型心肌病是引起运动员猝死的最常见心血管疾病，36% 的心血管疾病与此相关（表 4-11）。

表 4-11　年轻运动员猝死的心血管原因

年轻运动员猝死的心血管原因
肥厚型心肌病
各种先天性冠状动脉异常
QT 间期延长综合征
各种预激综合征（如 WPW 综合征）
心脏震荡伤
马方综合征继发主动脉破裂
特发性扩张型心肌病
心肌炎
川崎病继发冠脉疾病
主动脉狭窄
二尖瓣脱垂

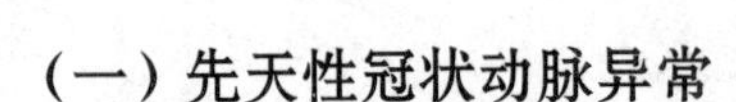

（一）先天性冠状动脉异常

24%的猝死病例是由于各种冠状动脉异常引起。临床上很难检查出来，37%死于既往有过运动后晕厥或胸痛表现。猝死的准确病理生理机制尚不明确。先天性冠状动脉异常有很多类型，最常见的具有潜在致命危害的是左冠状动脉异常，猝死率为46%，其中85%都发生于运动之中。先天性冠状动脉发育不全是另一种不常见由运动引发猝死的原因。所有运动性晕厥或者有胸痛病史的运动员都应该经心血管科医生检查，如果可以查出并用手术矫正，运动员或许可以完全恢复运动能力并参加体育竞技。

（二）马方综合征

参加体育竞技前应检查是否患这种潜在的心脏疾病。该病的临床表现包括体型修长、皮肤萎缩纹（皮肤妊娠纹）、四肢相对于躯体不对称、脊柱侧凸、漏斗胸或鸡胸及眼部晶状体脱位。大约50%的马方综合征患儿都有二尖瓣脱垂和主动脉扩张，最严重的心脏并发症是进行性主动脉扩张，主动脉存在潜在的破裂风险。主动脉破裂常累及降主动脉。因此，患儿应禁止参加任何体育竞技。初步诊断后，患儿不管有无心脏疾病都要做一系列的主动脉影像学检查，包括心脏超声、磁共振成像或电脑断层扫描等。

（三）心脏震荡伤

见于篮球等物体撞在胸口上，导致突发性死亡的事件中。这种现象最常见于5~15岁却无明确心

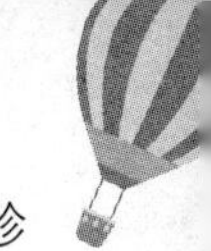

脏病的儿童中。心脏震荡伤最常见于篮球运动，据报道也见于冰球、长曲棍球、垒球和互殴中。胸部钝器伤导致的心律失常中，最常见的是心室纤颤。大多数心脏震荡伤患儿都难以存活，特别是没有立即给予除颤的情况下。患儿遭受直接胸部撞击之后出现完全无脉搏反应，可立即使用体外自动除颤仪。特殊情况下，在心肺复苏过程中击打患儿胸口可能有用。

九、肥厚型心肌病

非梗阻性肥厚型心肌病（hypertrophic cardiomyopathy）是一种罕见的心脏畸形，在普通人群中只有 0.2% 的患病率，是唯一一种常见的能够引起年轻运动员猝死的心脏疾病。肥厚型心肌病属于家族性疾病，常染色体显性遗传，由不同外显率表现出来。患儿左室为先天性肥大，不是由于体循环压力增大或主动脉瓣狭窄等慢性压力负荷过重引起的。左室收缩功能强，但左室增厚部分却僵硬，这导致左室舒张受影响，舒张压增高。对于既往无症状的患儿而言，猝死常发生于日常生活或剧烈体力劳动中。因劳累而猝死的病理生理机制，可能为主动脉血流量暂时性减少或继发于肥厚型心肌病的心律失常。

（一）临床特征

肥厚型心肌病患儿都有发作病史，如剧烈运动后的胸痛、呼吸困难、晕厥或者心悸。有青壮年不明原因猝死家族史者应该提醒临床医生，患有肥厚型心肌病的可能性，大多数因此而死的年轻运动员

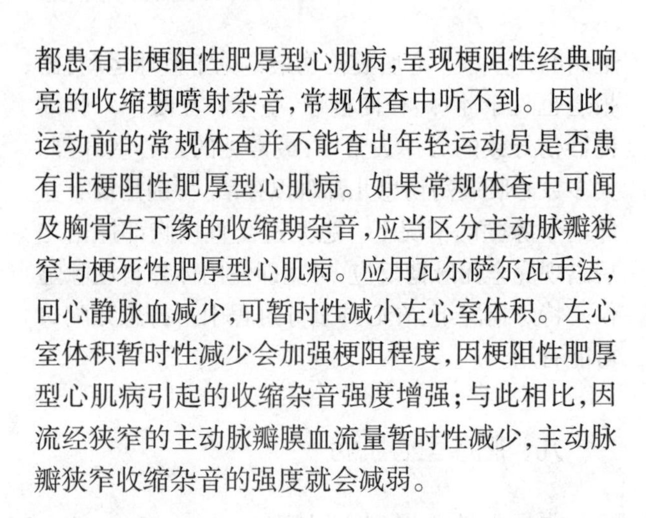

都患有非梗阻性肥厚型心肌病，呈现梗阻性经典响亮的收缩期喷射杂音，常规体查中听不到。因此，运动前的常规体查并不能查出年轻运动员是否患有非梗阻性肥厚型心肌病。如果常规体查中可闻及胸骨左下缘的收缩期杂音，应当区分主动脉瓣狭窄与梗死性肥厚型心肌病。应用瓦尔萨尔瓦手法，回心静脉血减少，可暂时性减小左心室体积。左心室体积暂时性减少会加强梗阻程度，因梗阻性肥厚型心肌病引起的收缩杂音强度增强；与此相比，因流经狭窄的主动脉瓣膜血流量暂时性减少，主动脉瓣狭窄收缩杂音的强度就会减弱。

（二）诊断

根据劳累相关症状或阳性家族史可判断是否可疑为肥厚型心肌病，都可用来作为心血管科医生进行详细检查的依据。心电图结果可表现为典型的不同程度的左房左室大，下侧壁导联 Q 波突出和弥漫性 T 波倒置。可准确诊断肥厚型心肌病的检查是心脏超声，可见 90% 以上的病例有不同程度的左室肥大并累及室间隔。通过心脏彩超确诊的患儿还应复查了解病情进展。

（三）治疗

虽然 β 受体拮抗剂已用于治疗肥厚型心肌病患儿，但该药物并不能防止患儿猝死。地高辛对于肥厚型心肌病来说属于禁忌药物，因为正性肌力作用可能加重左心室流出道梗阻。肥厚型心肌病患儿的猝死归因于劳力引起的心室纤颤或者无脉搏性室性心动过速，故不能参加剧烈运动和竞技性体育运动。

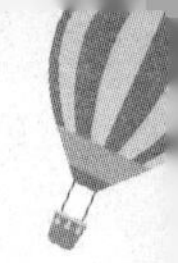

十、QT 延长综合征

1957 年，Jervell 和 Lange-Nielsen 首次描述了耳聋患者经常性晕厥、猝死和 QT 间期延长的联合症状（prolonged QT syndrome），1963 年 Romano 报道了听力正常患者却患有 QT 间期延长的联合症状，两种都属于外显率不同的遗传病、与猝死相关的QT延长综合征。普通儿童人群的QT间期（QTc）不应该超过 0.44 秒，成年人不应该超过 0.42 秒。QT 间期长于 0.55 者猝死风险较高。QT 间期延长使患者容易出现室性心动过速、尖端扭转型室性心动过速和心室纤颤，因为复极相延长出现心室过早收缩。除了遗传性 QT 间期延长综合征，其他引起 QT 间期延长的病因包括低钙血症、低钾血症、低镁血症、心肌炎和药物治疗（如普鲁卡因、红霉素、抗抑郁药、吩噻嗪、奎尼丁、有机磷等）。

（一）临床特点

年轻运动员 QT 延长的症状包括运动诱发的心悸、胸痛、晕厥、眩晕或非典型抽搐发作。专科医生应重视这些症状，特别是患儿家族史中有不明原因的猝死、心脏病、晕厥或耳聋。任何 QT 延长综合征的年轻运动员都应该禁止参加竞技性体育运动和剧烈运动。在公共场合和体育赛事中，体外自动除颤仪越来越广泛的应用可挽救突然晕倒运动员的生命，突然晕倒是由潜在 QT 延长综合征引起的非灌注室性心律失常所致。

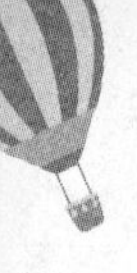

（二）治疗

QT间期延长的诊疗根据病因而定。硫酸镁是治疗尖端扭转型室性心动过速的药物，普鲁卡因和胺碘酮等可以延长QT间期，这些抗心律失常药物应禁止使用。治疗QT间期延长引起的室性心动过速和室颤最安全的药物是利多卡因。β受体拮抗剂曾被用来抑制家族性QT间期延长患儿突发性室性节律失常。其他的辅助治疗包括植入心脏起搏器或内部除颤仪。

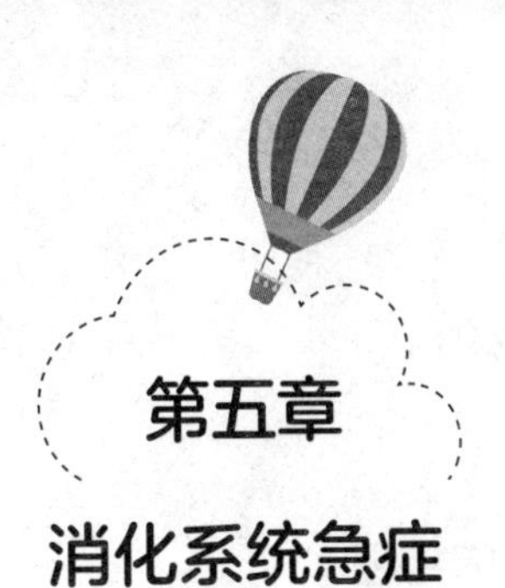

第五章

消化系统急症

第一节　新生儿黄疸

很多婴儿在新生儿时期都会有黄疸，多为良性且具自限性。新生儿黄疸最常见于新生儿生理性黄疸，约60%的正常新生儿生后第一周都会出现，其次为母乳性黄疸。

一、发病机制

胆红素是由含血蛋白质，主要是血红蛋白分解形成。血红素原卟啉降解成胆绿素和非结合胆红素。非结合胆红素在血液中结合白蛋白，然后运送到肝脏，由葡萄糖醛酸结合分泌至胆汁中。非结合胆红素或结合胆红素增加都可造成黄疸，当总胆红素水平达到约5mg/dl时出现临床表现。直接反应蛋白超过2mg/dl或大于20%时则出现高结合胆红素血症。

母乳性黄疸的确切致病机制目前仍不详。可能与激素介导或激素相关的肠道排泄及胆汁吸收有关。黄疸的其他原因差异很大，取决于婴儿胆红素结合的比例和年龄。成人黄疸常由原发性肝病直接导致，儿童黄疸多由各种肝外原因导致，包括遗传、代谢、感染、梗阻等。新生儿黄疸的原因较多，因其发生率和死亡率很高，故诊断时应多加考虑。

二、临床特征

新生儿生理性黄疸是新生儿期黄疸最常见的原因，约60%正常新生儿生后第一周都会出现。婴儿出生时胆红素水平正常，后逐渐升高，在生后第三天达到峰值约6mg/dl，然后在两周内降至正常。母乳性黄疸是造成新生儿高胆红素血症第二常见的原因，与生理性黄疸同样，胆红素水平逐渐增加，在新生儿出生后10天到3周达到一个更高的峰值水平，持续3~10周，然后逐渐下降（表5-1）。

表5-1　婴儿高胆红素血症的鉴别诊断

病因分类	间接胆红素升高	直接胆红素升高
良性/生理性	新生儿生理性黄疸 母乳性黄疸	
溶血	ABO血型不合 产伤血肿（头皮血肿） 生理性分解 脑室内/颅内出血 遗传性球形细胞增多症，椭圆形红细胞增多症 镰状细胞病性贫血 地中海贫血 G-6-PD酶缺乏 丙酮酸激酶缺乏	

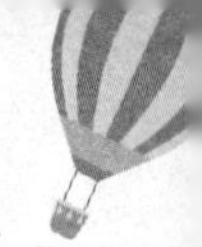

续表

病因分类	间接胆红素升高	直接胆红素升高
感染	宫内感染 尿路感染 败血症	宫内感染 尿路感染 革兰阴性菌败血症 李斯特菌感染 结核 乙肝 水痘 科萨奇病毒 埃可病毒 HIV 感染
梗阻	胎粪性肠梗阻 先天性巨结肠 十二指肠闭锁 幽门狭窄	胆道闭锁 胆总管囊肿 胆道狭窄 胆汁浓缩综合征 新生儿肝炎 先天性肝内胆管发育不良综合 致死性肝内胆汁淤积综合征 先天性肝纤维化
遗传代谢	半乳糖血症 先天性甲低 先天性葡萄糖醛酸转移酶缺乏症 Gilbert 综合征（体质性肝功能不良性黄疸）	半乳糖血症 酪氨酸血症 糖原累积症Ⅳ型 尼曼匹克病 沃尔曼病 戈谢病 胆固醇脂沉积病 α1-抗胰蛋白酶缺乏 囊性纤维化 Dubin-Johnson 综合征（慢性特发性黄疸）

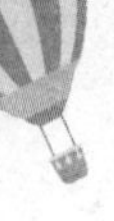

续表

病因分类	间接胆红素升高	直接胆红素升高
遗传代谢		新生儿垂体功能减退症 脑肝肾综合征 多诺霍综合征 Rotor 综合征
混合性的		药物/中毒 肠外营养

胆红素水平(大于 20mg/dl 并与年龄有关)与神经毒性脑病及核黄疸的发展有关。核黄疸以大脑某些部位包括基底节黄染为特点。初始临床表现为拒乳和嗜睡,可进展为肌肉僵硬,角弓反张,抽搐及死亡。存活患儿可能有后遗症,如协调障碍、听力损伤、丧失学习能力。基础治疗包括光疗与输血(表 5-2)。

表 5-2 年长儿高胆红素血症的鉴别诊断

病因分类	间接胆红素升高	直接胆红素升高
梗阻性		胆结石 肿瘤 胆总管囊肿 胆管狭窄
感染		肝炎 败血症 尿路感染
遗传	镰状细胞病 珠蛋白生成障碍性贫血 遗传性球形红细胞增多症、椭圆形红细胞增多症	Dubin-Johnson 综合征(慢性特发性黄疸) Rotor 综合征

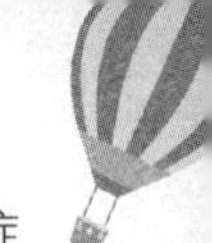

续表

病因分类	间接胆红素升高	直接胆红素升高
遗传	G-6-PD 酶缺乏 丙酮酸激酶缺乏症 先天性非梗阻性非溶血性黄疸 体质性肝功能不良性黄疸	肝豆状核变性 囊性纤维化 α1-抗胰蛋白酶缺乏 糖原累积病
其他	药物致溶血性贫血 自身免疫性溶血性贫血 微血管病性溶血性贫血 脾功能亢进	肝硬化 硬化性胆管炎 妊娠期胆汁淤积症 药物/中毒(对乙酰氨基酚,雌激素)

三、诊断策略

虽然新生儿生理性黄疸和母乳性黄疸最常见,但识别黄疸真正的病理性因素很重要。开始只需要检查总胆红素和直接胆红素水平,结合(直接)高胆红素血症常为病理性,进一步完善全血细胞计数(CBC)、外周血涂片、Coombs 试验等检查,明确是否有免疫介导的血型不合。一般情况欠佳的婴儿还需查指血血糖、电解质、尿常规、血氨以排除先天性代谢异常。

应询问出生史明确有无产伤,因为大量吸收的血肿可导致黄疸。家族史应了解兄弟姐妹或其他亲戚是否有黄疸史或遗传代谢病及任何不明原因的婴儿死亡。高直接胆红素血症是一种特殊亚型,应收入院,根据病史、症状、体征评估黄疸原因。完善相关检查,包括败血症相关检查、TORCH 全套、

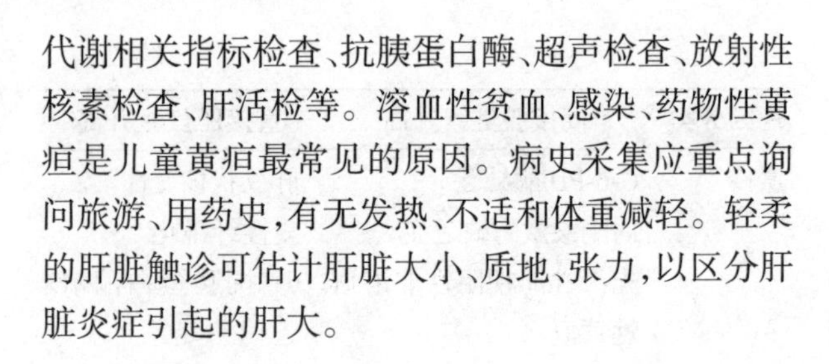

代谢相关指标检查、抗胰蛋白酶、超声检查、放射性核素检查、肝活检等。溶血性贫血、感染、药物性黄疸是儿童黄疸最常见的原因。病史采集应重点询问旅游、用药史，有无发热、不适和体重减轻。轻柔的肝脏触诊可估计肝脏大小、质地、张力，以区分肝脏炎症引起的肝大。

四、治疗

婴儿高胆红素血症的治疗以预防核黄疸为中心。美国儿科学院指南推荐采用光疗与输血治疗。条件允许的情况下尽量哺乳，因为经口摄入可刺激肝肠循环，降低胆红素水平。母乳喂养只有在重度黄疸时才停止，需要时添加配方奶。早产儿则需要早期治疗。通常婴儿胆红素水平大于 18~20mg/dl 时应住院进行光疗。

第二节　肥厚性幽门狭窄

肥厚性幽门狭窄是婴儿生后 1 个月内最常见的小儿胃肠道梗阻原因。每 250 例活婴就有 1 例发生，男童发生率是女童的 4 倍。肥厚性幽门狭窄有家族遗传倾向，如果父亲曾有该病史，子代发病率为 1/14，如果母亲曾患病，比例更高。白人患病多于非洲裔，在亚裔中少见。

一、临床特征

婴儿出生时幽门是正常的，随着时间推移出现

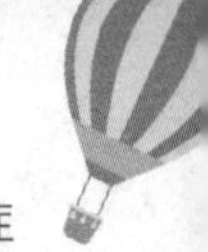

幽门肥大。确切的病因尚不清楚。幽门持续肥大就使胃出口进行性梗阻。随着呕吐持续，患儿丢失大量 H^+ 和 Cl^-。当代谢失衡加重，肾脏会代偿性保氢排钾，导致低氯血症、低钾血症及代谢性碱中毒。

婴儿常在生后 2~6 周逐渐出现呕吐，呈喷射性，不含胆汁。患儿仍有活力，表现得非常饥饿，迅速完成整个喂养过程，但全部喷射状吐出来。疾病后期，患儿腹部可见其对抗阻塞时强烈收缩引起的蠕动波。在最后阶段因营养素吸收受影响，患儿表现为蛋白质—能量营养不良。

二、诊断策略

腹部体查时通常在上腹部扪及“橄榄”状的幽门。置入鼻胃管排空胃或置婴儿于俯卧位更利于触诊。上消化道造影或超声检查可确诊肥厚性幽门狭窄。超声检查简单易施，可见幽门增厚，没有误吸等严重并发症，可作为诊断方法，准确度大于95%。上消化道造影可见造影剂通过缩小的幽门时呈典型的“线性征”；如幽门完全梗阻，X 线平片可见胃体及幽门扩大。

根据呕吐是突然发作、逐渐加重还是慢性去考虑病因诊断，发病年龄和呕吐时间可对呕吐原因提供重要线索，呕吐频率提示疾病严重程度及潜在脱水、电解质失调。婴儿需鉴别胃食管反流和肠旋转不良，生后早期常见反流，生后不久即可出现，相对恒定。幽门狭窄时，呕吐在生后 2~3 周才开始，逐渐加重呈喷射状，极少有胆汁。新生儿胆汁性呕吐需要考虑排除肠旋转不良的可能性。许多呕吐的原因并非真正的消化道疾患，包括败血症、颅高压、

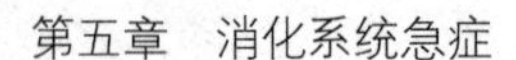

中耳病变、尿路感染、先天代谢性缺陷、疼痛、药物反应及中毒（表 5-3）。

表 5-3　不同年龄呕吐的鉴别诊断

病因分类	婴儿	幼儿	青春期
机械性	胃食管反流 中肠旋转不良 幽门狭窄 梅克尔憩室 肠套叠 肠梗阻 嵌顿疝 气管食管瘘	便秘 嵌顿疝 梅克尔憩室 肠梗阻	便秘 嵌顿疝
炎症感染	坏死性小肠结肠炎 胃肠炎 败血症 过敏性紫癜 脑膜炎 肺炎 中耳炎	胃炎 / 胃肠炎 中耳炎 胰腺炎 过敏性紫癜 胆道疾病	胃肠炎 阑尾炎 胰腺炎 胃炎 胆道疾病
泌尿生殖道	尿路感染	尿路感染	尿路感染 怀孕 睾丸 / 卵巢扭转
中枢神经系统	脑积水 颅内出血 颅内肿瘤	偏头痛 脑积水 颅内出血 颅内肿瘤 Reye 综合征	偏头痛 脑积水 颅内出血 颅内肿瘤 青光眼

续表

病因分类	婴儿	幼儿	青春期
代谢	糖尿病酮症酸中毒 先天性肾上腺皮质增生症 尿素循环障碍 有机酸尿症 氨基酸病 脂肪酸氧化失调	糖尿病酮症酸中毒 尿素循环障碍 脂肪酸氧化失调	糖尿病酮症酸中毒
其他/不典型	服毒 隐匿性创伤(虐待) 代理性伴病症	镰状细胞病 服毒 隐匿性创伤(虐待) 代理性伴病症	镰状细胞病 服毒 隐匿性创伤(虐待) 孟乔森综合征 代理性伴病症

三、治疗

治疗方法包括补液维持电解质平衡及手术治疗。液体复苏初始剂量为生理盐水20ml/kg，如仍有休克表现可重复使用。当患儿稳定无休克表现，可用5%葡萄糖与盐水以2∶1比例按1.5~2倍维护量进行补液，必须补钾。肥厚性幽门狭窄是一种慢性进行性疾病，不是急性缺血过程。亚急性患儿可同时完善影像学诊断与超声检查确诊。必须行手术治疗，但不是紧急手术，黏膜外幽门肌切开术，手术安全性较好，手术相关死亡十分罕见。大多数患儿需入院进行补液及纠正电解质失衡，同时完善影像学检查及明确是否需要手术。

第三节　肠旋转不良与肠扭转

肠旋转不良活产儿发生率约为1/500，男女比例为2∶1。新生儿肠旋转不良中约75%最终发展为肠扭转。75%的婴儿在生后第一个月内发病。虽然也有成人肠扭转的病例报告，但90%患儿在生后第一年发病，75%的患儿呕吐物含胆汁。肠旋转不良伴扭转的死亡率为3%~15%。

一、发病机制

在胚胎发育过程中，胃肠道围绕肠系膜上动脉旋转。当完成旋转后，十二指肠形成一个C形环，且固定于腹膜后腔左上象限的Treitz韧带，盲肠同样固定在右下象限。十二指肠和盲肠通常松散广泛与肠系膜相连，由Ladd带腹膜附件紧密固定。一旦出现肠旋转不良，十二指肠和盲肠不能完全旋转，终端靠近悬在中肠区，血管连接共同的肠系膜上动脉。这种非正常状态终端靠近使肠系膜根蒂部变短，易致自身扭转，导致远端十二指肠梗阻和肠系膜上动脉受压。血管压迫导致肠缺血，如果不迅速逆转，1~2小时内就可出现肠坏死。蒂部扭转也可导致各种程度的阻塞，Ladd带继发性错位及跨越十二指肠。呕吐物中有任何颜色都提示可能为胆汁，说明已发生严重梗阻。新鲜胆汁为明亮的黄色，随着时间的推移及氧化作用后变为绿色，无论绿色还是黄色，都不是手术的预测

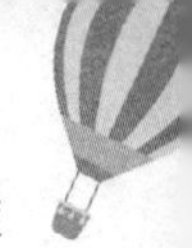

因子。

二、诊断策略

患儿典型表现为突起呕吐胆汁样物并伴腹胀，因梗阻部位较高，可能腹胀并不明显。婴儿一般情况差，且可能出现休克表现。病初表现为轻微、间歇性呕吐，然后突然加重。虽然新生儿呕吐胆汁样物提示急性梗阻和肠扭转，但患儿表现缺乏特异性，如仅有腹胀及急性病容。

检查包括腹平片、上消化道造影及腹部 CT 扫描。腹平片可见气液平面提示梗阻，异常结果还包括肝脏上方的环状扩张，远端小肠仅可见少量气体。此外，还可出现“双泡征”，提示胃扩张及近端十二指肠梗阻，考虑十二指肠闭锁和中肠旋转不良与肠扭转。十二指肠闭锁常在生后 24 小时即出现临床表现。肠扭转与肠旋转不良常在生后 1 个月内就出现呕吐胆汁样物。不典型双泡征还可见于肥厚性幽门狭窄，多有胃体及幽门扩张，但呕吐物中没有胆汁。上消化道造影可协助确诊肠扭转，常可见十二指肠 C 形环位置异常和小肠呈特征性螺旋状。患儿出现腹痛后可行超声检查，发现十二指肠 C 形环和肠系膜上动脉异常，但依靠超声检查是否能明确中肠扭转，至今还无定论。

呕吐是儿童的常见症状，且在许多疾病中都可出现，因年龄及起病缓急不同而有不同原因。胃食管反流在生后不久起病，呕吐相对恒定。幽门狭窄呕吐在生后 2~3 周出现，逐渐加重并呈喷射状。急性梗阻可导致突起呕吐，且呕吐物中含胆汁。新生儿中胆汁性呕吐需要仔细检查以排除肠旋转不良

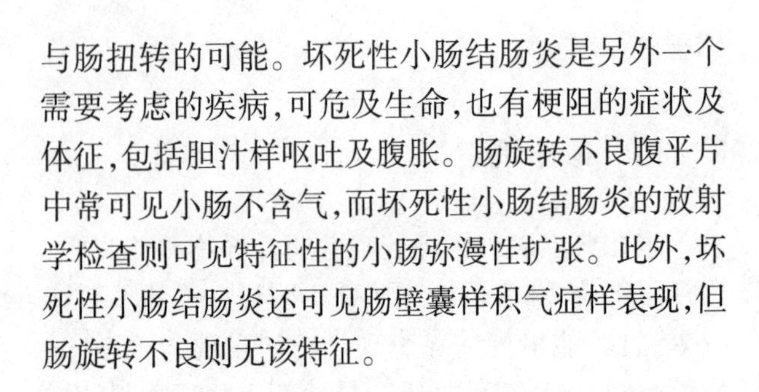

与肠扭转的可能。坏死性小肠结肠炎是另外一个需要考虑的疾病，可危及生命，也有梗阻的症状及体征，包括胆汁样呕吐及腹胀。肠旋转不良腹平片中常可见小肠不含气，而坏死性小肠结肠炎的放射学检查则可见特征性的小肠弥漫性扩张。此外，坏死性小肠结肠炎还可见肠壁囊样积气症样表现，但肠旋转不良则无该特征。

三、治疗

婴儿出现突起呕吐并含胆汁，一般情况差，或伴腹胀，都需要紧急咨询儿外科医生。应快速建立静脉通道，完善血常规、电解质、肝功能检查、血糖及血（尿）培养。可重复使用生理盐水20ml/kg 至循环正常。留置胃管。儿外科医生会诊后应急诊行上消化道造影。患儿一般情况差时应立即使用三联广谱抗生素（氨苄西林、庆大霉素、克林霉素或甲硝唑）。任何新生儿或婴儿，特别是一般情况差的患儿，出现胆汁性呕吐时都应迅速行外科治疗，即使尚未完全确诊。相对于肥厚性幽门狭窄，肠扭转必须立即手术，以防止肠坏死。疑似肠旋转不良的患儿应立即完善照片及手术评估。一旦诊断明确或有此可能都应收住院行手术治疗。

第四节　坏死性小肠结肠炎

坏死性小肠结肠炎（necrotizing enterocolitis，NEC）是新生儿最常见的胃肠道急症，也是新生儿

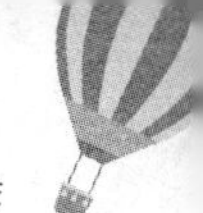

期肠穿孔最常见的病因。多数患儿为早产儿，常在 NICU 发病，但许多患儿因“能吃、在长”，可能在生后 1 个月内才来急诊科就诊；10% 的 NEC 患儿为足月儿，NEC 与孕周关系密切。24~28 周早产儿中，NEC 常在生后 2~4 周发病；29~32 周早产儿中常于生后 1~3 周发病；成熟或足月儿则多见于生后第一周发病。存活患儿的并发症包括狭窄（10%~20%）、动静脉瘘、短肠综合征。

一、临床特征

坏死性小肠结肠炎的确切发病机制尚不清楚，可能的危险因素包括早产、肠内喂养、与分娩相关的缺血缺氧、传染病等。早产被广泛认为是最常见的危险因素，90% 的 NEC 患儿为早产儿。过早加快喂养进度也可增加 NEC 的发生率，感染被认为是一个重要致病原因。有证据表明缺血缺氧并不是 NEC 的独立危险因素。原发病因可能是肠壁黏膜的炎症或损伤，向肠壁内浸润，远端回肠和近端结肠也易部分或连续受累。

表现为喂养不耐受及呕吐，呕吐物含或不含胆汁，偶尔肠袢扩张可在腹部体查时扪及。在更严重阶段，患儿一般情况极差，出现呕血、便血和休克。NEC 通常按 Bell 分期标准分为三个阶段。第一阶段表现为喂养不耐受、呕吐或肠梗阻，提示 NEC 早期或可疑 NEC。第二阶段腹部平片显示肠道扩张和肠壁囊样积气征，为明确的 NEC。第三阶段为进展阶段，伴肠穿孔。第三阶段的婴儿病情危重，可有明显腹胀、代谢性酸中毒、弥散性血管内凝血和休克。

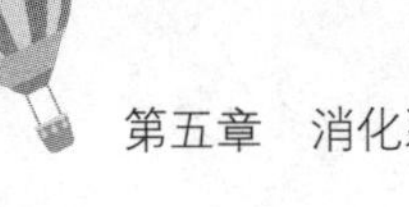

二、诊断策略

NEC 第一阶段常见扩张的肠袢，但缺乏特异性。早期更有特异性的影像学标志是肠气分布不对称并伴有不同程度的扩张。壁内积气（肠壁囊样积气症）是 NEC 特异性的表现，多发生在第二阶段。75% 的 NEC 患儿可见积气。胆道中也可见气体（门静脉积气）或偶见胃壁中积气（胃壁囊样积气症），10%~30% 的患儿可出现门静脉积气。超声检查及钡灌肠被认为是疑似 NEC 的确诊辅助检查。对于 NEC 来说，没有哪个检查具有特征性或特异性。

呕吐物是否含有胆汁或呕吐病程（突然起病、逐渐加重或慢性）都能提示可能的病因。胃食管反流起病早，常在生后不久起病，呕吐性状相对恒定。幽门狭窄相关性呕吐在生后 2~3 周起病，逐渐加重并呈喷射性。新生儿胆汁性呕吐需要仔细考虑排除肠旋转不良及肠扭转的可能。肠旋转不良的平片上可见小肠内不含气，而 NEC 可见弥漫性扩张的小肠。此外，积气支持 NEC 的诊断但不支持肠旋转不良。

三、治疗

疑似 NEC 患儿应常规禁食，放置胃管予胃肠减压。患儿通常一般情况差，可能伴有呼吸暂停或明显呼吸困难，应注重呼吸道情况，建立静脉通道，完善常规实验室检查，包括血常规、电解质、血型、凝血功能（凝血酶原时间 PT/ 部分促凝血酶原激酶

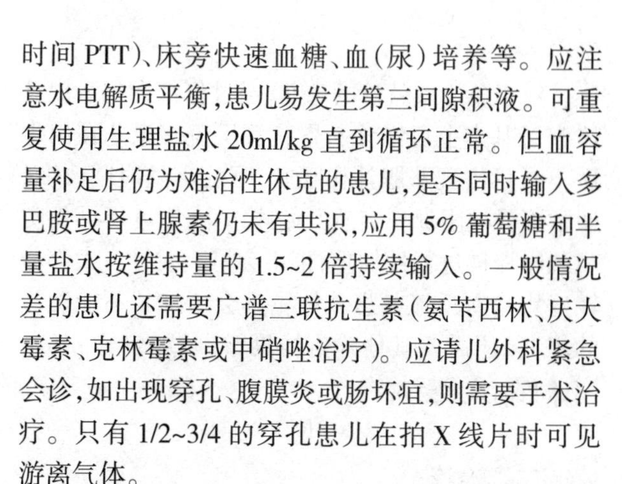

时间 PTT)、床旁快速血糖、血(尿)培养等。应注意水电解质平衡,患儿易发生第三间隙积液。可重复使用生理盐水 20ml/kg 直到循环正常。但血容量补足后仍为难治性休克的患儿,是否同时输入多巴胺或肾上腺素仍未有共识,应用 5% 葡萄糖和半量盐水按维持量的 1.5~2 倍持续输入。一般情况差的患儿还需要广谱三联抗生素(氨苄西林、庆大霉素、克林霉素或甲硝唑治疗)。应请儿外科紧急会诊,如出现穿孔、腹膜炎或肠坏疽,则需要手术治疗。只有 1/2~3/4 的穿孔患儿在拍 X 线片时可见游离气体。

第五节　胃食管反流

胃食管反流是婴儿期呕吐最常见的原因之一,是指胃内容物流至食管。由于下食管括约肌机能不全造成了胃食管反流。胃内容物缓慢回流到食管,可导致食管炎及误吸,如病情严重将影响患儿的生长发育。

一、临床特征

临床表现严重程度不一,从偶尔少量的溢奶,到严重的持续呕吐和体重不增。胃食管反流给予保守治疗即可,可随着年龄增长自行缓解。合并角弓反张样运动,统称为裂孔疝—斜颈综合征,表现为四肢外展,颈部外伸,伴哭声尖锐或喉鸣。配方奶反流至食管时出现短暂的呼吸暂停及面色苍白。裂孔疝—斜颈综合征常发生在喂养后不久,常不伴发绀。

对于急诊室就诊的患儿，经过仔细询问病史及体查后基本上可以诊断胃食管反流。患儿在出生后不久可出现非胆汁样呕吐，呕吐不随时间改变，通常不像梗阻那样突然开始或结束，呕吐不会像幽门肥厚那样进行性加重，也不会呈喷射性。大部分轻度胃食管反流的患儿体重都会增加。不能确诊的患儿，还需要其他检查协助诊断，如食管 pH 测定、钡餐、食管镜检查。

二、治疗

大多数婴儿保守治疗有效，如少量喂养，频繁打嗝，添加谷物使配方奶较稠，喂奶后保持半直立位置 45~60 分钟。较严重的病例可予药物治疗。体重下降是一个重要特征，必须评估。如出现生长迟滞或食管炎表现，可予雷尼替丁、胃复安治疗。雷尼替丁是组胺受体拮抗剂，可减少胃酸分泌。胃复安可增加食管下端张力，降低幽门括约肌张力，并增加胃动力。对保守治疗无效的患儿需要行尼森胃底折叠术，将部分胃围绕食管折叠起来以防止反流。大多数可在家行保守治疗。出现生长迟滞时，应由儿科或小儿胃肠科医生判断是否需要药物治疗。脱水或伴有其他疾病的患儿最好能收住院，行进一步检查。

第六节　肠 套 叠

肠套叠是 2 岁以下儿童最常见的肠梗阻原因，

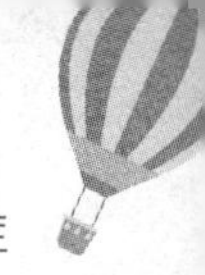

最常见于5~12个月的婴儿。儿童的发病率约为1/2000,绝大多数为男性。兄弟姐妹中有患病者的儿童,发病风险较一般人群高15~20倍。肠套叠不治疗者死亡率很高。

一、发病机制

肠套叠的确切病因目前还不清楚,均为一段肠管套入与其相连的肠腔内。如果肠管套入继续加剧,会发生水肿,妨碍静脉回流,造成肠壁缺血。肠壁缺血持续,不可避免会刺激腹膜发生穿孔。幼儿多半都是继发于近期病毒感染导致派尔集合淋巴结(Peyer's patches)肿大引起。5岁以上的儿童中,超过75%都存在一个潜在损伤,包括过敏性紫癜(HSP)的血管炎、梅克尔憩室、淋巴瘤、息肉、术后瘢痕、腹腔疾病、囊性纤维化等。肠套叠可能发生在消化道的任何起点,回盲部肠套叠是最常见的,可见于过敏性紫癜患儿。

二、临床特征

肠套叠的典型临床表现为腹痛、呕吐、便血。只有不到33%的患儿会同时出现这三个表现,75%的患儿有其中两个表现,13%的患儿只有一个或没有表现。周期性的剧烈腹痛发作,疼痛一般持续10~15分钟,每15~30分钟一次。疼痛发作时,患儿不能安抚,常描述为双腿缩到腹部伴大喊大哭。临床上有时并不表现为典型疼痛,相反可能出现极度嗜睡。相关症状还包括呕吐和腹泻,大便或呕吐物中可见血。腹泻大便中因含黏液和血液构成了特有的“果酱样”大便，这一表现并不常见。患儿往往有近期病毒性疾病史。腹部触诊在右上象限可扪及香肠样包块，说明肠套叠可能，右下象限空虚代表盲肠运动已偏离其正常位置称为丹斯征，被认为是肠套叠时腹部的典型体征，但也较少见。肠套叠通常不伴有高热，可能会有低热(表5-4，表5-5)。

表5-4 不同年龄腹痛的鉴别诊断

病因分类	婴儿	幼儿	青春期
机械性	肠旋转不良 肠套叠 嵌顿疝 梅克尔憩室 先天性巨结肠	便秘 嵌顿疝 梅克尔憩室 肠梗阻	便秘 嵌顿疝 梅克尔憩室 肠梗阻
炎症感染	坏死性小肠结肠炎	胃肠炎 胰腺炎 过敏性紫癜 阑尾炎 胃炎 胆道疾病	胃肠炎 阑尾炎 过敏性紫癜 胰腺炎 胃炎 胆道疾病
泌尿生殖道	尿路感染	尿路感染	尿路感染 肾结石 异位妊娠 盆腔炎 卵巢囊肿蒂扭转
其他/不典型	腹绞痛 服毒 隐匿性创伤(虐待) 代理性伴病症	肺炎 糖尿病酮症酸中毒 镰状细胞病 服毒	肺炎 糖尿病酮症酸中毒 镰状细胞病 服毒

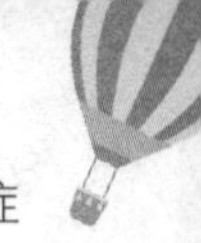

续表

病因分类	婴儿	幼儿	青春期
其他/不典型		隐匿性创伤（虐待） 代理性佯病症	隐匿性创伤（虐待） 孟乔森综合征 代理性佯病症

表 5-5　儿童不同年龄胃肠道出血的鉴别诊断

病因分类	婴儿	幼儿	青春期
虚假的	咽下综合征 食物/饮料中含染料 阴道来源 尿道来源	食物/饮料中含染料 咽下鼻咽部血 阴道来源 尿道来源	食物/饮料中含染料 咽下鼻咽部血 阴道来源 尿道来源
上消化道	坏死性小肠结肠炎 肠套叠 胃肠炎 胃炎	食管炎 胃肠炎 胃炎 胃溃疡	食管炎 胃肠炎 胃炎 胃溃疡
下消化道	坏死性小肠结肠炎 肠套叠 胃肠炎 牛奶过敏 血管畸形	胃肠炎 肠套叠 梅克尔憩室 炎性肠病 血管畸形 过敏性紫癜 溶血性尿毒症综合征 结肠炎	胃肠炎 肠套叠 梅克尔憩室 炎性肠病 血管畸形 过敏性紫癜 溶血性尿毒症综合征 息肉 结肠炎
直肠	肛裂	肛裂	肛裂 痔疮 外伤

续表

病因分类	婴儿	幼儿	青春期
其他 / 不典型	血质不调 服毒 隐匿性创伤（虐待） 代理性伴病症	血质不调 服毒 隐匿性创伤（虐待） 代理性伴病症	血质不调 服毒 隐匿性创伤（虐待） 代理性伴病症 孟乔森综合征

三、诊断策略

应完善两种角度的 X 线片检查，重点关注整个结肠，特别是盲肠。X 线片还有助于检查有无软组织肿块或肿块所致的梗阻。同心圆征代表套叠肠管内的空气，如远端肠管进入邻近的肠管；新月征代表空气被套叠的肠管压迫如新月状；有时可见游离气体。正常的腹部平片可见完整的结肠，包括盲肠时，肠套叠的可能性小。腹部 X 线片即使可见整个结肠，只要有不确定或非特异性发现，就不能完全排除肠套叠，需要再进行其他检查。

超声检查是目前最常用于可疑肠套叠患儿的无创性检查，最常见回肠套叠，很容易看到。超声检查的目的就是看到回盲部，本该在右下象限的位置，但可移至右中到右上象限中。在超声扫描下，肠套叠看起来就像一个多层包裹的肿块，纵向扫描可见回肠影呈管状投射至盲肠。由于解剖位置易于识别且无电离辐射，B 超常作为首选的诊断影像学方法。

对比灌肠即可诊断，同时又可治疗，在肠套叠处造影剂可见一突然的断点。空气灌肠效果也是一样，成功率高达 60%，一些医生更喜欢选择空气

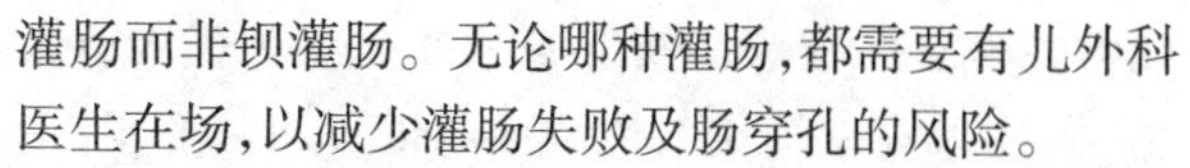

灌肠而非钡灌肠。无论哪种灌肠，都需要有儿外科医生在场，以减少灌肠失败及肠穿孔的风险。

起病缓慢逐渐进展的腹痛可能为阑尾炎、便秘或胰腺炎。伴腹膜刺激征的患儿总是躺着不动，膝盖弯曲，避免所有无关运动。突发剧烈的疼痛常见于急性梗阻或血管性阻塞，如肠套叠、肠扭转或睾丸/卵巢扭转。肠套叠患儿可见剧烈绞痛，来回翻滚，常有呻吟和哭吵。缺血性疼痛的患儿缺乏阳性体查结果，可表现为多汗、湿冷、皮肤苍白，诉腹痛，触诊只有轻度压痛，且无定位征。

四、治疗

在完善影像学检查之前，应建立静脉通道，给予适当的肠外止痛，注射一次生理盐水 20ml/kg 补足血容量。完善血常规及电解质检查。患儿应禁食，如有腹胀应留置胃管。及时请外科会诊。有病容或发热患儿需要使用三联广谱抗生素（氨苄西林、庆大霉素、克林霉素或甲硝唑）。完善初步的超声检查，如病史和平片提示肠套叠，患儿可直接进行空气灌肠或钡灌肠。如果灌肠复位失败或穿孔，必须进行手术治疗。空气灌肠及钡灌肠的总体成功率约为 90%。灌肠有 7%~10% 的患儿复发，手术有 2%~5% 的患儿常于 24 小时内复发。对于所有复位后的患儿，为了进一步观察都建议收入院。

第七节　先天性巨结肠

先天性巨结肠约占婴儿早期部分肠梗阻的

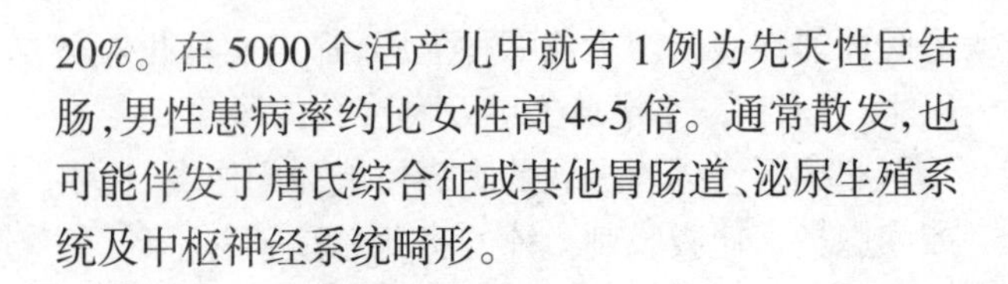

20%。在5000个活产儿中就有1例为先天性巨结肠，男性患病率约比女性高4~5倍。通常散发，也可能伴发于唐氏综合征或其他胃肠道、泌尿生殖系统及中枢神经系统畸形。

一、临床特征

先天性巨结肠是结肠的先天性神经节细胞缺乏，以远端结肠的肠肌层缺乏神经节细胞为特点。无神经节细胞的肠管约长4~25cm，常累及肛门。结肠无神经节细胞导致该节段肠管不能松弛，造成功能性梗阻。大便累积在结肠远端，造成结肠梗阻及扩张，因此叫做巨结肠。

先天性巨结肠的新生儿常表现为排便困难。就诊于急诊室的患儿可能有顽固性便秘史，伴有呕吐、烦躁、腹胀。症状体征可能隐匿，可有慢性便秘史，体重增长慢甚至体重不增。巨结肠常在婴儿期就可诊断，但识别疾病后其表现仍可持续。患儿出现病容伴发热时，应怀疑是否伴小肠结肠炎及中毒性巨结肠。小肠结肠炎以腹胀、血便、发热、白细胞计数升高为特征。

二、诊断策略

腹部平片常可见远端梗阻、气液平面及结肠扩张。钡灌肠可见无神经节细胞节段变窄伴远端扩张，则提示先天性巨结肠。通过活检或结肠测压可确诊。

便秘是引起儿童腹痛及呕吐的最常见原因。训练使用坐便器排便的过程中，偶尔会出现排便延

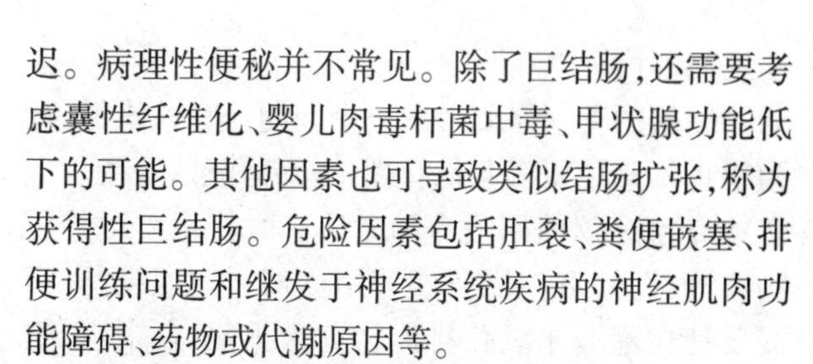

迟。病理性便秘并不常见。除了巨结肠，还需要考虑囊性纤维化、婴儿肉毒杆菌中毒、甲状腺功能低下的可能。其他因素也可导致类似结肠扩张，称为获得性巨结肠。危险因素包括肛裂、粪便嵌塞、排便训练问题和继发于神经系统疾病的神经肌肉功能障碍、药物或代谢原因等。

婴儿在生后最初几个月里，大便的频率可能从每次喝奶后一次到隔天一次不等，母乳喂养儿的大便次数多于配方奶喂养儿。随着年龄增长大便次数减少，1 岁前婴儿大便次数平均每天 2~3 次，1~5 岁为每天 1~2 次。排便与生理、行为和心理因素均有关。自动控制排便时要求外括约肌松弛，而内部括约肌松弛是不受主观控制的。有过不愉快或痛苦排便经历的儿童，可能会主动收缩外括约肌，尽可能延迟排便。随着时间推移，粪便积累使直肠扩张，其推进功能减弱，导致大便累积增多形成慢性便秘。饮食改变、旅行、缺乏正常运动或压力都可导致急性便秘发作。

三、治疗

最初管理致力于确保液体量及电解质稳定。完善腹部平片。有证据显示表现为明显扩张的急性梗阻必须行减压治疗，常用肛管排气。有病容且发热的患儿应该评估是否伴小肠结肠炎或中毒性巨结肠。小肠结肠炎的特点是腹胀、血便、发热、白细胞计数升高，应使用三联广谱抗生素（氨苄西林、庆大霉素、克林霉素或甲硝唑）治疗。需要儿外科医生紧急会诊，手术是根治方法，切除无神经节细胞的部分。获得性巨结肠用结肠排气及治疗

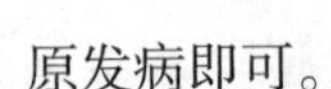

原发病即可。

便秘的管理需要考虑三个问题:清洗、维持、行为矫正。急性便秘容易管理,主要是清洁灌肠。大多数专家建议使用适当的方法口服软化大便的药物或泻药,经肛门灌肠或使用栓剂。轻度患儿,只需要使用灌肠来软化排泄物刺激排便,自来水、肥皂、油性灌肠剂都同样有效。维持包括使用大便软化剂或泻药保持大便软化。饮食调整包括增加食物中的膳食纤维和水,避免食用易致便秘的食物。慢性便秘的管理相对困难,通常需要多种方法,同时注意行为矫正。如果患儿有基础病,如囊性纤维化,应使用更强的措施,如使用大量聚乙二醇。大部分患儿术前只需要门诊治疗。

第八节 梅克尔憩室

梅克尔憩室是最常见的小肠先天性畸形,常具有"2"原则,即憩室宽 2cm、长 2cm,常位于回盲瓣 5cm 处,发生率为 2%,只有 2% 的患儿出现症状,半数是到 2 岁以后才出现症状,多数发生于 20 岁。

一、临床特点

憩室是脐肠系膜管的残留物,含肠壁组织,约 60% 含有异位组织,常见胃黏膜,还包括胰管、十二指肠和子宫内膜组织。当异位胃黏膜的酸性分泌物造成溃疡和糜烂时可引起出血。各年龄段都可发生,多为 5 岁以下男童,表现为急性大量无痛性直肠出血,常为砖红色。部分患儿可诉腹部绞痛。

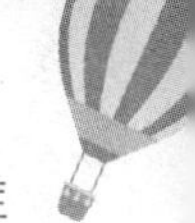

并发症有肠套叠、梗阻、穿孔和腹膜炎。

二、诊断策略

锝扫描是首选诊断方法，当有胃黏膜异位存在时准确度可达90%。给予五肽胃泌素、西咪替丁或胰高血糖素可以提高试验的敏感性。腹部CT扫描可以观察有无梗阻及协助确诊。腹腔镜或剖腹探查术也可以确诊。

消化道出血并不常见于儿童。怀疑儿童消化道出血应首先确定是否真的出血。儿童饮食中如含有染料则可以引起大便颜色的改变。大便隐血试验或呕吐物隐血试验可以确定是否出血。食用红肉和碘可致隐血实验假阳性。如患儿食用含有铋、铁等食物，大便可呈黑色，但隐血试验阴性。

确定为出血后，第二步就是确定出血位置。虽然出血部位比较难确定，但理论上可以根据血的外观大致划定。呕吐物带血表示出血在Treitz韧带以上。血液与胃酸混合一段时间后可使外观呈咖啡色。血液呈鲜红色表示消化道上段大量出血如静脉曲张、食管炎或胃十二指肠出血。出血部位在Treitz韧带和回盲瓣之间会引起黑便。褐色血便表示降结肠出血。远端病变如肛裂或痔疮血便呈鲜红色。钡对比试验对确定消化道上段或下段出血有一定帮助。核医学扫描是梅克尔憩室的首选检测方式。内视镜对于确定出血位置的准确度最高。

新生儿消化道出血大多为特发性出血。其中最容易识别的为肛裂和肛周皮肤破损出血，其他出血必须做详细的直肠检查。早期新生儿通常用Apt试验检测出血来自母体还是胎儿，将1%的氢

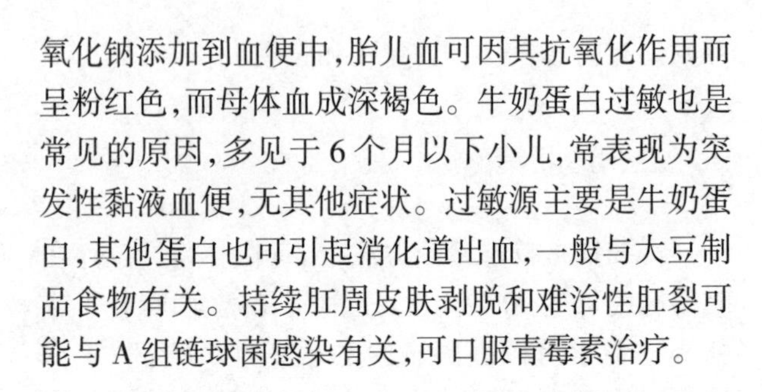
氧化钠添加到血便中，胎儿血可因其抗氧化作用而呈粉红色，而母体血成深褐色。牛奶蛋白过敏也是常见的原因，多见于6个月以下小儿，常表现为突发性黏液血便，无其他症状。过敏源主要是牛奶蛋白，其他蛋白也可引起消化道出血，一般与大豆制品食物有关。持续肛周皮肤剥脱和难治性肛裂可能与A组链球菌感染有关，可口服青霉素治疗。

三、治疗

治疗消化道出血首先应评估并保证循环状态。实验室筛查检测包括血常规、凝血功能筛查试验。对怀疑梗阻或穿孔者可进行腹部X线检查。锝扫描可以检测梅克尔憩室，应请儿外科医生进行会诊。患儿出血量少且实验室筛查检测结果正常时可在门诊治疗。如有大量活动性出血应住院，由小儿外科或小儿消化病专科诊治。

第九节 过敏性紫癜

过敏性紫癜是一种系统性血管炎，常有腹痛和皮疹，多见于4~11岁儿童，也可见于成人。常发生于春季上呼吸道感染后，与蚊虫叮咬和某些特殊药物有关。

一、临床特征

过敏性紫癜是IgA等免疫复合物沉积引起的过敏性皮炎，常侵犯小动脉和毛细血管。它是系统

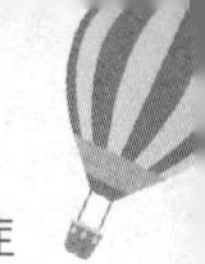

性血管炎，可影响所有血管，表现从瘀点到紫癜。临床上少见严重或大范围受累病例。症状包括腹痛、恶心、呕吐和腹泻。临床诊断要点有皮疹、腹痛、镜下血尿和关节痛。典型皮疹主要位于臀部和下肢，70% 以上有消化道症状，50% 有镜下血尿，可出现非典型性肠套叠及恶性肠套叠。数周后症状可复发，常有关节痛。过敏性紫癜也可累及神经系统，但少见于儿童。

二、诊断策略

临床上常以典型皮疹、腹痛、镜下血尿和轻度关节痛作为诊断特点。检查应包括血常规、尿检验、血培养和血沉。严重腹痛患儿应完善 CT 排除肠套叠。最重要的鉴别诊断为脑膜炎双球菌败血症，因其皮疹与紫癜相似，但败血症患儿会有发热，一般情况更差，因其危及生命，治疗方法与过敏性紫癜完全不同，所以应仔细排除。脑膜炎双球菌败血症治疗包括住院治疗、液体复苏及静脉使用抗生素。对于一般情况较好的患儿，若出现典型的可触性紫癜、腹痛和血尿三联征即可诊断过敏性紫癜。结节性红斑常与过敏性紫癜的皮疹混淆，但皮疹呈皮下紫红色结节状，常见于小腿，重症也可见于前臂、手和足，四肢远端的伸面有瘢痕。

三、治疗

大多数患儿应予严密观察和对症治疗。严重或间断性腹痛患儿，因恶性肠套叠超声检查难以排除，应予 CT 扫描。目前对于类固醇治疗仍有争议。

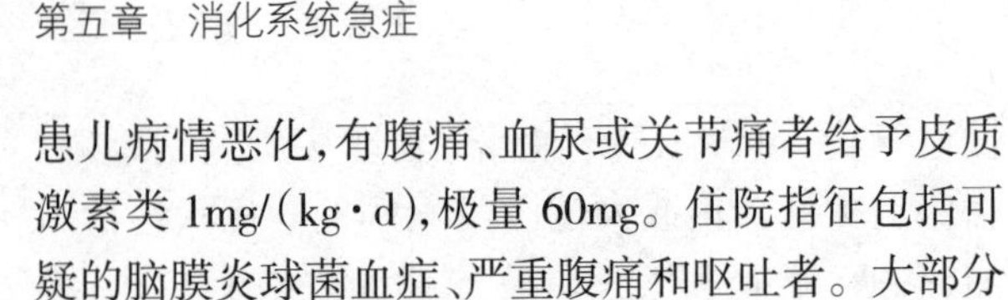

患儿病情恶化，有腹痛、血尿或关节痛者给予皮质激素类 1mg/(kg·d)，极量 60mg。住院指征包括可疑的脑膜炎球菌血症、严重腹痛和呕吐者。大部分患儿可予门诊治疗并紧密随诊。

第十节　炎性肠病

炎性肠病是肠道炎症，主要包括克罗恩病和溃疡性结肠炎。约 20% 患者小于 20 岁，罕见于 1 岁以下婴儿。大部分患者儿童期已有病史但直到青春期才出现症状。

一、临床特征

溃疡性结肠炎是一种累及直肠和远端结肠黏膜和黏膜下层的炎性疾病。克罗恩病则可发生于任何一段肠道，单发节段最常见于远端回肠，多发节段可见于多个部位。慢性炎症可以引起脓肿、瘘管或狭窄。出现症状时经常就诊于急诊室，但很少作出诊断。大部分患儿有血便、腹痛史。肠外表现有发热、贫血、口腔溃疡、结节性红斑、坏疽性脓皮病、葡萄膜炎、肝功能损伤和生长发育受限。这些表现可以先于胃肠道症状出现。最严重的并发症包括中毒性巨结肠病，表现为腹痛、发热和血便，常伴有溃疡性结肠炎。

二、诊断策略

炎性肠病常出现频繁腹泻、血便和腹痛，重症

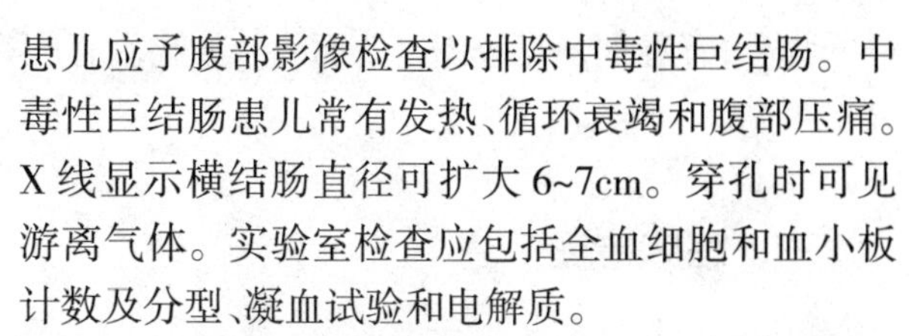

患儿应予腹部影像检查以排除中毒性巨结肠。中毒性巨结肠患儿常有发热、循环衰竭和腹部压痛。X 线显示横结肠直径可扩大 6~7cm。穿孔时可见游离气体。实验室检查应包括全血细胞和血小板计数及分型、凝血试验和电解质。

腹痛和消化道出血有许多鉴别诊断,胃肠炎最为常见。炎性肠病初期和不在常见年龄段的患儿都易被误诊为急性胃肠炎。有复发症状或炎性肠病家族史的患儿应请小儿消化科医生行进一步评估。

三、治疗

急性发作期以类固醇治疗为主。泼尼松应在小儿消化科医生指导下使用,一般 1mg/(kg·d),极量 60mg/d。其他药物有柳氮磺胺吡啶、硫唑嘌呤和免疫抑制剂。急诊室治疗的要点是维持循环状态,必要时用生理盐水 20ml/kg 液体复苏到循环充盈。疑有中毒性巨结肠者应静脉给予广谱三联抗生素(氨苄西林、庆大霉素和甲硝唑)及外科急会诊。住院指征包括脱水、发热或出现病容的患儿。持续腹泻血便患儿应静脉补液至腹泻好转。中毒性巨结肠患儿需外科会诊及住院治疗。

第十一节　消化道异物

大部分消化道异物发生于因好奇把东西塞入口中的幼年期儿童,特别多见于 3 岁以下,因其好食用不恰当的物件且吞咽时缺乏监管,最常见的异物为硬币。智力发育迟滞的儿童可以吞下各种各

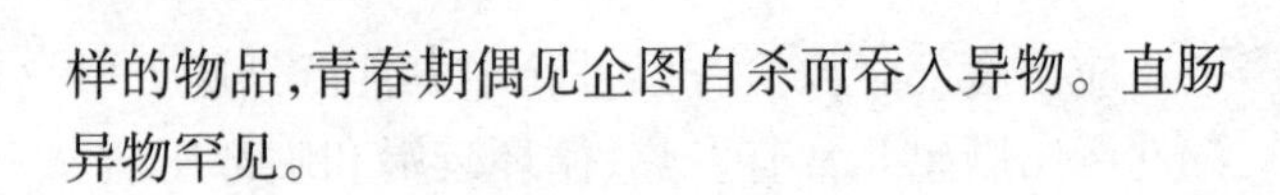

样的物品，青春期偶见企图自杀而吞入异物。直肠异物罕见。

一、临床特征

大部分异物可顺利咽下，可卡在任何一个食管生理性狭窄处，包括咽与食管的交界处（环咽肌）/胸椎起始处（C_6~T_1）、主动脉弓 / 气管分叉（$T_{4\sim6}$）、食管括约肌 / 横膈裂孔（$T_{10\sim11}$）。一般来说 80%~90% 的物体都可顺利进入胃部。吸入性异物通常可导致持续性咳嗽、喘息、呼吸做功增加。咽下异物可无症状，或产生流涎或持续干呕。较大的异物可产生压迫症状或严重呼吸窘迫。吞咽困难、疼痛、呼吸窘迫、发热等症状进展较快时，可能提示穿孔。即使异物是别针等锋利物体，穿孔也不常见。最常见的穿孔部位为回盲瓣，发生率不到 1%。纽扣电池如卡在食管内应尽快取出，因其可能出现腐蚀或纵隔炎。纽扣电池常可顺利通过胃部，如果在吞入后 24~48 小时内还未通过幽门则需取出。有时进入胃体的异物因太大不能穿过幽门，患儿会出现持续呕吐，这种情况罕见。长期隐匿的消化道异物可导致腐蚀、穿孔、感染、狭窄或瘘管形成。

二、诊断策略

X 线平片是观察异物位置最常用的方法，也可用来确定异物是在食管内还是已经通过下食管括约肌到胃部。如患儿吞入异物后出现症状，需要确定异物位置。偶尔异物在食管内不会引起症状。影像学检查应包括正侧位及侧位颈胸片。侧位片有助于明确咽部以下软组织是否有肿胀，特别是当异物种类不明或是透放射线的异物，侧位片有助于诊断。儿童只需照一张X线片就可看到颈部、胸部及腹部，除非患儿症状明显，其他无需重复拍片。无需家长检查大便是否有异物排出，即使是如刀片或大头针之类的锐器，也能安全通过消化道。如果吞入纽扣电池，则需要重复拍片看是否通过幽门。可以应用荧光内镜和手持金属探测器，对比研究有助于确定是否有透射线异物或评估有无穿孔。不是所有异物都不透放射线、都可见于X线片中。如果患儿仍有症状则需要进一步对比造影或直接行内镜检查。

三、治疗

如果异物进入胃部，通常可顺利安全通过胃部，无需特殊治疗。异物如果在食管，建议在24小时内取出以降低吸入及腐蚀食管的风险，何种方式取食管异物更好，目前仍有争议。包括荧光Foley管取出、探条扩张局部让异物进入胃部、在急诊室使用食管镜取出、手术室全麻下使用硬支气管镜取出等。Foley管取出和探条扩张不需要患儿合作，但年幼儿可能需要在手术室内镇静。胃内异物一般无需取出，手术取出术的指征包括异物长大于5cm、宽大于2cm或非常锐利。

第十二节　胰　腺　炎

胰腺炎在儿童中并不常见，特别是在10岁以下患儿中少见。发病率约为 1/50 000,死亡率约为 14%。成人胰腺炎发病常与酒精及胆道疾病有关。10%~20% 儿童与创伤、感染、结构性疾病、系统性疾病和药物或毒素有关。腮腺炎是引起胰腺炎最常见的病毒性原因,占 10%~15%。30% 的病例原因不明。

一、临床特征

无论是创伤、梗阻或感染,都可导致胰腺组织的炎症、水肿和自身溶解。在严重病例中,炎症过程可能加重伴坏死和出血,导致出血性或坏死性胰腺炎。并发症包括脓肿、假性囊肿、瘘管形成。患儿常诉严重上腹疼痛,向背部辐射;疼痛逐步加重,持续性,伴恶心和呕吐;常诉疼痛加剧与进食相关。上腹部可触及明显压痛,可伴有自发性肌卫,肠鸣音减弱,稍有腹胀。

二、诊断策略

实验室筛查可发现血清淀粉酶和脂肪酶升高。腹平片可见游离气体或梗阻。常见的肠梗阻表现为左上象限可见一个扩张的小肠形成的标志性征象。超声或 CT 检查可以帮助评估是否有先天解剖学畸形或胆道疾病、假性囊肿或脓肿形成。假性囊肿、出血性胰腺炎可能会危及生命。对于呼吸窘迫的患儿,胸片有助于评价有无胰腺炎并发的胸腔积液。阑尾炎、便秘或胰腺炎都可出现缓慢、逐渐加重的腹痛。伴腹膜刺激征的患儿总是躺着不动,患侧腿膝盖弯曲,避免所有附加运动。突发剧烈的疼痛最常与急性梗阻或血管阻塞相关，如肠套叠或肠扭转。

三、治疗

管理应始于水电解质管理，纠正电解质异常，完善床旁指血血糖测定，提供足量肠外使用的镇痛剂。患儿应禁食并保证液体量。血容量不足时，应予生理盐水 20ml/kg 一剂，补足血容量后再予 5% 葡萄糖及半量的生理盐水维持。止吐剂可用来控制恶心和呕吐。鼻胃管不是必需的，作用也不大，除非出现肠梗阻或持续性呕吐。没有指征使用类固醇和抗生素治疗。大部分胰腺炎患儿需要住院治疗，除非已知门诊治疗予足量镇痛剂及液体就可有效治疗，或治疗后反复。

第十三节　阑　尾　炎

阑尾炎是腹部最常见的外科疾病，也是儿童最常见的非创伤性外科急症。美国每年约有 20 万例阑尾切除术，约 15 个人中就有 1 人有过阑尾炎。9~12 岁是阑尾炎的发病高峰年龄，少见于 5 岁以下儿童。急性阑尾炎整体死亡率低于 1%。未破裂的阑尾炎死亡率为 0.1%，破裂性阑尾炎的死亡率增加到 3% 左右。儿童术前阑尾穿孔为 17%~40% 不等，与年龄呈负相关。年幼儿的穿孔发生率更高，2 岁以下年龄组中 90% 术中发现有穿孔发生。

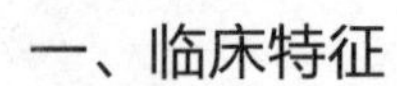

一、临床特征

阑尾远端游离并闭锁，可能发生梗阻，导致恶性循环，水肿增加，血管充血，炎症、缺血、梗死、坏死及穿孔。成人阑尾壁较厚，可防止穿孔，有完整的网膜防止感染扩散蔓延，儿童则缺乏这两个预防机制，早期更易发生穿孔和弥漫性腹膜炎。

患儿的典型症状包括腹痛、恶心、呕吐、发热及精神食欲减退，4~24 小时内进行性加重。腹痛位置模糊，痉挛性痛，最初表现为脐周痛，然后加重，变为持续性疼痛，并且局限于右下腹。常伴有发热，有时至急诊室后才开始出现发热。恶心、呕吐呈进行性，常伴食欲缺乏。患儿病程可呈多相性，初始表现为典型腹痛，随着病程进展突然症状缓解，几天后再出现发热、寒颤和腹痛。急性阑尾炎的这一过程与自发性破裂及脓肿形成有关。

体查常有一些阳性体征。典型的阑尾周围及腹膜的炎症常局限于右下象限。活动时疼痛明显，因此患儿多为躺着不动。患儿不能上下跳动，甚至诉在床上滚动或脚跟敲床时也会腹痛。肠鸣音会减少。右下腹可及反跳痛。还可表现出 Rovsing 征，即当检查者按压左下象限然后迅速松手时会出现右下象限疼痛。其他体征包括腰大肌征及闭孔征：患儿左侧卧位时，并使右下肢被动向后过伸，因下肢过伸时腰大肌挤压到发炎的阑尾，则发生右下腹痛，称为腰大肌征阳性；闭孔征是当患儿内旋右大腿时出现疼痛加剧而停止动作。

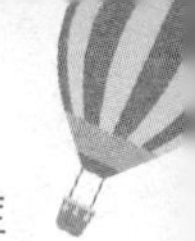

二、诊断策略

根据病史及体查可诊断阑尾炎。当患儿出现阑尾炎的所有症状时，无需再进行任何检查，可以直接进手术室进行腹腔镜或开腹手术。疑似患儿则需要完善一些诊断检查，包括血细胞计数和分类、尿常规和早孕测试。96% 的阑尾炎患儿白细胞升高大于 10×10^9/L，75% 出现核左移。虽然白细胞升高支持诊断，但它并不是阑尾炎的特异性表现。阑尾靠近输尿管，可引起某种程度的无菌性脓尿，尿常规每高倍视野一般少于 5~10 个白细胞及红细胞，也无细菌。如果结果超出这个范围则提示泌尿系统疾病（如感染、结石、肿瘤、外伤）。咽红或者咽痛患儿还可以考虑行快速链球菌测试。

腹平片可显示游离气体及梗阻，偶尔还可显示阑尾粪石，称为阑尾结石，只见于 10% 的患儿。阑尾炎的超声表现包括阑尾肿胀、不可压缩，且检查时因探头按压感到疼痛。阑尾内有时可见明显粪石，即所谓的靶征。超声检查对于阑尾炎的敏感性、特异性及全面准确性可达 90%~95%。超声检查对于脓肿和积液尤为有用。腹部超声波检查无电离辐射，可作为阑尾炎的初步筛查方法，其中只有阴性或不确定的患儿才需要 CT 扫描。CT 的敏感性为 96%，阴性预测值为 98%。现已证实阑尾 CT，可将阴性手术率从 20% 降低到 7%。骨盆和右下象限影像学检查（CT 或超声）不仅可以诊断阑尾炎，还有助于识别炎性肠病和肠系膜淋巴结炎。但 CT 扫描会接触大量的电离辐射，可能使患儿未来患恶性病的风险增加。

肠系膜淋巴结炎是与阑尾炎的症状和体征最相近的疾病。它常表现为明显的弥漫性隐痛，可局限于右中下象限。患儿可无发热，无腹膜刺激征。肠系膜淋巴结炎常因病毒性疾病引起肠系膜淋巴结非特异性炎症，可能比阑尾炎更常见。育龄女性还需要排除妇科原因，需要完善早孕测试和盆腔检查。如果腹痛剧烈与体查结果不协调，应考虑卵巢扭转的可能。男童应检查外生殖器排除睾丸扭转的可能。隐睾患儿出现急腹症应怀疑睾丸扭转的可能。

三、治疗

疑似阑尾炎者，应禁食，建立静脉导管。大多数患儿都会有呕吐、食欲缺乏，可先予生理盐水20ml/kg输入，然后再予1.5~2倍的5%葡萄糖加半量生理盐水维持治疗。应尽快完善筛查，并请外科会诊。对于持续疼痛应适当处理。静脉麻醉药品是安全有效的，不会改变体查时的诊断精确度。高热、疑似穿孔或推迟手术者应用广谱抗生素静脉注射，患儿一到急诊室请外科会诊后就开始使用。合理的抗生素方案包括氨苄西林、庆大霉素、克林霉素或甲硝唑。对于腹胀或梗阻造成持续恶心呕吐的患儿，可使用鼻胃管。体查或特殊检查提示阑尾炎的患儿应住院行阑尾切除术。症状和体征非特异性，诊断不明确时可住院观察12~24小时，对于拥有足够家庭社会支持系统的患儿可以仔细说明后出院回家观察并复诊。

第十四节　胆道疾病

胆道疾病在儿童中并不常见，且病因与成人胆道疾病也完全不同。与儿童胆结石相关的疾病包括溶血性疾病、囊性纤维化、全静脉营养、脓毒症及脱水。头孢曲松与泥沙样结石及胆道系统有关，特别在新生儿中。急性非结石性胆囊炎与洛基山斑疹热及各种各样的细菌感染有关，包括沙门菌和志贺杆菌感染。胆囊积液（如慢性囊性胆管炎症或梗阻导致的积液）与病毒性上呼吸道或胃肠道感染、川崎病、链球菌咽炎、肠系膜淋巴结、肾病综合征、钩端螺旋体病等有关。

一、临床特征

胆结石分为胆固醇结石和胆色素结石。胆色素结石可发生在童年，而胆固醇结石通常直到青春期才开始出现。胆色素结石可因多余红细胞分解形成，最常见于溶血性贫血，如镰状细胞病和球形红细胞症。婴儿胆结石常与腹部手术、脓毒症、坏死性小肠结肠炎或完全胃肠外营养有关。年幼儿胆结石常由于溶血性疾病导致。青少年胆结石常见于口服避孕药、怀孕、肥胖或潜在的溶血性疾病。急性非结石性胆囊炎时，超声扫描可见胆囊炎症，但无结石形成。胆囊积液是一种急性非炎症疾病，非感染性过程导致胆囊明显增大，无结石依据。与成人患者一样，儿童患者经常表现为右上腹疼痛，向背部放射，可伴有发热、恶心、呕吐，约 1/3 出现黄疸。

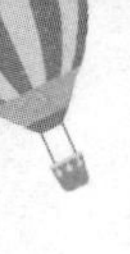

二、诊断策略

胆道疾病常伴有肝酶及胆红素的增高，不升高并不能排除该诊断。怀疑是胆囊疾病时应行右上腹超声检查。碱性磷酸酶升高提示胆汁淤积。白细胞升高无特异性，如伴发热可能提示急性感染过程（如上行性胆管炎）。超声检查应为首选，可以确定是否有胆结石、胆囊胆管扩张程度、胆囊壁厚度、胆管和胰腺收集系统的解剖结构。超声表现模棱两可或不支持临床诊断时，胆管成像术（DISIDA扫描）仍然被看作是胆道疾病诊断的金标准。经皮胆囊胆管造影的情况很少见。成人胆结石只有15% 在平片上可见钙化影，但 50% 的儿童结石均可见其钙化影。

三、治疗

胆道疾病的管理应始于注意水电解质平衡。应给予足量镇痛治疗，可用肠外阿片类药物。偶然发现的无症状胆结石患儿并不需要在急诊室行进一步治疗，可转外科门诊。无发热的患儿通常可在门诊镇痛治疗。发热患儿应住院及静脉注射抗生素。经验性使用抗生素应涵盖氨苄西林和庆大霉素、克林霉素或甲硝唑三联治疗。胆烷酸溶石、保守治疗及手术治疗均已被用于治疗儿童胆囊炎。腹腔镜胆囊切除术是可用于儿童的安全有效的手术方法。入院指征包括发热、需镇痛、补液、手术治疗。

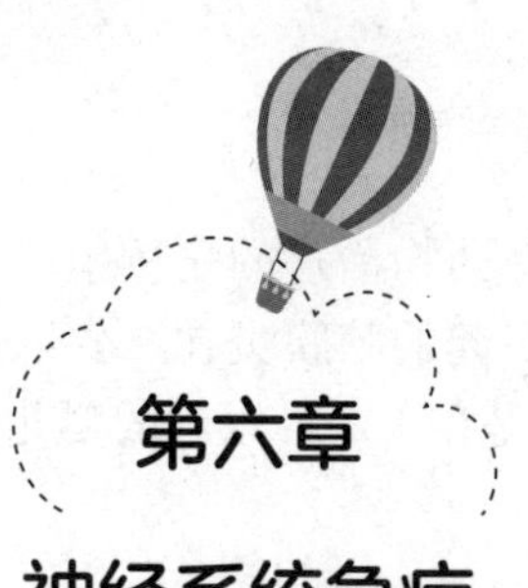

第六章

神经系统急症

第一节 急性细菌性脑膜炎

许多细菌都能引起脑膜炎，其中最常见的菌种是脑膜炎双球菌和肺炎双球菌。年龄、头部外伤伴脑脊液漏等病史及免疫功能状态等因素有助于预测致病的细菌。人群中有5%左右其鼻咽部可找到脑膜炎双球菌，可以通过呼吸飞沫与密切接触传播。带菌者中只有一小部分发生脑膜炎。脑膜炎双球菌性脑膜炎最常发生于1岁以内的婴儿，可以在密集生活的人群中（如寄宿学校）流行。

一、病原

B型流感嗜血杆菌所致的脑膜炎是1个月以上的儿童中最常见的脑膜炎。革兰阴性菌脑膜炎（以大肠埃希菌与克雷伯杆菌—肠杆菌最为多见）可见于免疫功能缺陷的患儿、中枢神经系统外科手术或外伤后。葡萄球菌性脑膜炎可见于穿通性头部创伤（常为混合性感染中之一）、菌血症（如来自心内膜炎）或神经外科手术操作。利斯特菌属所致的脑膜炎可见于任何年龄组，特别在慢性肾衰竭、肝脏疾病或器官移植及正在接受肾上腺皮质激

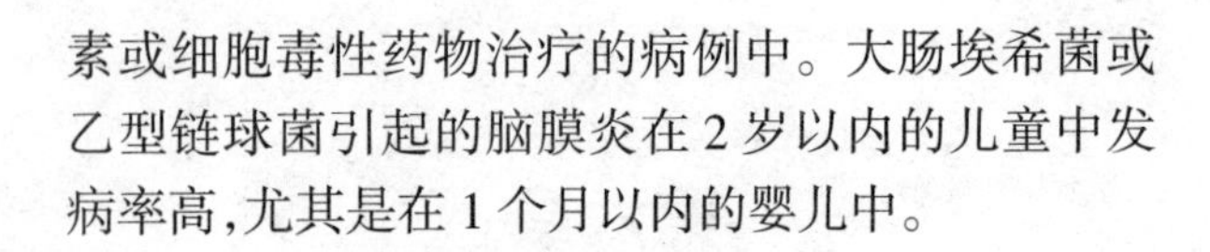

素或细胞毒性药物治疗的病例中。大肠埃希菌或乙型链球菌引起的脑膜炎在2岁以内的儿童中发病率高，尤其是在1个月以内的婴儿中。

二、发病机制

细菌由邻近感染病灶扩展（如鼻窦炎、硬膜外脓肿），或因脑脊液与外界的沟通（如脊髓脊膜膨出、脊髓皮窦、穿通性外伤或神经外科手术）而感染。在血流中，细菌荚膜能抵制嗜中性白细胞、网状内皮系统细胞与补体经典途径成分的攻击。脉络丛是中枢神经系统炎症的一个早发部位，脉络丛内存在针对细菌表面与其他表面成分的受体，促使细菌能顺利进入脑脊液循环。由于脑脊液中抗体、补体与白细胞相对缺乏，细菌感染得以活跃。细菌表面成分、补体（如C5a）及炎症性细胞因子（如肿瘤坏死因子、白介素-1）能吸引嗜中性白细胞进入脑脊液，不断增长的渗出物（在颅底脑池中特别稠密）可造成脑神经的损害，阻塞脑脊液循环通路（引起脑积水），并诱发血管炎与血栓性静脉炎（造成缺血）。渗出物所产生的花生四烯酸代谢产物与细胞因子能损伤细胞膜并破坏血脑屏障，导致脑水肿。缺血性脑损害与抗利尿激素分泌不当综合征（SIADH）可使脑水肿进一步加重。颅内压上升，血压下降（感染性休克），患儿可死于全身性并发症或大面积脑梗死。

三、症状体征

典型症状为发热、头痛、颈项强直与呕吐，往往

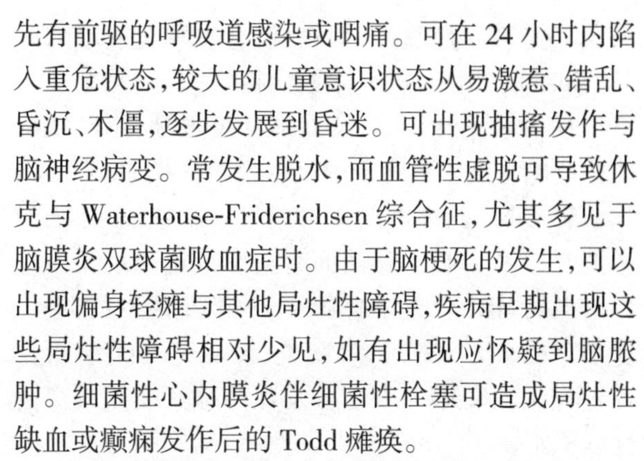

先有前驱的呼吸道感染或咽痛。可在24小时内陷入重危状态，较大的儿童意识状态从易激惹、错乱、昏沉、木僵，逐步发展到昏迷。可出现抽搐发作与脑神经病变。常发生脱水，而血管性虚脱可导致休克与Waterhouse-Friderichsen综合征，尤其多见于脑膜炎双球菌败血症时。由于脑梗死的发生，可以出现偏身轻瘫与其他局灶性障碍，疾病早期出现这些局灶性障碍相对少见，如有出现应怀疑到脑脓肿。细菌性心内膜炎伴细菌性栓塞可造成局灶性缺血或癫痫发作后的Todd瘫痪。

在3个月至2岁的婴儿中，症状与体征较难预料。发热、呕吐、易激惹、抽搐发作、尖声哭闹及囟门膨起或绷紧均常见，可能无颈项强直。婴幼儿可在数日后发生硬脑膜下积液，其典型体征是抽搐发作、持续发热与头围增大，通过冠状缝穿刺可取得蛋白质含量高的硬膜下腔积液。

四、实验室检查

1. 血象　周围血白细胞明显增高，中性粒细胞占优势。

2. 脑脊液　浑浊，细胞数可达10×10^6/L以上，多形核白细胞占优势，蛋白质升高，糖及氯化物明显降低。抗菌治疗前，脑脊液涂片染色镜检，约半数患儿的白细胞内可见致病菌。

3. 细菌培养　抗菌药物治疗前取脑脊液进行细菌培养及药物敏感试验，可确诊和帮助选择抗菌药，但需时较长，不能及时得到结果。

4. 快速病原菌检测　①免疫荧光试验：以经荧光素标记的已知抗体检测脑脊液，可快速检出致

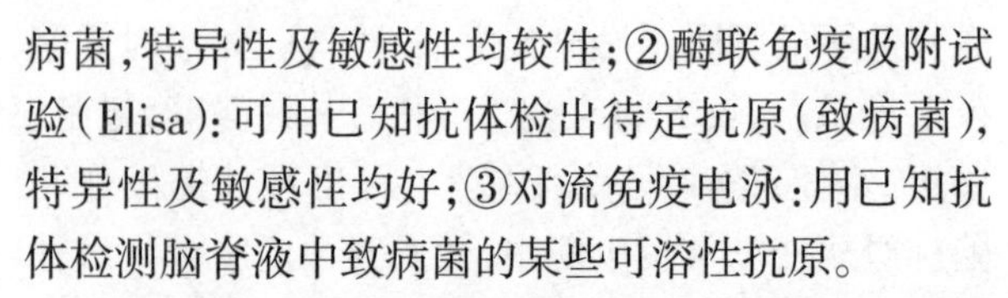

病菌，特异性及敏感性均较佳；②酶联免疫吸附试验（Elisa）：可用已知抗体检出待定抗原（致病菌），特异性及敏感性均好；③对流免疫电泳：用已知抗体检测脑脊液中致病菌的某些可溶性抗原。

5. CT　扫描可能正常或显示脑室缩小、脑沟影消失以及大脑半球凸面有造影剂增强现象。应用增强的MRI能更好地显示蛛网膜下腔内的炎症。仔细审视有无脑脓肿、鼻窦炎、乳突炎、颅骨骨折及各种先天性畸形。后期可发现静脉性梗死或交通性脑积水。

五、诊断

急性细菌性脑膜炎尤其是脑膜炎双球菌性脑膜炎，患儿可在数小时内死亡，必须及早作出正确诊断并进行紧急治疗。当怀疑为细菌性脑膜炎时，应立即给予抗生素治疗，不必等待脑脊液等化验结果。

应检查患儿的头部、耳朵及皮肤有无感染源。瘀点状或紫癜性皮疹可发生在全身性败血症中。若有新发病的头痛、精神错乱或脑膜刺激体征，则应考虑为脑膜炎双球菌性脑膜炎，除非经过证实为其他疾病。要检查患儿背脊部皮肤，如有微凹、窦洞、痣或毛丛，提示有先天性畸形，与蛛网膜下腔可能有所沟通。在脑膜炎双球菌或流感嗜血杆菌性感染中，关节、肺和鼻窦都可受到波及。

将仰卧患儿的颈部突然向前屈曲，会引起双侧髋部与膝部不自主的屈曲（Brudzinski 征）。将屈膝位的下肢，在膝部伸直，会引起强力的被动性抗拒（Kernig 征）。这两种脑膜刺激征的产生是由于运动神经根在受牵引拉紧时，在经过发炎的脊膜处引

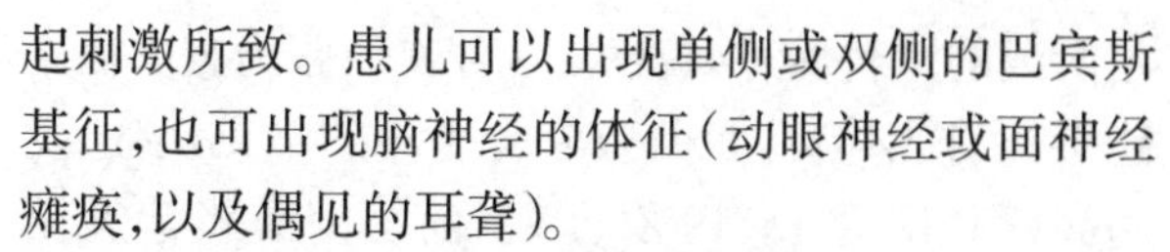

起刺激所致。患儿可以出现单侧或双侧的巴宾斯基征,也可出现脑神经的体征(动眼神经或面神经瘫痪,以及偶见的耳聋)。

应立即进行腰穿,但只有在CT排除颅内占位性病变之后才可进行;如有脑脓肿或其他占位性病变存在,腰穿可激发神经症状急性的恶化。脑脊液作涂片等检查并作培养。3个月至2岁的婴儿,如发生原因不明的发热,出现进行性加重的易激惹或倦怠、进食差、呕吐或抽搐发作或有脑膜刺激征,应行腰穿作脑脊液检查。

涂片检查未找到致病细菌者,应用乳胶凝集反应测试脑脊液中细菌性抗原(针对脑膜炎双球菌、B型流感嗜血杆菌及肺炎双球菌的测试盒)能作出快速诊断,对未经彻底治疗的脑膜炎病例特别有用,因为脑脊液培养结果往往呈阴性。各种测试的灵敏度与准确性不定,一次阴性结果不能排除细菌性脑膜炎。多聚酶链反应(PCR)技术能帮助脑膜炎双球菌性脑膜炎的快速诊断。

寻找感染源应包括血、尿、鼻咽与呼吸道分泌物及皮肤病变的细菌培养检查。弥散性血管内凝血(DIC)是脑膜炎常见的并发症,其特征是凝血酶原时间与部分凝血激酶时间的延长、血小板减少、纤维蛋白原降低与纤维蛋白降解产物增高。应对血清钠与尿钠及血清与尿的渗透度进行监测,以防抗利尿激素分泌不当综合征(SIADH)的发生。

第二节 晕 厥

晕厥(syncope)是指由于大脑一过性的供血不

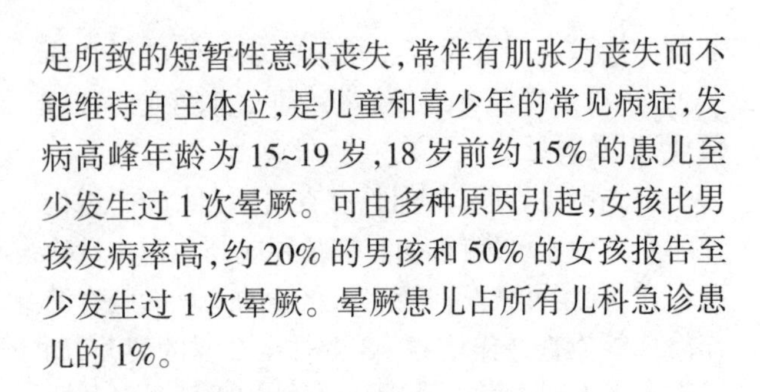

足所致的短暂性意识丧失，常伴有肌张力丧失而不能维持自主体位，是儿童和青少年的常见病症，发病高峰年龄为 15~19 岁，18 岁前约 15% 的患儿至少发生过 1 次晕厥。可由多种原因引起，女孩比男孩发病率高，约 20% 的男孩和 50% 的女孩报告至少发生过 1 次晕厥。晕厥患儿占所有儿科急诊患儿的 1%。

一、分类

晕厥是一个症状，而不是一个疾病，根据晕厥的病因分为自主神经介导的反射性晕厥（autonomic-mediated reflex syncope，AMS）及神经性（neurologic）、代谢性（metabolic）、精神性（psychiatric）、心源性（cardiac）晕厥。其中 AMS 最常见，血管迷走性晕厥（vasovagal syncope，VVS）是 AMS 中最常见的类型。由于代谢性及精神性晕厥从发病机制上并无大脑一过性供血不足所致短暂性意识丧失，故称为一过性意识丧失（transient loss of consciousness，TLOC）。

1. 反射性晕厥　包括血管迷走性晕厥（最常见）、体位性心动过速综合征、反射性晕厥（境遇性晕厥，如咳嗽晕厥、排尿性晕厥、吞咽晕厥、屏气发作、排便晕厥）、直立性低血压、颈动脉窦过敏综合征、自主神经功能障碍（如外周神经炎、家族性自主神经功能障碍、中枢性自主神经衰竭即 Shy-Drager 综合征、脊髓病变）等。

2. 心源性晕厥　包括心律失常心源性晕厥（如阵发性室上性心动过速、房颤、房扑、室性心动过速、室颤、长 QT 综合征、窦性心动过缓、房室传

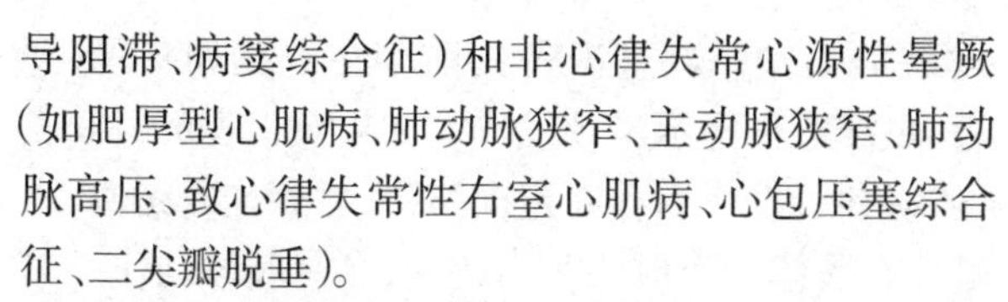

导阻滞、病窦综合征）和非心律失常心源性晕厥（如肥厚型心肌病、肺动脉狭窄、主动脉狭窄、肺动脉高压、致心律失常性右室心肌病、心包压塞综合征、二尖瓣脱垂）。

3. 一过性意识丧失　包括神经系统疾病（如锁骨下动脉窃血综合征、短暂性脑缺血发作、复杂型偏头痛、惊厥发作）、代谢性疾病（如低血糖、电解质紊乱、重度贫血、药物中毒）、精神性假性晕厥（如癔症、重度抑郁、假性惊厥发作、焦虑症）。

二、临床特征

反射性晕厥多见于青春期女孩，发生时多为站立体位，发作前有明显诱因如持久站立等，往往存在显著的晕厥先兆症状。心源性晕厥儿童往往存在心脏病史，发病年龄偏小，先兆症状不明显，运动可诱发。神经源性晕厥发作时常伴有肢体抽动，晕厥后常存在神经系统异常体征。代谢性因素导致的儿童晕厥往往存在明确的发病诱因。精神因素导致的晕厥患儿也往往见于青春期女孩，具有明确的精神刺激诱因，每次发作时间较长，且反复发作。

三、诊断程序

部分晕厥患儿具有高度猝死的危险性，简单、实用的诊断程序十分重要。

1. 明确患儿是否是晕厥　临床实践中很多晕厥被误诊为癫痫。发作前往往存在诱因，如持久站立、精神紧张、清晨起床后等，还有一些特殊情景如在小便、大便、咳嗽等情景下出现意识丧失，往往

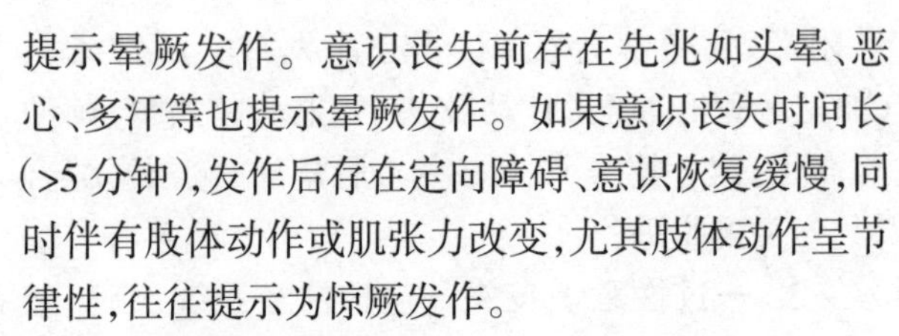

提示晕厥发作。意识丧失前存在先兆如头晕、恶心、多汗等也提示晕厥发作。如果意识丧失时间长（>5 分钟），发作后存在定向障碍、意识恢复缓慢，同时伴有肢体动作或肌张力改变，尤其肢体动作呈节律性，往往提示为惊厥发作。

2. 详细询问病史

（1）询问晕厥发作前即刻的情况：①体位：卧位、坐位，还是立位；②活动：休息时、体位改变时、运动中或运动后发生，排尿、排便、咳嗽或吞咽过程中或结束后立即发生；③诱因：环境拥挤或闷热、长时间站立、餐后、恐惧、身体某一部位剧痛或转动颈部。

（2）询问晕厥发作开始时的感觉：恶心、呕吐、腹部不适、发冷、出汗、闻到气味、颈肩疼痛或视力模糊、心悸。

（3）询问晕厥发作情况（通常需要目击者叙述）：①跌倒方式：沉重摔倒或仅仅跪倒；②皮肤颜色：苍白、发紫或发红；③意识不清持续时间；④呼吸状况：发鼾声；⑤肢体状况：肌肉强直、阵挛、强直性阵挛或自动症、肢体运动持续时间、咬破舌头。

（4）询问晕厥发作后感觉：①恶心、呕吐、出汗、发冷、意识模糊、肌肉酸痛；②皮肤颜色如苍白、发紫；③有无损伤、胸痛、心悸、大小便失禁。

（5）询问背景资料：有无猝死、致心律失常性心脏病或晕厥的家庭成员、过去心脏病史、神经系统病史（帕金森病、癫痫、发作性睡病）、代谢性疾病（糖尿病等）、用药史（利尿剂）、反复发作性晕厥、有关首次发作时间、发作间隔和发作频度。

3. 心电图　心电图可以决定是否需要进一步检查。是否所有不明原因晕厥的儿童都须进行

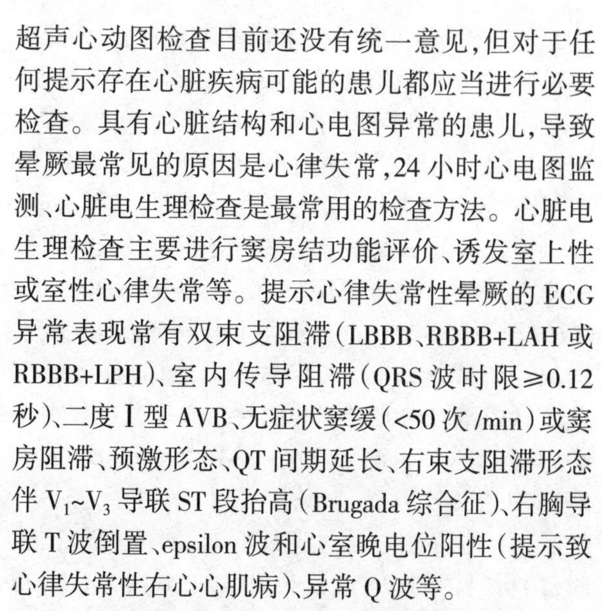

超声心动图检查目前还没有统一意见，但对于任何提示存在心脏疾病可能的患儿都应当进行必要检查。具有心脏结构和心电图异常的患儿，导致晕厥最常见的原因是心律失常，24 小时心电图监测、心脏电生理检查是最常用的检查方法。心脏电生理检查主要进行窦房结功能评价、诱发室上性或室性心律失常等。提示心律失常性晕厥的 ECG 异常表现常有双束支阻滞（LBBB、RBBB+LAH 或 RBBB+LPH）、室内传导阻滞（QRS 波时限≥0.12 秒）、二度Ⅰ型 AVB、无症状窦缓（<50 次 /min）或窦房阻滞、预激形态、QT 间期延长、右束支阻滞形态伴 V_1~V_3 导联 ST 段抬高（Brugada 综合征）、右胸导联 T 波倒置、epsilon 波和心室晚电位阳性（提示致心律失常性右心心肌病）、异常 Q 波等。

4. 直立倾斜试验　直立倾斜试验是最重要的诊断方法，应用直立倾斜试验和药物激发的直立倾斜试验可以诊断 80% 左右的晕厥患儿，并可进一步鉴别直立性低血压和体位性心动过速综合征导致的晕厥。对于晕厥发作频繁又伴有明显精神症状的患儿，如明显抑郁、紧张和焦虑，即使其直立倾斜试验呈阳性，也应当建议进行精神咨询。对于没有心脏结构异常和心电图正常的患儿，如果晕厥发作非常少或仅有 1 次发作，一般不需治疗，可以不做直立倾斜试验，给予观察，必要时再行进一步的评价。

（1）试验方法：要求在安静房间内，光线暗淡，温度适宜，实验前应平卧 20 分钟，准备好急救药品和心肺复苏设备。患儿至少禁食 3 小时，停用血管活性药物至少 5 个半衰期以上。让患儿站立在具有一定倾斜角度（多为 60°~70°）的倾斜床上，每隔

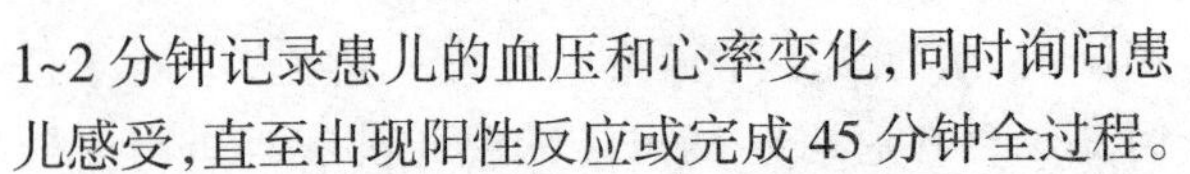

1~2 分钟记录患儿的血压和心率变化，同时询问患儿感受，直至出现阳性反应或完成 45 分钟全过程。

（2）血管迷走性晕厥：出现以下情况之一者为阳性：①晕厥；②晕厥先兆伴血压下降和 /（或）心率减慢；③晕厥先兆伴窦性停搏、交界性逸搏心率、一过性二度或二度以上房室传导阻滞及长达 3 秒的窦性停搏。血压下降标准为收缩压≤80mmHg（收缩压下降 >20mmHg）或舒张压≤50mmHg 或平均血压下降≥25%。如未达到以上标准，但已出现晕厥或晕厥先兆者仍为阳性。心率减慢是指心动过缓：7~8 岁，<65 次 /min；8~15 岁，<60 次 /min；≥16 岁，<50 次 /min。

（3）体位性心动过速综合征：直立倾斜试验时，10 分钟内的心率比卧位时增加 30 次 /min 或心率增快大于 120 次 /min。

（4）直立性低血压：试验 3 分钟内血压持续下降超过收缩压 20mmHg 或舒张压 10mmHg。

四、鉴别诊断

（一）自主神经介导的晕厥

1. 血管迷走性晕厥 血管迷走性晕厥（vasovagal syncope，VVS）最常见，约占所有晕厥患儿的 80%。主要发生于 11~19 岁的女孩，持久站立或患儿看到流血、感到剧烈疼痛、处在闷热环境、洗热水浴、运动或紧张等时可诱发晕厥发作。起病前可有短暂的头晕、注意力不集中、面色苍白、视听觉下降、恶心、呕吐、大汗、站立不稳等先兆症状。直立倾斜试验是诊断和鉴别的方法。

2. 体位性心动过速综合征　体位性心动过速综合征（postural orthostatic tachycardia syndrome，POTS）是近年才提出的概念，是慢性直立不耐受的表现之一，严重时可导致晕厥发生。在不明原因晕厥的儿童中，POTS 占部分比例。多为学龄期儿童，女性多于男性。有起立后头晕或眩晕、胸闷、头痛、心悸、面色改变、视物模糊、倦怠、晨起不适，严重时出现晕厥等症状，平卧后减轻或消失。坐位时也可发生，应除外贫血、心律失常、高血压、内分泌等疾病。

3. 直立性低血压　直立性低血压（orthostatic hypotension，OH）是指在倾斜或直立 3 分钟内血压显著下降，收缩压下降大于 20mmHg，或舒张压下降大于 10mmHg。患儿可出现头晕、晕厥或先兆症状，也可见于正常儿童，发生机制尚不清楚，可能与自主神经反应障碍有关。

4. 境遇性晕厥　境遇性晕厥（situational syncope）包括：

（1）吞咽性晕厥（swallow syncope）：一般与食管、咽周损伤或舌咽神经麻痹有关，儿童并不常见，是在吞咽时或吞咽过热或过冷食物甚至看到食物时出现晕厥或晕厥先兆。这一反射传入支可能是食管的感觉神经纤维，传出的迷走神经活动反应导致心动过缓、窦性停搏或者不同程度的房室传导阻滞。不能自然缓解，可以应用抑制副交感神经的药物治疗，或采用外科选择性的切除心脏迷走神经，或置入永久性起搏器治疗。

（2）咳嗽性晕厥（cough syncope）：咳嗽时可出现头晕、头昏及晕厥发作，可见于患有哮喘或喘息的患儿。发生机制主要是突然增高的胸膜腔压力和颅内压增高引起脑脊液压力增高，导致脑血流减少，反射性外周血管扩张，类似于“Valsava 动作”可导致心输出量降低，反射性引起迷走神经兴奋出现房室传导阻滞。

（3）排尿性晕厥（micturition syncope）：排尿前、中、后可发生，青少年和老年人都可发病，男孩多见。易患因素包括进食少、近期上呼吸道感染史和饮酒。一般发生在晚上或睡醒后排尿时，很少有晕厥先兆，反复发作很少见，一般不需要治疗。发生机制包括迷走神经刺激引起的心脏抑制，由充盈膀胱兴奋内脏传入神经。

（4）排便晕厥（defecation syncope）：排便过程中发生，可反复发作，存在潜在的消化道疾病、心血管疾病或脑血管疾病。应积极寻找原发病。

（5）梳头性晕厥（“hair-grooming” syncope）：常发生于女性，刷牙或吹干头发时发生。头皮刺激引起三叉神经兴奋，颈动脉压力感受器受压，低头或仰头时基底动脉血流受阻。常发生在洗温水澡后，外周血管已经扩张时。直立倾斜试验多为阳性。治疗仅需适当饮水防止血容量不足，梳头前先擦干身体。

（6）颈动脉窦过敏（carotid sinus hypersensitivity）：儿童少见，由于颈动脉窦轻微受压引起迷走神经过度兴奋，导致窦性心动过缓、窦性停搏或房室传导阻滞，导致晕厥发作。

（二）一过性意识丧失

1. 惊厥与晕厥发作的鉴别 研究发现，最好的区分是发作后有无定向力障碍，发作前具有恶心和出汗者往往也提示为晕厥发作。平卧位时意识丧失或四肢强直或阵挛动作一般是惊厥的表现。

Sheldon 病史评分标准（表 6-1）、脑电图可区别。惊厥性晕厥的典型表现为当晕厥发作出现心脏停搏 3~6 秒时脑电图没有任何电异常，7~13 秒后表现为意识丧失并出现双侧或同步化慢波，14 秒以上时全身的强直发作，脑电图表现为“平坦”电活动。

表 6-1　Sheldon 病史评分

病史标准	评分
发作时存在舌咬伤	2
发作前存在幻觉	1
在情感刺激后出现意识丧失	1
发作后出现定向障碍	1
在丧失意识前出现头向一侧歪斜	1
发作时出现肢体抽动，发作后不能回忆	1
发作前出现多汗等前兆	–2
经常具有头晕等症状发作	–2
发作是由于长时间的站立或坐位有关	–2

注：评分≥1，支持惊厥发作；评分 <1，支持晕厥发作

2. 偏头痛与晕厥的鉴别　晕厥性偏头痛（migraine）一般具有明显的先兆，后出现明显的头痛。偏头痛患儿具有明显的家族史。

3. 发作性睡病　发作性睡病（narcolepsy）是一种少见的青少年疾病，主要表现为白天过多和不适当、不能控制的睡眠，在突然惊吓或情感遭受巨大打击时可出现猝倒，但猝倒时无意识的丧失。

4. 屏气发作　据报道，5% 的幼儿曾出现晕厥发作。多数患儿屏气发作（breath-holding spells）时没有特殊的呼吸改变，但大多数发作是在受到轻微外伤或发脾气哭闹时或哭闹后。发作可分为

两种类型：一是苍白型（pallid），常出现在短暂的哭闹后，由于一过性的心脏停搏所致；二是发绀型（cyanotic），常出现在长时间的哭闹后，由于过度通气和无声哭泣导致的Valsalva效应，出现静脉回流减少、低血压和大脑缺血引起意识障碍。典型的屏气发作发生于6~24个月，大多数在3~4岁时自然缓解。

5. 心源性晕厥　突然发生的没有任何征兆的晕厥往往提示可能继发于心脏疾病，但在儿童非常少见。心律失常时可因心排血量突然下降，导致大脑供血不足而发生晕厥。心动过缓时如心脏每搏量降低造成心输出量降低，或心动过速时由于舒张期缩短导致心脏没有足够时间充盈而引起心脏每搏量减少，都可发生晕厥。主要包括窦房结功能障碍、房室传导阻滞、先天性长QT综合征、室上性心动过速、室性心动过速及肥厚性梗阻型心肌病、主动瓣狭窄及原发性肺动脉高压等。

6. 精神性假性晕厥　过度通气可导致晕厥发作，机制尚不清楚，低碳酸血症可导致碱中毒和降低脑血流，也许是晕厥的原因。焦虑症患儿的晕厥与过度通气有关。癔症性晕厥类似于意识丧失，多见于女性青少年，一般在精神紧张时出现，往往慢慢倒下，没有身体伤害。发作时没有心率、血压和皮肤颜色的改变，持续时间较长。

7. 代谢性疾病　低血糖导致的晕厥在儿童非常少见，发病时往往有虚弱、饥饿、出虚汗、头昏后出现意识丧失。发作与体位无关，过程慢，没有心率和血压的变化，偶可伴有心动过缓。其他代谢紊乱如电解质紊乱导致的晕厥发作往往与代谢异常导致的心律失常有关。

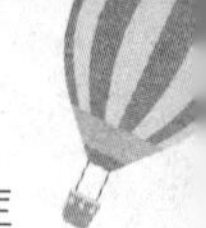

五、治疗

晕厥患儿主要是针对病因进行治疗，尤其对心源性晕厥的患儿，预防心血管疾病不良事件是关键。晕厥反复发作时生活质量明显下降，如 VVS，治疗是必要的。VVS 的治疗包括对患儿进行教育、物理疗法和药物治疗等。

（一）物理疗法

1. 出现晕厥先兆时进行对抗压力动作　即进行四肢肌肉的等长收缩（如交叉腿）、上肢肌张力增加（如上臂肌肉收缩、握拳）等对抗压力的动作，可增强骨骼肌的泵血、增加静脉回心血量，改善心输出量。

2. 倾斜训练　提高患儿对直立体位的耐受力，恢复异常压力反射活动。连续 2 次倾斜训练阴性反应者可出院进行家庭训练，后上背部紧靠墙壁，两脚离开墙壁 15cm，呈倾斜位，训练时间可由 15 分钟逐渐增加到 30~45 分钟，每天 1~2 次。

（二）药物治疗

1. 增加盐及液体摄入疗法　口服液体增加盐类的摄入，能增加细胞外液量和血浆，减少由于体位变化而引起的血流动力学改变。

2. β 受体激动剂　通过减少对心脏压力感受器的刺激，阻滞循环中高水平儿茶酚胺的作用而发挥作用。阳性反应前存在明显心率增快者（心率较基础值 >30 次 /min），选择应用更加有效。

3. α 受体激动剂　通过增加外周血管的收缩

和减少静脉的血容量发挥治疗作用。

4. 氟氢可的松　通过增加肾脏对钠盐的重吸收来发挥其扩充血容量的作用，影响压力感受器的敏感性，增加血管缩血管物质的反应和减低副交感神经活性来发挥治疗作用。

5. 5-HT 前摄抑制剂　通过抑制突触间隙 5-HT 再摄取，使突触间隙 5-HT 浓度增高，突触后膜 5-HT 受体代偿性下调，对中枢的 5-HT 快速变化的反应减弱，从而减弱交感神经的快速抑制反应，防止晕厥发作。为抗精神病类药物，患儿及家长不容易接受。

（三）起搏治疗

第三节　急性颅内高压综合征

颅内压（intracranial pressure，ICP）是指颅腔内容物对颅腔壁所产生的压力。在前囟门及颅缝闭合后，颅腔便成为一个容积固定的坚硬容体，颅腔内任何一部分内容物增加时，都可致颅内压急剧升高而出现颅内高压综合征（intracranial hypertension）。脑水肿（cerebral edema）是引起颅内高压最常见的因素，脑水肿和颅内高压是各科危重疾病常见的并发症，小儿尤其多见，致死、致残率极高，早期诊断和干预非常重要。

一、脑水肿的分类

1. 血管源性脑水肿　主要原因为脑血管通透

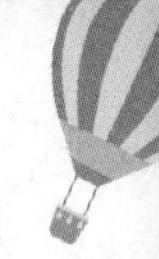

性增高，血脑屏障通透性亦增高，液体渗出至血管外细胞间隙区而使细胞外液量增加，主要部位在脑白质，而细胞内无水肿，最常见的疾病是脑创伤及感染。

2. 细胞性脑水肿　主要是脑细胞内有钠、水潴留水肿而细胞外间质区细胞外液量不增加，血脑屏障通透性亦正常，常见的疾病是缺血、缺氧、脑病、中毒等。此型脑水肿的脑细胞肿胀，体积增大，细胞外间隙缩小，甚至有细胞破裂。在白质和灰质中均可发生。

3. 间质性脑水肿　由于脑脊液吸收障碍或阻塞，致脑脊液量增加，而细胞内无水肿，血脑屏障通透性正常，常见疾病为脑积水。脑脊液过多地聚集在脑室内，扩大的脑室内压力增高，室管膜受压使细胞变扁平，甚至撕裂，脑脊液通过脑室壁进入脑室周围的白质中，故其水肿液是脑脊液。脑室扩大持续时间过长可使受压的脑皮质变薄，甚至出现脑萎缩。

4. 渗透性脑水肿　是指各种病因致脑细胞外液渗透压下降，使细胞内含水量增加而发生的脑水肿。常见的有急性水中毒、低钠血症、糖尿病酸中毒及抗利尿激素分泌增加。此型脑水肿的水肿液就是水，水分主要聚集在白质及灰质神经胶质细胞内，以白质更为明显。水肿区域内钠离子浓度稍下降，钾离子浓度明显降低。

二、颅内高压的形成和调节

颅内高压综合征是指脑实质液体增加引起的脑容积和重量的增加，或其他任何原因引起的颅腔

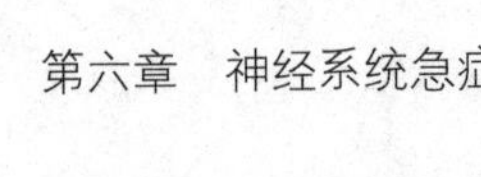

内容物的增加，而导致颅内压的增高，并引起一系列临床表现。小儿颅内压正常值随年龄增长而变化，新生儿 10~20mmH_2O，婴儿 30~80mmH_2O，幼儿 40~150mmH_2O，年长儿 60~180mmH_2O。

1. 生理调节功能丧失　颅内病变或其他因素破坏了颅内压的生理调节功能，使脑组织缺血缺氧，血脑屏障破坏，脑血流量减少，脑脊液循环障碍，从而发生脑水肿，出现颅内压增高。生理调节功能丧失和血脑屏障破坏是造成颅内压增高的主要原因。

2. 脑脊液循环障碍　各种原因引起的脑室、脑池、导水管及蛛网膜下腔阻塞和脑脊液分泌吸收异常，均可导致脑脊液循环发生障碍，使脑脊液不能正常循环以缓冲颅内病变，造成脑脊液生理调节功能障碍，而导致颅内压增高。

3. 脑血流循环障碍　脑的血液循环与动脉血压和颅内压的改变关系密切，当动脉血压显著升高或降低时，可影响脑的血流量，改变颅内血管床的容积，颅内压随之升降。而颅内压增高后又可使脑血流量减少，血脑屏障受损，脑血管通透性增加，导致血清成分漏到周围的脑组织间隙，造成脑水肿，颅内压进一步增高，形成恶性循环。

三、病因

1. 急性感染　感染后 24 小时即可发生脑水肿，包括各种颅内、颅外感染。颅内感染有各种脑炎、脑膜炎、脑膜脑炎、脑脓肿、耳源性颅内感染等，是引起小儿急性脑水肿最常见的原因。颅外感染有中毒型痢疾、重症肺炎、败血症、暴发性肝炎等。

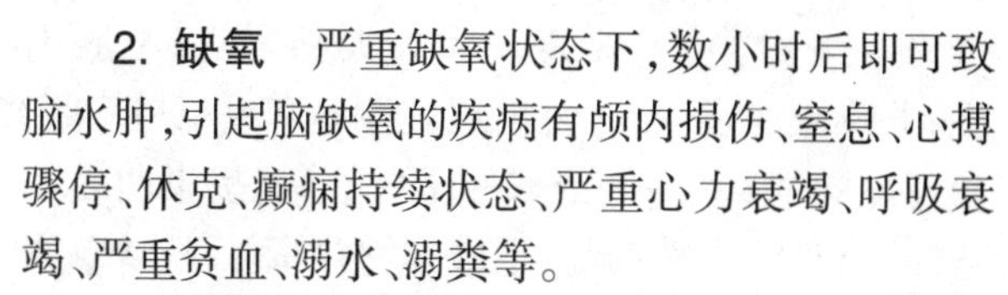

2. **缺氧**　严重缺氧状态下,数小时后即可致脑水肿,引起脑缺氧的疾病有颅内损伤、窒息、心搏骤停、休克、癫痫持续状态、严重心力衰竭、呼吸衰竭、严重贫血、溺水、溺粪等。

3. **中毒**　一氧化碳中毒、氰化物中毒、铅或其他重金属中毒、农药中毒、食物中毒、药物中毒等。

4. **颅内出血**　晚发性维生素K依赖因子缺乏症(婴儿颅内出血的主要原因)、蛛网膜下腔出血、脑型白血病、血友病、血小板减少性紫癜、颅内畸形血管破裂等。

5. **水电解质紊乱**　严重的低钠血症、酸中毒、水中毒等。

6. **颅内占位性病变**　迅速增大的脑肿瘤、颅内血肿、颅内寄生虫病(脑型囊虫病、脑型血吸虫病、脑型肺吸虫病、阿米巴原虫脑脓肿)等。

7. **其他**　高血压脑病、瑞氏综合征、各种代谢性疾病等。

四、临床表现

1. **症状**　剧烈头痛、喷射性呕吐、眼部改变(眼球突出、复视、视乳头水肿、瞳孔改变)。前囟隆起张力增高,骨缝裂开,头围增大,头面部浅表静脉怒张。

2. **意识障碍**　颅内高压引起大脑皮质的广泛损害及脑干上行网状结构损伤,致患儿不能维持觉醒状态而出现程度不等的意识障碍、躁动,可迅速进展并继续加重,甚至昏迷。

3. **肌张力改变及惊厥**　颅内高压对脑干、基底节、大脑皮质和小脑某些锥体外系的压迫,使肌张力显著增高，主要表现为去大脑强直（上肢内旋、下肢伸性强直，有时出现伸性痉挛或角弓反张）和去皮层强直（一侧或双侧上肢痉挛，呈半曲屈状态，甚至双臂交叉胸前，下肢伸性痉挛）。脑缺氧或炎症刺激大脑皮层，可引起抽搐或癫痫样发作。

4. 脑神经麻痹　动眼神经、外展神经麻痹，三叉神经功能障碍。

5. 生命体征改变　脑干受压可引起呼吸节律不齐，出现呼吸暂停、潮式呼吸、呼吸深浅快慢不均、叹息样呼吸、抽泣样呼吸等，多为脑疝前的症状，最后呼吸突然停止。颅内压增高早期血压升高，脉搏增快；当脑缺氧加重时，血压升高脉搏慢而有力，最后血压下降，脉搏变弱。体温主要表现为高热或过高热，由于下丘脑体温调节中枢受累，加上肌张力增高，造成产热增加及体表散热不良而引起高热或超高热。在循环方面由于颅内高压影响神经组织压力感受器，使周围血管收缩，出现皮肤及面色苍白、发凉及指（趾）发绀。

6. 脑疝　包括小脑幕切迹疝、枕骨大孔疝、大脑镰疝，是颅内压增高的最终后果。如患儿出现意识障碍、瞳孔散大及血压升高伴缓脉，称为Cushing三联征，为颅内高压的危象，常为脑疝的前兆。

7. 脑死亡　颅内压升高到颅内平均动脉压水平时，可出现脑血流阻断状态，称为“脑填塞”。此时脑血流停止，如短时间内得不到纠正，则脑细胞发生不可逆损伤，继而出现临床脑死亡。

五、诊断

1. 病史中存在导致脑水肿和颅内高压的原

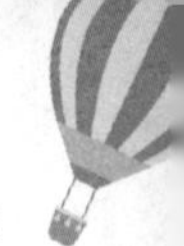

发病。

2. 具有颅内高压的症状与体征　头痛、呕吐、视乳头水肿是颅内高压的重要特征。儿童此三大特征常不典型,可参照下列诊断指标,具备主要指征1项、次要指征2项以上,即可初步诊断。

（1）主要指征:①呼吸不规则;②瞳孔不等大、扩大;③眼底有视乳头水肿;④婴儿前囟门隆起、紧张;⑤无其他原因的血压升高。

（2）次要指征:①昏睡或昏迷;②惊厥或四肢肌张力明显增高;③呕吐;④头痛;⑤甘露醇1g/kg静注4小时后,血压明显下降,症状体征随之好转。

3. 脑疝的临床诊断

（1）小脑幕切迹疝:是在颅高压临床表现的基础上,出现双侧瞳孔大小不等,和(或)呼吸节律不整的一系列中枢性呼吸衰竭的表现。

（2）枕骨大孔疝:是在颅高压临床表现的基础上,先有或无小脑幕切迹疝的表现,瞳孔先缩小后散大,眼球固定,中枢性呼吸衰竭发展迅速,短期内呼吸停止。

4. 颅内压测定　方法有腰椎穿刺测脑脊液的压力、侧脑室穿刺测压、前囟测压和颅内检测等。不同的年龄组与不同的疾病状态可测得颅内压值不一样。一般认为颅压150~270mmH_2O为轻度增高,270~540mmH_2O为中度增高,>540mmH_2O为重度增高。

5. 其他　①CT及磁共振(MRI)可观察到脑水肿的部位、程度、脑室扩张及移位情况,并可判断颅内高压的原因;②B超及头颅照片均有助于脑水肿或颅内占位病变的诊断。

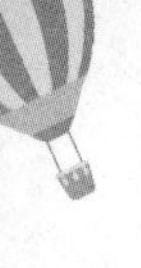

六、治疗

治疗目的是降低颅内压、预防脑疝发生、保持充分的脑灌注,以避免进一步缺血缺氧。去除病因是治疗脑水肿的主要方面,如控制感染、纠正休克与缺氧,改善通气,防止二氧化碳潴留,清除颅内占位性病变等。

(一)一般治疗

1. 体位　一般采用头高、脚低体位,卧位时头抬高 25°~30° 以利静脉回流,如有脑疝前驱症状,则以平卧为宜。此外,颅高压患儿在转运过程中要注意固定头部,头部的摇晃或颈部的屈曲可影响颈静脉的回流而导致 ICP 增高。应密切观察意识、瞳孔、体温、呼吸、心率、血压、肢体活动等。

2. 营养　保证足够的营养供应,清醒患儿给予普食,昏迷或不能从口进食的患儿应给予鼻饲流质,禁食超过 3 天的患儿应给予补钾。

3. 对症　包括镇静止惊,吸氧保持气道通畅,抗感染以防继发呼吸道感染,及时处理尿潴留和便秘,维持生命体征稳定等。

4. 控制体温　注意控制体温,当体温大于 37.5℃时可增加脑耗氧量和 ICP。而体温小于 37℃时,体温每降低 1℃,脑代谢率下降 6.7%,颅内压下降约 5.5%。因此,有条件者可使用亚低温治疗,使体温控制在 35.0~35.5℃以减少脑代谢率。

5. 氧疗　维持 PaO_2>130~150mmHg,此时脑血管收缩,脑血流量减少,可直接减少颅内容积,降低颅内压。充分供氧能改善脑代谢,可阻断病情的

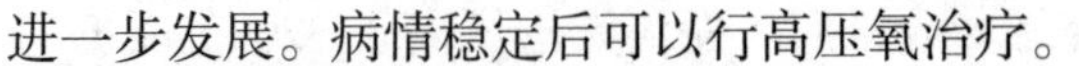

进一步发展。病情稳定后可以行高压氧治疗。

6. 液体疗法　应限制液体入量，使患儿保持在轻度脱水状态，但应维持血压在正常范围内。急性期每日液体入量应限制在 800~1000ml/m^2 或 30~60ml/kg，张力为 1/5~1/4，注意纠正酸中毒和及时补钾。液体疗法中应把握的几点原则：①脑水肿合并休克或严重脱水者、应用脱水利尿剂后尿量大增者，"快补慢脱"；②脑水肿合并脑疝或呼吸衰竭者"快脱慢补"；③脑疝合并休克者"快补快脱"；④脑水肿合并心肾功能障碍者、新生儿及婴儿脑水肿者，"先利尿，再慢补慢脱"；⑤轻症或恢复期脑水肿"稳补稳脱"。

（二）脱水疗法

1. 渗透性脱水剂　静脉注射后可使血浆渗透压骤然升高形成血脑脊液渗透压梯度，起到脑组织脱水降压的作用。

（1）20% 甘露醇：剂量与用法：①每次 0.5~1g/kg 静脉注射，15~30 分钟内注完，4~8 小时重复一次；②脑疝时可加大剂量，每次 2g/kg，2~4 小时一次，一般使用 3~4 天；③新生儿、婴幼儿及心肺肾功能不全者注射速度应慢，0.5/kg，45~90 分钟静注。一般用药 10~20 分钟即见效，30 分钟达高峰，维持 3~4 小时；可降低颅内压 40%~60%；如单一使用连续 5 次效果不明显，需配伍其他药物。由于甘露醇可通过受损的血脑屏障进入脑实质，导致脑组织液与血浆渗透压差的减少甚至逆转，故反复使用甘露醇时其降 ICP 的疗效降低，甚至出现"反跳"。当血中甘露醇浓度 >55mmoL/L 时，可致肾血管收缩，肾血流量下降，并可直接损害肾小管上皮细胞，引发急

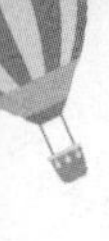

性肾衰竭或肾病。血清渗透压高于320mmoL/L时不宜使用甘露醇,因为此时发生急性肾衰竭的危险性增高。新生儿(尤其是早产儿和低出生体重儿)由于肾脏发育不完善,更易发生肾衰或肾病,故新生儿应慎用。用药后血容量突然增加,可加重心脏负担,心功能减退的患儿慎用。此外,因ICP聚降,可能导致新生儿、早产儿颅内出血或加重颅内出血。

(2)10%~20%甘油盐水:优点是使用后很少引起电解质紊乱,停用后很少发生反跳现象,剂量0.5~lg/kg静脉注射,30~60分钟起作用,维持时间短,应2~4小时给药一次。剂量过大、浓度过高可引起溶血及肾功能损害,口服者可有胃肠道反应。

2. 利尿剂 与甘露醇合用可以增加疗效,并减少各自剂量,临床常选用有强烈利尿作用的髓袢利尿剂,如呋塞米与利尿酸,两者用量相同,均为0.5~1mg/kg,每天2~6次。静注15~25分钟后开始利尿,2小时达到高峰,持续6~8小时。其利尿作用迅速强大,过度利尿可引起水电解质的紊乱。

3. 白蛋白 20%白蛋白有增加循环血容量和维持血管内胶体渗透压的作用,25ml 20%白蛋白的作用相当于100ml血浆或200ml全血的作用,脱水作用明显。其特点是分子量大,不易漏出血管外,能持久地提高血管内胶体渗透压,具有缓慢而持久的脱水和降颅压作用。用法与用量:20%白蛋白0.5~1g/kg,加10%葡萄糖稀释至5%缓慢静滴,每日1~2次。与呋塞米合用疗效增加,形成正常血容量脱水。

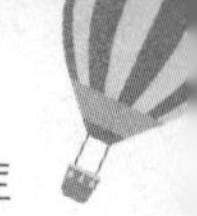

（三）降低颅内压

1. 肾上腺皮质激素　一般剂量下可降低颅内压20%，对血管源性脑水肿效果最好，首选地塞米松，每次0.5~1mg/kg，每天1~3次，用后5~8小时生效，4~5天作用最强，6~9天作用消失。建议及早使用，剂量偏大。副作用及注意事项：①抑制免疫功能，使感染扩散与加重，故要和有效的抗生素合用；对严重的病毒性脑炎，在缺乏有效抗病毒药时应慎用或禁用激素。②上消化道出血：大剂量应用时必须同时与抗酸剂和胃黏膜保护剂合用。③长时间使用后要逐渐减量停药。

2. 使用呼吸机过度通气　维持PaO_2 90~150mmHg、$PaCO_2$ 25~30mmHg是公认的降颅内压的有效方法，其作用机制：①$PaCO_2$降低，可使脑血管收缩，脑血容量降低，脑毛细血管通透性下降，减少毛细血管渗出；②促进脑静脉血回流至心脏，减少脑血容量；③减少脑脊液生成；④防止高碳酸血症引起的血脑屏障功能障碍。过度通气持续时间一般不超过1小时为宜，数分钟后即可起作用，维持2~3小时。注意$PaCO_2$不宜小于20mmHg，低于此值易引起缺血缺氧。在颅内高压征的晚期，血管反应性完全消失时，此治疗方法无效。

3. 控制性脑脊液引流　通过前囟或颅骨钻孔将穿刺针置于侧脑室，接于引流瓶内，置于略高于穿刺针部位约80~120mm处，可见到脑脊液每分钟约2~3滴均匀流出，此法不仅可以放出脑脊液，还可减少肿胀的脑容积，对脑疝者作用更为明显。

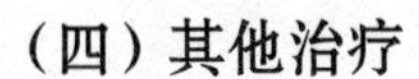

（四）其他治疗

1. 巴比妥类药物 可减少脑血流，降低脑有氧和无氧代谢率。以戊巴比妥钠和硫喷妥钠较常用。但可致心脏收缩力减弱，血管扩张，导致血压降低并抑制呼吸肌，延长呼吸机的使用时间，增加血栓形成及褥疮的机会，故应谨慎使用。较多用于有惊厥者，使用时应有严密的生命体征监测和人工呼吸配合。用法用量：戊巴比妥钠首剂 3~6mg/kg，以后 2~3.5mg/（kg·h）静脉滴注维持 72 小时以上；硫喷妥钠首剂 15mg/kg，以后 4~6mg/（kg·h）静脉滴注。

2. 地高辛 可使脑脊液生成减少 70%，主要用于间质性脑水肿的治疗，如脑积水、良性颅内高压等。用洋地黄化法给药。

3. 保护脑细胞功能 可给予葡萄糖，能量合剂，γ-氨酪酸，脑活素，胞磷胆碱，肌酐，乙胺硫脲，维生素 E、B_1、B_6、B_{12} 等，用以保护脑细胞功能，促进脑功能恢复，减少后遗症，提高患儿生活质量。

第七章

泌尿系统急症

第一节　泌尿道感染

尿路感染(urinary tract infection,UTI)是指病原微生物入侵泌尿系统,并在尿中繁殖,侵入泌尿道黏膜或组织引起炎症反应。分上尿路(肾盂肾炎)和下尿路(膀胱炎和尿道炎)感染。上尿路感染的危害较大,以婴幼儿发病率最高,反复感染可形成肾瘢痕,严重者可致继发性高血压和慢性肾衰竭。

一、病原

各种病原微生物即为尿路感染的病因,大肠埃希菌占75%~90%,其次为肺炎克雷伯杆菌、变形杆菌、产气杆菌和产碱杆菌。近年来革兰阳性球菌的比例升高,如肠链球菌和葡萄球菌。由器械操作诱发的细菌可为肠道细菌和铜绿假单胞菌。在泌尿道梗阻、结构异常、尿路结石、膀胱输尿管反流和神经源性膀胱的基础上并发者可为一种以上细菌的混合感染。病毒感染,特别是腺病毒可引起出血性膀胱炎。真菌感染可能继发于留置导尿、免疫缺陷病或类固醇、广谱抗生素或其他免疫抑制剂的治疗过程中。

二、发病机制

正常泌尿道通过以下机制有抗感染作用：①定期排尿将细菌冲洗出尿道；②尿中有IgA、溶菌酶、有机酸等抗菌物质；③泌尿道黏膜产生的分泌型IgA及膀胱黏膜移行上皮细胞分泌的黏附分子(mucin)，可有效减少细菌的黏附。主要通过上行和血行感染，邻近器官感染的直接侵犯少见。

1. 上行感染　正常小儿尿道有少许细菌存在，当机体抵抗力下降或尿道黏膜损伤时细菌可入侵或沿尿道上行引起膀胱、肾盂和肾间质的感染。正常输尿管蠕动可使尿液注入膀胱。女孩尿道短，上行感染机会比男孩多。婴儿用尿布，外阴容易受粪便污染是婴幼儿容易发生上行性感染的原因之一。小儿输尿管长而弯曲，管壁肌肉弹力纤维发育不全，蠕动力弱，易于扩张，尿流不畅。婴儿期下尿道神经发育不成熟，在膀胱充盈期和排尿期产生的逼尿肌功能亢进，使膀胱内压增高，改变了膀胱壁和输尿管交界处的解剖关系也引起膀胱输尿管反流(VUR)，为暂时性。

2. 血行感染　在败血症或其他病灶引起的菌血症时，细菌经血流进入肾皮质和肾盂引起尿路感染。血行感染以新生儿多见。

三、症状体征

因年龄和尿路感染部位不同而异，主要有三种表现形式：即肾盂肾炎、膀胱炎和无症状性菌尿。

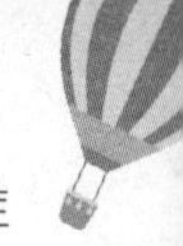

1. 肾盂肾炎　婴幼儿占多数，以全身感染中毒症状为主要表现，常有38.5℃以上的发热，高热时可有惊厥或寒战，同时还有全身不适、神萎、面色苍黄、呕吐、恶心、轻泻。年长儿诉胁肋部或腰痛，肾区叩击痛。新生儿表现如败血症，有体重下降、喂养困难、黄疸、激惹、发热或体温不升。

2. 膀胱炎　一般不发热。大多为年长女孩，有尿频、尿急、排尿困难、排尿不尽、下腹不适、耻骨上区疼痛、尿失禁的症状，有时尿恶臭，有外阴部湿疹。

3. 无症状性菌尿　指小儿尿培养阳性，而无任何感染的临床症状。几乎全是女孩，若不治疗可能发展为有症状的尿路感染。

四、实验室检查

1. 血液检查　急性肾盂肾炎常有血白细胞总数和中性粒细胞比例明显增高、血沉增快、C-反应蛋白 >20mg/L。膀胱炎时上述实验指标多正常。

2. 尿常规检查　清洁中段尿离心镜检中白细胞≥5/Hp 提示尿路感染，若见白细胞管型，提示肾盂肾炎。肾乳头或膀胱炎可有明显血尿。严重者可有短暂明显的蛋白尿。部分患儿可有血尿或终末血尿。

3. 细菌学检查　尿培养是确定诊断的重要证据，要求在抗生素应用前留取标本，排尿前勿多饮水。留尿过程中要严格操作以免尿液污染。尿培养因可受前尿道和尿道周围杂菌的污染，故需在治疗前做清洁中段尿培养及菌落计数，若菌落计数≥100 000/ml 有诊断意义，10 000~100 000/ml 为可疑。已有膀胱炎尿路刺激症状的患儿,尿白细胞明显增多,尿培养菌落计数为1000~10 000/ml亦应考虑诊断,此外,某些革兰阳性球菌如肠链球菌分裂慢,如为1000/ml亦可诊断为尿路感染。对婴幼儿和新生儿留尿困难的小儿,可做耻骨上膀胱穿刺培养,阳性培养即有诊断意义。尿若不能及时送验时,应暂放4℃冰箱内,否则会影响结果。大量利尿或已应用抗菌治疗,则影响尿培养的结果。送尿培养如培养阳性应做药物敏感试验,指导治疗。有发热应同时做血培养。

4. 尿直接涂片找细菌 用一滴均匀新鲜尿液置玻片上烘干,用亚甲蓝或革兰染色,在高倍或油镜下每视野若见到细菌≥1个,表示尿内菌落计数>100 000/ml。根据尿沉渣涂片革兰染色及细菌形态可作为选用药物治疗的参考。

5. 其他 尿液亚硝酸盐还原试验可作为过筛检查,阳性率可达80%。尿β_2-mG、尿N-乙酰-β-D-葡萄糖苷酶(NAG)增高,尿渗透压降低提示肾盂肾炎。

五、辅助检查

1. B超检查 可探查泌尿系统的结构和膀胱排泄功能有无异常,有无结石、梗阻、残余尿等引起感染的诱因。

2. X线检查 静脉肾盂造影可显示泌尿系统有无先天畸形(如重肾、多囊肾等)、肾盂积水及其程度。了解肾的大小,有无肾盂肾盏变形等慢性炎症和肾瘢痕证据。对<5岁的患儿第一次尿路感染应做排泄性膀胱造影,以发现膀胱输尿管反流及后

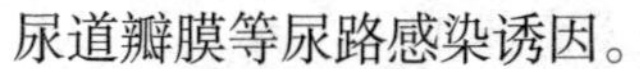
尿道瓣膜等尿路感染诱因。

3. 核素检查 核素^{99m}锝二巯基丁二酸(^{99m}Tc-dimercaptosuceine acid,DMSA)肾静态显像可作为上尿路感染诊断的可靠指标,对发现肾盂肾炎的敏感性和特异性均在90%以上。当急性肾盂肾炎时肾的轮廓正常,由于肾实质的炎性细胞浸润,肾间质水肿、肾小管细胞坏死致DMSA减少,造成病变部位放射性核素分布的稀疏区,当炎症消散后此稀疏区可消失。在慢性肾盂肾炎,肾瘢痕形成时,病变部位的DMSA摄入更少,且肾外形可因瘢痕收缩而缩小或见楔形缺损区。

六、诊断

婴幼儿急性肾盂肾炎常以急性感染中毒症状为主要表现,而缺乏泌尿系统的特殊症状,故在发热性疾病的诊断过程中应警惕,并注意与其他系统的急性感染做鉴别。严重者可合并败血症,特别是在新生儿和有阻塞性肾病者,有明显感染中毒症状及血白细胞20×10^9/L~25×10^9/L的患儿,应做血培养。

完整的泌尿道感染的诊断除了评定泌尿系统被细菌感染外,还应包括以下内容:①本次感染系初染、复发或再感;②确定致病菌的类型并作药敏实验;③无尿路畸形如VUR、尿路梗阻等,如有VUR,还要进一步了解反流的严重程度和有无肾脏瘢痕形成;④感染的定位诊断,即上尿路感染或下尿路感染。

1. 新生儿 临床症状极不典型,多以全身症状为主,如发热或体温不升、苍白、吃奶差、呕吐、腹泻。许多患儿有关生长发育停滞，体重增长缓慢或不增，伴有黄疸者较多，部分患儿可有嗜睡、烦躁甚至惊厥等神经系统症状。新生儿泌尿道感染常伴有败血症，但其局部排尿刺激症状多不明显，30%的患儿血和尿培养出的致病菌一致。

2. 婴幼儿　临床症状不典型，常以发热最为突出，拒食、呕吐、腹泻等全身症状也较明显，局部排尿刺激症状可不明显，但细心观察可发现有排尿时哭闹不安、顽固性尿布疹等。

3. 年长儿　发热、寒战、腹痛等全身症状突出，常伴有腰痛和肾区叩击痛、肋脊角压痛等。尿路刺激症状明显，患儿可出现尿频、尿急、尿痛、尿液浑浊，偶见肉眼血尿。

七、鉴别诊断

1. 急性肾小球肾炎　病程中可有暂时性尿白细胞增多，有血尿、水肿和高血压。

2. 慢性尿路感染　病程迁延或反复发作，伴有贫血、消瘦、生长迟缓、高血压或肾功能不全。

3. 其他　急性间质性肾炎和狼疮性肾炎亦有白细胞尿，均应结合临床。对一般抗菌治疗无效和尿细菌培养多次无细菌生长者，应结合胸片、OT 试验、尿沉渣找抗酸杆菌、结核培养和静脉肾盂造影等除外泌尿系统结核。患有蛲虫病、包茎、会阴炎等无良好卫生护理的儿童，亦可出现尿频、尿急症状，但尿白细胞正常或只略增多，尿培养结果不符合尿路感染，经驱虫、加强外阴护理和局部处理可缓解症状，不必口服抗生素。

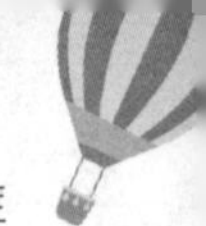

第二节　急进性肾小球肾炎

急进性肾小球肾炎（rapidly progressive glomerulonephritis，RPGN）简称急进性肾炎，急性起病，以持续性少尿或无尿、进行性肾功能不全、广泛的肾小球新月体形成为特征，也称为新月体性肾炎。本病在儿童时期发病率较低，约占小儿肾小球肾炎的2%左右。

一、病因与分型

RPGN由多种原因所致，如原发性急进性肾小球肾炎、继发于全身性疾病的急进性肾小球肾炎以及在原发性肾小球病的基础上形成广泛新月体（即病理类型转化而来的新月体肾小球肾炎）。有些肾脏疾病如系统性红斑狼疮、过敏性紫癜、IgA肾病，甚至极少数急性链球菌感染后肾炎也可表现为急进性肾炎。

急进性肾炎根据免疫病理可分为三型：

Ⅰ型：肾小球抗基底膜抗体型，由于抗肾小球基底膜抗体与肾小球基底膜抗原相结合激活补体而致病，荧光下IgG和C3呈线性沉积，血中抗肾小球基底膜抗体阳性，可有肺出血，被称为Goodpasture综合征；约占30%，新月体多，预后最差。

Ⅱ型：免疫复合物型，因肾小球内循环免疫复合物的沉积或原位免疫复合物形成，激活补体而致病；约占50%，预后较Ⅰ型为好。

Ⅲ型：非免疫复合物沉积型，免疫荧光阴性，血中发现抗中性粒细胞胞质抗体（ANCA）阳性，称为ANCA 相关性肾炎，约占 20%。

二、临床表现

本病多发生于年长儿童，男孩多于女孩。1/3~1/2 患儿有前驱病史，表现为病前 2~3 周内出现发热、乏力、关节痛、肌痛等上呼吸道感染症状或非特异表现。起病初期与急性肾小球肾炎类似，表现为浮肿、少尿、血尿、蛋白尿、高血压等。2~3 周后，上述症状不仅不能缓解，反而加剧，出现持续性少尿、严重高血压及循环充血。肾功能在 2~3 个月内进行性降低，并出现尿毒症及酸中毒的表现，如恶心、呕吐、厌食、面色苍白、皮肤瘙痒、鼻出血、紫癜、呼吸深大、精神萎靡、表情淡漠等。

三、辅助检查

1. 尿液分析　常见肉眼血尿、大量蛋白尿、白细胞尿及管型尿，尿比重及渗透压降低。

2. 血常规　多有严重贫血，白细胞及血小板可正常或增高。

3. 免疫球蛋白　多增高，表现为 γ 球蛋白增高、IgG 增高、C3 可正常或降低。血中抗肾小球基底膜抗体阳性主要见于 Goodpasture 综合征。抗中性粒细胞胞质抗体（ANCA）阳性见于 ANCA 阳性的 RPGN。

4. 血生化　肾功能不全时表现为血尿素氮、肌酐浓度进行性升高，肌酐清除率明显降低。

5. 超声波检查　双肾明显肿大且皮质回声增

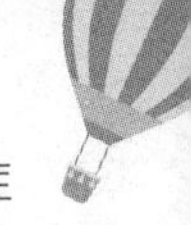

强,皮髓质交界不清。

6. **肾活检**　是诊断本病最重要的手段,光镜下超过50%的肾小球形成新月体,新月体的体积占肾小球体积的50%以上可诊断为新月体性肾炎。

四、治疗

1. **一般治疗**　卧床休息、低盐饮食。肾衰后应摄入低蛋白质饮食,每日热量55~60kcal/kg,以维持基础代谢及氮平衡。

2. **降压治疗**　可采用呋塞米2mg/kg利尿。降压可选用硝苯地平(每次0.25~0.5mg/kg,每天3~4次)、普萘洛尔(每次0.5~1mg/kg,每天3~4次,可逐步加量)、哌唑嗪(每次0.02~0.05mg/kg,每天3~4次)、尼卡地平(每次0.5~1mg/kg,每天2次)、卡托普利(每次1~2mg/kg,每天2~3次)。

3. **肾上腺皮质激素冲击疗法**　首选甲泼尼龙15~30mg/kg,总量每天<1g,溶于100~200ml或10%葡萄糖中静脉滴注,一般应在1~2小时内滴完,每天1次,连续3次为一疗程。3天之后可开始第二疗程,隔天冲击1次,共冲击3次。然后改为泼尼松2mg/(kg·d),隔天一次顿服。

4. **免疫抑制剂**　环磷酰胺静脉冲击治疗,剂量为0.5~0.75g/m^2,间隔0.5~1个月冲击一次;也可采用环磷酰胺[3mg/(kg·d)]或硫唑嘌呤[2mg/(kg·d)]口服。四联疗法指采用泼尼松[2mg/(kg·d)]、环磷酰胺[3mg/(kg·d)]或硫唑嘌呤[2mg/(kg·d)]、肝素或华法林以及双嘧达莫[5~8mg/(kg·d)]四种药物口服联合治疗,现多改进为甲泼尼龙及环磷酰胺冲击治疗后,采用泼尼

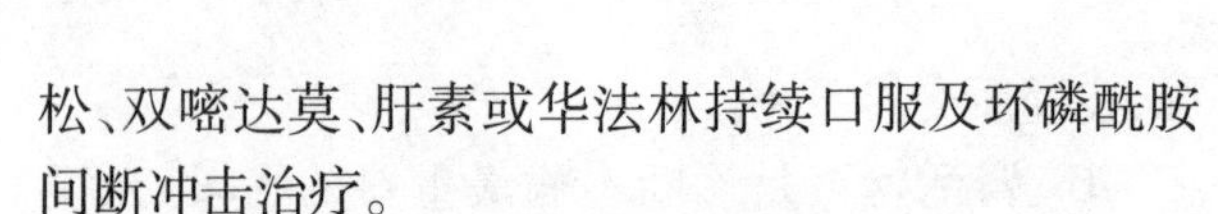

松、双嘧达莫、肝素或华法林持续口服及环磷酰胺间断冲击治疗。

5. 血浆置换或免疫吸附治疗　血浆置换的主要目的是清除致病抗体如抗肾小球基底膜抗体、免疫复合物、炎性因子等。每次置换 50ml/kg，隔天 1 次，持续 2 周或直至血中抗基底膜抗体消失。免疫吸附主要选择性地清除各种 IgG 抗体，可连续吸附数次，直至血中抗体消失。尿毒症或严重高 K^+、严重循环充血时可用腹膜透析或血液透析治疗。

6. 抗凝治疗　可用肝素 0.5~1mg/(kg·d)，每天 1~2 次，疗程 10~14 天，可连用 2~3 个疗程。还可选用低分子肝素，其出血及降血小板的副作用要小于肝素。病情稳定后改为华法林初始剂量 2.5mg，每天 3 次，3~5 天后按凝血酶原时间调整，共用 6 个月。双嘧达莫 5~8mg/(kg·d)，每天 3 次，可连续应用 6 个月。

7. 白细胞分离疗法　是一种新的 RPGN 治疗方法，主要应用于Ⅲ型新月体肾炎，清除单核细胞释放的炎症因子。T 细胞和粒细胞、巨噬细胞一样，在 RPGN 的病理机制中起着重要作用，尤其 Th1 细胞是参与新月体性肾小球肾炎的主要细胞之一。选择性白细胞分离法可以促使从 Th1 主导转为 Th2 主导，从而调节 T 细胞亚群循环。试验表明，与口服糖皮质激素联合，肾功能改善优于糖皮质激素冲击疗法。

8. 其他　中药可用川芎嗪 4mg/(kg·d)，静脉滴注 2~4 周抗凝治疗，尿毒症前期可用生大黄 0.3~0.5g/(kg·d)口服或保留灌肠治疗，还可试用尿毒清 5g/d，每天 3 次。Goodpasture 综合征患儿可进行肾移植，肾移植后血中抗肾小球基底膜抗体可

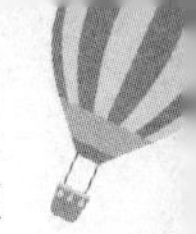

作用于移植肾引起复发,因此肾移植前需透析半年直至血中抗体阴转后才能进行。

第三节 急性肾衰竭

由于肾内或肾外因素致肾功能损害、肾功能下降,不能维持机体内环境平衡,临床出现急性少尿或无尿,伴氮质血症、水电解质、酸碱失衡及相应的临床症状和体征等,统称为急性肾衰竭。

一、病因

1. **肾前性肾衰竭** 此时肾实质尚无受损的依据,但因大量失血、严重烧伤、重度脱水、脓毒败血症、DIC、呼吸窘迫综合征等引起总的或有效循环血量的减少、低血压、缺氧,肾血流灌注不足,导致肾功能损害。此类患儿在血容量恢复后,肾功能可较快恢复。但如果肾血流灌注严重不足,或低灌注持续存在,超过一定时限,肾组织也会受到损害发展为急性肾衰竭。

2. **肾实质性肾衰竭** 由肾实质损伤引起,包括急性肾小球肾炎、全身性红斑狼疮等广泛性肾小球损伤;重金属、有机磷、四氯化氮、氨基糖苷类等药物、鱼胆及毒蕈等生物毒素中毒引起急性肾小管坏死;异型输血、低钾血症、高钙血症、肾移植排斥等。

3. **肾后性肾衰竭** 主要见于泌尿系统结石、周围肿物压迫、先天性尿道畸形等引起急性尿路梗阻。如持续时间长可引起肾实质损害而发展为

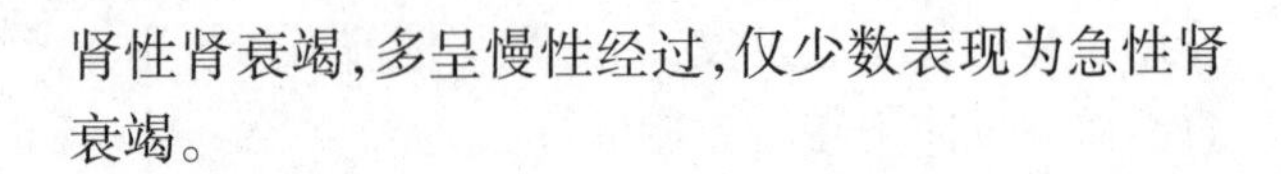

肾性肾衰竭，多呈慢性经过，仅少数表现为急性肾衰竭。

二、诊断

（一）仔细询问病史

有助于原发疾病的诊断，发热、呕吐、腹泻提示脱水、肾前性氮质血症，也可能是某些感染或溶血尿毒综合征的前驱症状，之前有皮肤或咽部感染，可能提示链球菌感染后肾炎，体查、实验室检查及其他辅助检查均有助于原发病的诊断。要注意原有肾病综合征患儿伴有血容量不足时，仍表现有浮肿；肾小球疾患时可无尿比重降低。不同年龄原发病存在差异：新生儿期绝大多数与泌尿系统先天畸形或窒息有关，尿量减少易被忽视；婴幼儿的急性肾衰竭由吐泻脱水、药物中毒、严重感染等引起较多见；年长儿多由急性肾炎、急进性肾炎、慢性肾炎急性发作、溶血尿毒综合征等引起。

（二）明确有无急性肾衰竭

临床多为少尿型，也有某些急性肾衰竭（如氨基糖苷类肾毒性），尿量可大致正常。诊断标准：凡具有引起急性肾衰竭的病因和下列 1~3 项依据，即可确诊为急性肾衰竭；如果无尿量减少，但具有 2、3 两项依据，可诊断为非少尿型急性肾衰竭。

1. 尿量显著减少，出现少尿（婴儿尿量 <150ml/d，儿童尿量 <300ml/d，或每天尿量 <250ml/m^2）或无尿（婴儿尿量 <50ml/d，儿童 <100ml/d，或每天 <50ml/m^2）。

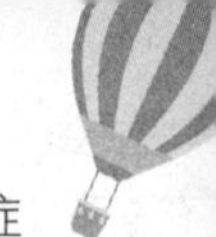

2. 氮质血症，Scr>176μmol/L，BUN>15mmol/L。
3. 酸中毒及电解质紊乱（高血钾、低血钠）。

（三）判断有无高分解代谢

高分解代谢的参考指标为：有感染、创伤、大手术等引起高分解代谢的病因；每天 BUN 上升 25mg/dl，或血肌酐上升 177μmol/L；在治疗条件下，血钾每天上升 1mmol/L 或碳酸氢根下降 2mmol/L。

（四）区分肾前性肾衰竭与肾性肾衰竭

肾性肾衰竭尿量短期波动小，而肾前性肾衰竭常有脱水貌及血压偏低，测定中心静脉压有助于鉴别；临床可用补水利尿试验鉴别；一些实验室指标也常用于鉴别，见表 7-1。

表 7-1　肾前性肾衰竭与肾性肾衰竭的实验室鉴别

指标	肾前性	肾性
尿比重	>1.020	<1.010
尿渗透压（mmol/L）	>500	<350
尿 / 血渗透压	>1.5	<1.0
尿素氮 / 血肌酐（mg/mg）	>20	10~15（同步升高）
尿 / 血尿素氮（mg/mg）	>30	<10
尿 / 血肌酐（mg/mg）	>40	<10
尿中尿素（g/dl）	常 >1.5	常 <1.0
尿钠（mmol/L）	<10	>20

（五）鉴别诊断

注意排除昏迷、严重衰竭或应用阿托品等引起的尿潴留，此时可触及膨大的膀胱，导尿可助鉴别。

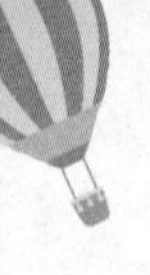

三、治疗

积极治疗原发病，监测尿量、尿素氮、肌酐等，警惕非少尿型肾衰竭，做到早诊断、早治疗，维持内环境平衡，保证营养，避免使用肾毒性药物，如非用不可，肾毒性药物宜减量、延长给药间隔。

（一）早期治疗

采用扩容利尿试验来鉴别肾性少尿还是肾前性少尿：生理盐水或2∶1液20ml/kg于30分钟内输入，如用后出现利尿现象，说明血容量不足，为肾前性，液体疗法以补充血容量、纠正电解质紊乱及酸中毒为主。若无尿，可用20%甘露醇0.2~0.5g/kg静注及呋塞米1~2mg/kg静注，等待2小时，尿量大于40ml或量达6~10ml/kg，仍考虑肾前性，可按计划补液，并于2~3小时后再用一次甘露醇或呋塞米利尿，增加毒素排泄；如尿量仍达不到6~10ml/kg，可重复一次呋塞米，如仍不利尿，则不能再输液，应按少尿或无尿处理。应注意：不适于伴有心肺功能紊乱的患儿；当有循环充血时，不可用甘露醇，循环血量不足时，慎用呋塞米；可同时予多巴胺，按每分钟2~5μg/kg或合用酚妥拉明每分钟2~5μg/kg持续静滴，改善微循环，解除肾血管痉挛，改善肾血流。

（二）少尿期的治疗

1. 一般治疗 卧床休息，防感染，监测体重、血压、生命体征、尿量、尿常规、尿素氮、血气分析、电解质、水肿的变化等。饮食以保证一定热卡、减

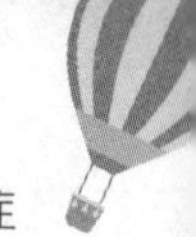

少组织蛋白分解代谢为目的，可予以高热量、高必需氨基酸、优质低蛋白饮食，并适量补充维生素。对已开展透析治疗或伴有高分解代谢的患儿，蛋白质入量限制不需太严格。

2. 液体疗法　依据“量出为入、宁少勿多、缺什么补什么”的原则，补足热量，维持水、电解质、酸碱平衡，使体重每天下降5~10g/kg。液体入量可按“补液量＝尿量＋不显性失水量＋异常丢失量-内生水量”这一公式计算，也可按“每日补液量＝前一天尿量＋异常丢失量＋(8~16ml/kg)”计算。如有体温升高，每增加1℃，入量增加75ml/m^2，此液体可用10%葡萄糖液补充；呕吐、腹泻、胃肠吸引等异常丢失量以1/2~1/4张液体补充，尿液以1/4张补充，其余补充无盐溶液；伴有水肿，液体量应相应减少。按照体重、出入量、心功能、血压、水肿情况、血钠浓度、中心静脉压（有条件可测）适时调整液体入量及速度。

3. 营养治疗　对无严重分解代谢的患儿，每天供给蛋白质0.5g/kg，有高分解代谢的患儿，每天可达1.5~2g/kg，全部以必需氨基酸补充，在限制蛋白质摄入的基础上，可用20%~50%葡萄糖液和10%~20%脂肪乳剂供给每天所需热卡(30~50kcal/kg)，可将葡萄糖、必需氨基酸、乳化脂肪、无机盐及维生素等配成静脉营养液输注。输入高渗葡萄糖应考虑儿童对葡萄糖的耐受性，如血糖过高，可每4~8g葡萄糖加入1U胰岛素。用脂肪乳代替一部分葡萄糖供能及输注8种必需氨基酸有助于维持正氮平衡，可促进肾功能的恢复。

4. 纠正内环境失衡

（1）水中毒及低钠血症：主要是限制入水量，

常无需补钠。但血钠如低于 120mmol/L，水中毒症状明显，可用 3% 氯化钠液 6~12ml/kg 静滴，可先给 1/3~1/2，余量酌情使用，使血钠维持在 130~140mmol/L，如伴有代谢性酸中毒，可用 5% 碳酸氢钠补充一部分。

（2）高钾血症：为预防高钾血症，须避免进食含钾较多的食物及应用含钾药物，不输库存血，防止感染、缺氧，供给热量，减少分解代谢。当血钾大于 5.8mmol/L，可用离子交换树脂降血钾。血钾继续升高心脏受累时，可采取以下措施：5% 碳酸氢钠 2ml/kg 静滴对抗钾离子所致的心律失常；10% 葡萄糖酸钙 0.5ml/kg，总量每次不超过 10~20ml，缓慢静脉注入，每天 2~3 次，可暂时、部分对抗钾离子所致传导阻滞及心律失常，但用洋地黄时不能用此法；输注葡萄糖—胰岛素溶液，每 4g 葡萄糖加 1U 胰岛素。这些治疗都是暂时性的，并没有从体内清除钾离子。

（3）低血钙及高血磷：急性肾衰竭时血钙常低，因存在酸中毒，离子钙尚能维持在一定浓度，纠正酸血症后，离子钙向结合钙转化，可能出现低钙抽搐，此时应予补钙。高血磷可予 10% 氢氧化铝凝胶口服，每次 10ml，每天 3~4 次，同时限制含磷多的食物及药物，降低分解代谢。

（4）代谢性酸中毒：$CO_2CP<12mmol/L$ 时，可予 5% 碳酸氢钠 5ml/kg 纠正，提高 CO_2CP 5mmol/L，用后 4~6 小时无改善，可再用一次；也可按“5% 碳酸氢钠 ml 数 =ΔBE × 0.5 × 体重”这一公式计算，可先入一半，复查血气再作调整。由于尿少，代谢产物难以排出，补充碳酸氢钠难以充分纠正酸中毒。

5. 透析治疗　儿童首选腹膜透析，也可用

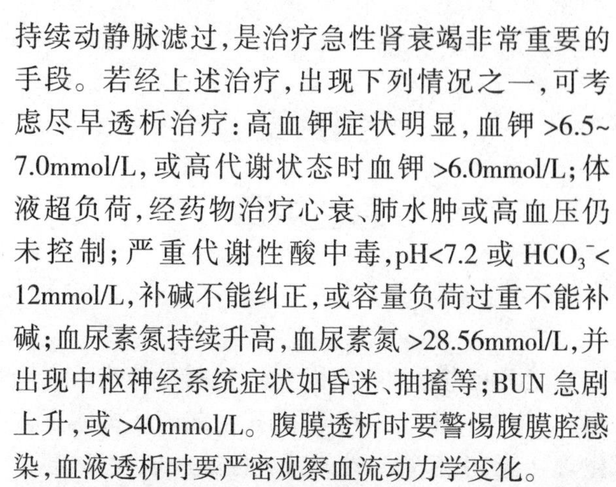
持续动静脉滤过，是治疗急性肾衰竭非常重要的手段。若经上述治疗，出现下列情况之一，可考虑尽早透析治疗：高血钾症状明显，血钾 >6.5~7.0mmol/L，或高代谢状态时血钾 >6.0mmol/L；体液超负荷，经药物治疗心衰、肺水肿或高血压仍未控制；严重代谢性酸中毒，pH<7.2 或 HCO_3^-<12mmol/L，补碱不能纠正，或容量负荷过重不能补碱；血尿素氮持续升高，血尿素氮 >28.56mmol/L，并出现中枢神经系统症状如昏迷、抽搐等；BUN 急剧上升，或 >40mmol/L。腹膜透析时要警惕腹膜腔感染，血液透析时要严密观察血流动力学变化。

6. 其他治疗　积极治疗并发症，保护重要脏器，防治感染。如治疗贫血、消化道出血、高血压、心功能不全等，肾衰竭易继发感染，需提高警惕。

（三）多尿期与恢复期的治疗

此期尿量逐渐增多，但肾功能尚未恢复，患儿仍有生命危险，液体疗法仍是本期的关键。从发病到进入恢复期大约需 5 周，此期尿浓缩稀释功能逐渐恢复，但要 6~18 个月才能达到正常水平，机体抵抗力差，要注意营养，预防感染。

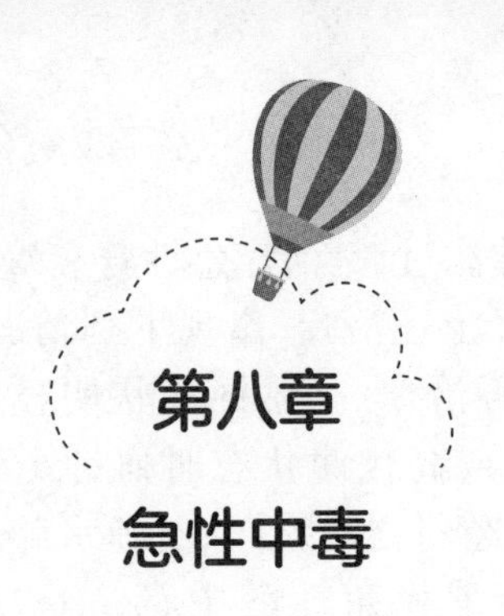

第八章

急性中毒

能引起中毒的物质称为毒物,接触或进入人体后,与体液和组织相互作用,扰乱或破坏机体正常生理功能,引起暂时性或持久性的病理状态,甚至死亡,这一过程称为中毒。中毒分为急性中毒和慢性中毒。毒物接触人体或进入体内后迅速出现中毒症状,甚至危及生命者,为急性中毒;小剂量毒物逐渐进入人体内,经过一段时间的蓄积达到一定浓度后方出现症状者,为慢性中毒。

第一节 概　述

一、急性中毒的病理生理

(一)毒物的吸收

1. 经呼吸道吸收 有毒气体、烟雾或挥发性毒物易通过呼吸道进入体内。肺泡总面积大、毛细血管网丰富,故对毒物吸收迅速,且不经过肝循环,直接进入体循环。中毒症状出现早且严重。

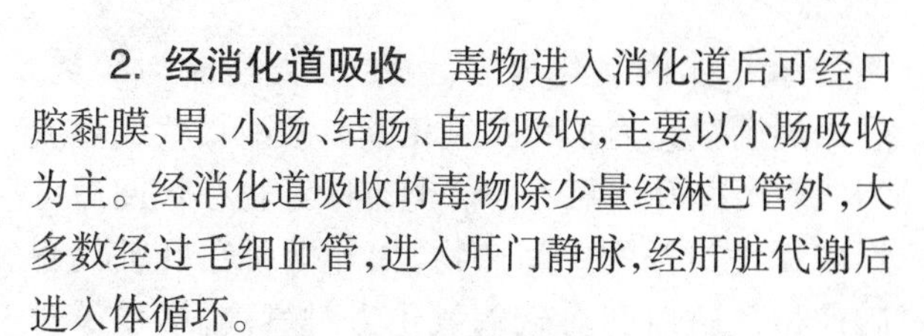

2. 经消化道吸收　毒物进入消化道后可经口腔黏膜、胃、小肠、结肠、直肠吸收，主要以小肠吸收为主。经消化道吸收的毒物除少量经淋巴管外，大多数经过毛细血管，进入肝门静脉，经肝脏代谢后进入体循环。

3. 经皮肤黏膜吸收　脂溶性毒物如有机磷农药等可直接溶解皮肤表面的类脂层，经真皮下毛细血管吸收。某些工业毒物如汞、砷等可经皮脂腺及毛囊等孔道而吸收。皮肤破损处或皮肤薄嫩处毒物较易被吸收。

4. 其他途径　毒物还可通过注射途径吸收，孕妇中毒后通过胎盘途径使胎儿中毒。

（二）毒物的分布

毒物进入体内后，随血流分布于体液和组织中，达到一定浓度后呈现毒性作用。一般来说，毒物最先达到和浓度最高的脏器中毒损害最明显。毒物在体内分布情况受毒物理化性质、局部器官的血流量、毒物通过某些屏障的能力、与血浆蛋白的结合、体液 pH 等因素影响。脂溶性高的毒物可通过脏器屏障损害脑组织。砷、锑等主要贮存于肝或其他网状内皮系统；铅、钙、钡等主要与骨组织有亲和性；汞分布在肾脏的浓度高。

（三）毒物的代谢

毒物进入机体后与细胞内或组织内的酶相互作用，发生化学结构的变化。肝脏是毒物转化的重要器官，毒物在肝脏的代谢主要通过氧化、还原、水解、结合反应四种方式来完成。大多数毒物通过代谢后失去毒性，变为低毒或无毒的产物，

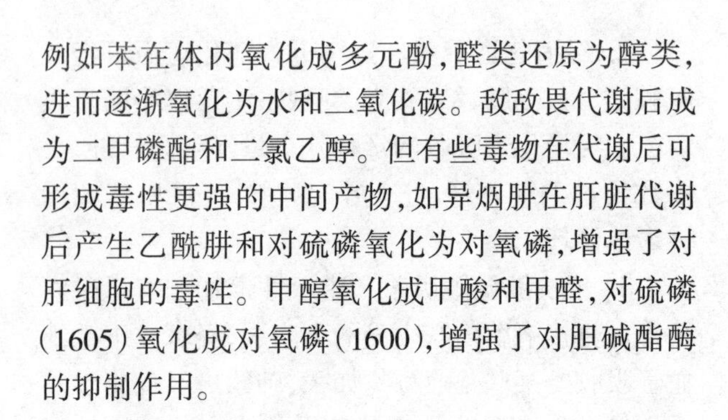

例如苯在体内氧化成多元酚，醛类还原为醇类，进而逐渐氧化为水和二氧化碳。敌敌畏代谢后成为二甲磷酯和二氯乙醇。但有些毒物在代谢后可形成毒性更强的中间产物，如异烟肼在肝脏代谢后产生乙酰肼和对硫磷氧化为对氧磷，增强了对肝细胞的毒性。甲醇氧化成甲酸和甲醛，对硫磷（1605）氧化成对氧磷（1600），增强了对胆碱酯酶的抑制作用。

（四）毒物的排泄

1. 肾脏是最重要的排泄器官　水溶性大的毒物容易排泄，尿液的 pH 对毒物在肾小管的吸收影响较大，通常弱酸性毒物在碱性尿液中重吸收少，排泄快；弱碱性毒物在酸性尿液中重吸收少，排泄快。故抢救中毒患儿时，可根据毒物的性质采取酸化或碱化尿液的办法加速毒物的排泄。此外，增加尿量可增加经肾脏排泄毒物的量，也是解毒的措施之一。

2. 气体和技术性毒物可由肺脏排出　其排出量与毒物的挥发度及肺通气量有关；肺通气量越大，排毒作用就越强。

3. 有些毒物可以通过胆汁排泄　排入十二指肠循环的毒物可被再吸收，形成肝肠循环。打断肝肠循环、加速毒物排泄是急性中毒抢救的重要手段之一。

4. 其他　胃肠黏膜可排泄一些重金属、生物碱等。皮肤、汗腺、皮脂腺和乳腺也能排泄一定量的毒物。以含毒物的母乳哺喂婴儿，也可发生中毒。

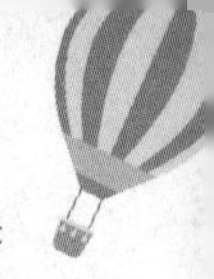

二、急性中毒的诊断思路

（一）儿童急性中毒的特点

1. 中毒类型与成人不同　成人中毒多与职业有关，慢性中毒较多；小儿与周围环境密切相关，多为急性中毒。小儿接触如食物、环境中的有毒动植物、工农业的化学药品、医疗药品、生活中使用的消毒防腐剂、杀虫剂和去污剂等，都可能导致中毒。

2. 生活经历与成人不同　由于小儿年幼无知，好奇心强，缺乏生活经验，不能辨别有毒或无毒，易发生中毒。加之小儿机体尚未发育完善，易受毒物的损伤，因此中毒症状较成人重。家长或保育人员疏忽，医务人员粗心大意，哺喂人员不注意卫生，也是造成小儿中毒的重要原因。成人中毒中自杀、吸毒或投毒等情况，在小儿较少见。

（二）诊断步骤

1. 询问病史　小儿尤其是婴幼儿的自身特点决定了家属在病史陈述中的重要性。询问病史应注意患儿是否急性起病，有何表现，发病前服过何种食物，家中其他人或周围小朋友是否同时发病，家长在工作中是否接触有毒物品，小儿活动场所中是否有毒物（如杀虫剂、灭蚊药、灭鼠药）及药物，是否曾有有毒动物咬伤或有毒植物接触史，室内是否有煤炉，通风情况如何等。

2. 临床诊查

（1）临床症状：小儿急性中毒首发症状多为腹痛、腹泻、呕吐、惊厥或昏迷等，严重时可发生多系统器官功能衰竭。

（2）体格检查：各种急性中毒常具有一定的特征，这些特征是诊断中毒的重要线索和依据。

（3）毒源现场调查：怀疑急性中毒时，应在现场周围检查中毒因素，如敞开的瓶口和散落的药片、空瓶及可疑的食物等，尽可能保留患儿饮食、用具，选择性留取标本，送毒物鉴定。

3. 实验室检查

（1）一氧化碳：取血数滴加水呈红色（正常呈黄色），或取血数滴加水 10ml，10% 碳酸氢钠溶液数滴，呈粉红色（正常绿棕色）。

（2）高铁血红蛋白：取血呈暗红色，放于空气中，15 分钟不变色，5~6 小时后变鲜红色（正常 15 分钟变鲜红色，用氧气吹之变化更快）。硫血红蛋白 5~6 小时后仍不变色。

（3）无机磷：尿、粪便、呕吐物在黑暗处有荧光。

（4）有机磷：血液胆碱酯酶活性降低。

（5）亚硝酸盐：取 1 滴检液，置白磁板上，加入联苯胺冰醋酸饱和液 1 滴后，出现红棕色。

（6）汞、砷（砒霜）：呕吐物 10ml 或含毒食物 10g，加 6% 的盐酸 50ml 煮沸数分钟，加铜片 1~2 片，再煮 15 分钟，铜片变灰黑色为砷，变银白色为汞，未变色为无毒。

（7）碘：呕吐物加淀粉变蓝色。

（8）铅：血涂片有点彩红细胞，尿卟啉阳性。

（9）吗啡：取少许残渣置于白磁反应板上，加浓硝酸 2 滴即出现红色，随即变为红黄色。

（10）曼陀罗、阿托品水杨酸盐：尿滴猫眼能散瞳，但试验阳性者不能排除此中毒。呕吐物或尿液在试管中煮沸加酸，然后加数滴 10% 三氯化铁则

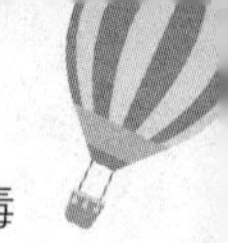

变为红葡萄酒色。

(11) 巴比妥：取所得残渣少许，用氯仿溶解，加1%醋酸钴无水甲醇溶液0.1ml及5%异丙胺甲醇溶液0.2ml，即出现蓝紫色。

第二节　食物中毒

一、概述

(一) 食物中毒的分类

1. 细菌性食物中毒　是由于吃入的食物被某些细菌及其毒素污染而致。其病原菌有沙门菌、副溶血性弧菌、腹泻性大肠埃希菌、葡萄球菌、肉毒杆菌、变形杆菌、产气荚膜梭状芽孢杆菌、腊样芽孢杆菌、空肠弯曲菌、结肠耶尔森菌、枯草杆菌、链球菌、椰毒假单胞菌等。这些细菌在肠内大量繁殖，产生肠毒素，或由细菌裂解产生内毒素，也有由细菌侵袭肠壁黏膜等作用而致胃肠性食物中毒。此外，尚有神经性食物中毒，系肉毒杆菌产生的外毒素所致。

2. 真菌(霉菌)性食物中毒　病原菌为有毒的真菌，如赤霉菌中毒、青霉菌中毒等。

3. 植物性食物中毒　植物本身含有毒性物质，如木薯等。

4. 动物性食物中毒　动物体内某些组织含有毒性物质，如河豚及蟾蜍等。

5. 化学性食物中毒　食物内掺杂有某些化学物质，如砷、锑、钡、锌、汞、磷、有机磷农药等。

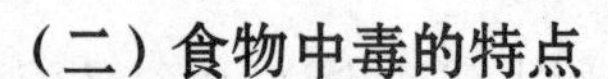

（二）食物中毒的特点

1. 中毒与食物有关，可因进食同一种有毒食品而产生暴发性中毒。

2. 常发生在集体或家庭中，若个别人员误吃某种有毒食品而引起中毒则为散发性发病。

3. 病情来势凶猛，发病率高，危害性大。

4. 潜伏期短，大多在摄入有毒食品半小时到24小时内发病，一般不超过3天，也有长达2周者。真菌性食物中毒，部分为慢性发病。

5. 临床症状大多相似，一般以急性胃肠炎症状为主，兼有神经系统症状；少数则以神经系统症状为主，伴有胃肠炎或其他有关症状。

6. 食物中毒在采取适当措施后，病情可很快被控制。

二、细菌性食物中毒

细菌性食物中毒是最常见的一种中毒，多发生在夏、秋季节，主要因食物被细菌污染食后引起胃肠炎和中毒症状，由细菌繁殖引起者经高温蒸煮杀死细菌后就可不引起中毒，而细菌繁殖放出外毒素（如葡萄球菌、肉毒杆菌）引起者虽然高温杀死细菌但未破坏毒素食后仍能中毒。主要以恶心、呕吐、腹痛、腹泻等消化道症状为主，往往伴有发热、脱水、酸中毒，甚至休克、昏迷等。小儿食物中毒比成人来势凶猛，一般均需抗感染治疗。

（一）沙门菌食物中毒

沙门菌属在水、乳、肉类等食品中生存时间较

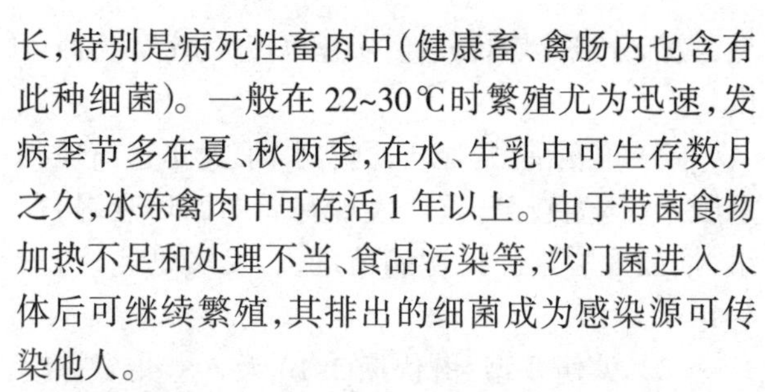

长，特别是病死性畜肉中（健康畜、禽肠内也含有此种细菌）。一般在22~30℃时繁殖尤为迅速，发病季节多在夏、秋两季，在水、牛乳中可生存数月之久，冰冻禽肉中可存活1年以上。由于带菌食物加热不足和处理不当、食品污染等，沙门菌进入人体后可继续繁殖，其排出的细菌成为感染源可传染他人。

1. 毒理　沙门菌在外界生命力较强，不产生外毒素，主要是食入活菌而引起食物中毒，儿童、老人与体弱者食入较少量也可致病。当大量致病菌侵入人体时，在肠内繁殖，大量的细菌及菌体崩解后释放出来的内毒素，对肠道黏膜及肠壁神经和血管有很强的刺激，引起肠道黏膜的肿胀、渗出和运动功能失调，出现不同程度的消化道症状。同时，内毒素由肠壁吸收进入血液循环后，作用于体温调节中枢及血管运动神经，引起体温上升及血管运动神经麻痹等相关症状。

2. 临床特点　潜伏期一般为4~12小时，短至2小时，长达3天；败血型和伤寒型潜伏期可达1~2周。一般病程3~7天，短至1天，长达10天。病初即有发热，并可持续高热，腹泻黄绿水样便，有时脓血便和里急后重，少数出现皮疹，重者可致死。早期培养阳性率较高。白细胞一般在正常范围或稍低。发病1周后，血清凝集效价增高。

（1）急性胃肠炎型：发病突然，开始有恶心、畏寒、发热、头痛、乏力；继则苍白、出冷汗；进而发生呕吐、脐周疼痛、腹泻等。腹泻每天数次至数十次，多为黄色或绿色水样便，个别患儿于1~2天后出现脓血便。炎症累及结肠下段时，可有里急后重。如呕吐、腹泻较剧，常引起脱水，甚至酸中毒。此型多见，大部分患儿症状较轻，病程也短，约1~4天即可恢复。

（2）类霍乱型：呕吐、剧烈水泻，可迅速出现严重脱水，体温较高；重者表现有周围循环衰竭、发绀、抽搐及昏迷。此型病情危重，发展迅速，病程4~10天。

（3）类伤寒型：潜伏期3~10天。患儿多持续高热，症状类似伤寒，可有相对缓脉，并有头痛、四肢痛、肌痉挛、全身乏力、下腹痛、腹泻等，病程约10~14天。

（4）类感冒型：恶寒、发热、鼻塞、全身不适或疼痛，可有咽喉炎表现，或伴胃肠炎症状。

（5）败血症型：大多起病突然，少数徐起；寒颤明显，不规则高热，可持续1~3周，并伴有不同程度的胃肠道症状，肝脾大；体弱者易患此型食物中毒。在发病期和恢复期可并发肋软骨局部脓肿、肋骨骨髓炎，间或并发脑膜炎、心内膜炎、肺炎等。当有并发症后，每次发热可迁延数月或反复发作。

（二）副溶血性弧菌（嗜盐菌）食物中毒

副溶血性弧菌（嗜盐菌）为革兰阴性的多形态杆菌，对低温的抵抗力较强，一般在海水中能存活47天以上，在淡水中存活时间不超过2天，在抹布和砧板上能存活30天以上，在冰箱中能存活超过75天，在咸芥菜中能存活30天以上。

1. 毒理　可致本菌食物中毒的传染媒介主要为各种水产品，如海蜇、蟛蜞、黄鱼、带鱼和梭子蟹等海产品，鲫鱼、白鱼、鲤鱼等淡水鱼，咸鱼、咸蛋类。以生食及水烫食物最多，其次为烤、煮时间过短所致，也可是变质或隔夜储存食品。病变多在十

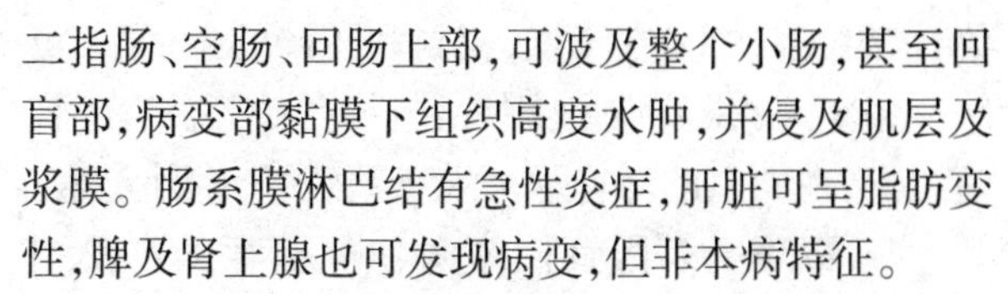

二指肠、空肠、回肠上部，可波及整个小肠，甚至回盲部，病变部黏膜下组织高度水肿，并侵及肌层及浆膜。肠系膜淋巴结有急性炎症，肝脏可呈脂肪变性，脾及肾上腺也可发现病变，但非本病特征。

2. 临床特点　潜伏期最短 1 小时，最长 4 天，可有典型、胃肠炎型、菌痢型、中毒性休克性、慢性肠炎型等类型。腹痛常呈阵发性绞痛，位于上腹部、脐部、回盲部。腹泻多排出水样或黄糊状大便，部分患儿排出水样或洗肉水样粪便，以后可转为脓血便，混有肠黏膜及黏液等，里急后重症状较少。重症后期常有脱水、全身痉挛、神志不清、血压下降、面色苍白或青紫等休克症状。病程为 1~6 天，偶尔在腹痛、腹泻好转时突然发生休克样症状而死亡。

（三）葡萄球菌食物中毒

1. 毒理　由金黄色葡萄球菌（凝固酶试验阳性）产生的肠毒素所致，以 A 型毒素引起食物中毒最为常见，约占 50%。食堂或从事饮食业工作人员的鼻咽部及齿龈发炎或皮肤有化脓性病灶时，细菌可通过接触皮肤病灶或呼吸道分泌物飞沫而污染食品；患乳房炎的奶牛，其乳汁可带有葡萄球菌。葡萄球菌污染食品（如剩饭、剩菜）并大量繁殖可产生肠毒素，温度高、空气不流通均易产生肠毒素，以夏秋两季发病为多，一般无流行传染性。

2. 临床特点　发病迅速，潜伏期短，80% 在 3 小时以内。来势凶，呕吐较重，腹泻较轻，剧烈者可致痉挛、脱水，甚至发生休克。一般不发热或微热。

（四）肉毒杆菌食物中毒

革兰阳性厌氧肉毒梭状芽孢杆菌，附着于蔬

菜、水果、谷物上，在干燥、密封和阴暗的条件下，可保存多年。火腿、腊肠、罐头、瓶装食物等被肉毒杆菌污染，在缺氧的环境下可大量繁殖，产生外毒素。

1. 毒理　多因食用密封缺氧储存的食品引起，如污染了肉毒杆菌的臭霉豆腐、豆豉、豆腐渣、各种酱及咸鱼、家畜肉、臭蛋、烂土豆、霉玉米、蜂蜜等，伤口也可感染。婴儿型肉毒杆菌食物中毒常是食用污染的蜂蜜在肠道繁殖产生外毒素而致病，是婴儿猝死原因之一。肉毒杆菌外毒素（为嗜神经毒素）自胃肠道吸收后，阻断周围神经突触，释放乙酰胆碱，使神经肌肉接头处传导发生障碍，致使全身骨骼肌持续发生软瘫，表现为一系列神经麻痹症状。主要损害中枢神经系统，尤以脑干神经核为著。病理解剖主要为脑及脑膜、肝、脾、肾等部位水肿、充血，甚至有小出血点和血栓形成。

2. 临床特点　一般分为食物型、婴儿型和伤口型三种，潜伏期较长，可达8~10天。潜伏期越短，病死率越高。神经系统症状为主，全身无力，四肢麻木，肌群麻痹，意识始终清醒，胃肠道症状不明显。

（1）眼内外肌麻痹：视物模糊，眼睑下垂，复视，斜视，辐辏不良，眼球运动障碍，眼球震颤，瞳孔散大，对光反应消失。

（2）吞咽肌麻痹：咀嚼、吞咽困难，呛咳，言语不清，音哑或失音，失语，咽反射减弱或消失，咽肌麻痹时分泌物聚集于咽部，可进入呼吸道而导致吸入性肺炎。

（3）呼吸肌麻痹：呼吸浅表，呼吸困难，最后发生呼吸衰竭。

（4）其他：如面肌麻痹，患儿表情呆板，胃肠肌

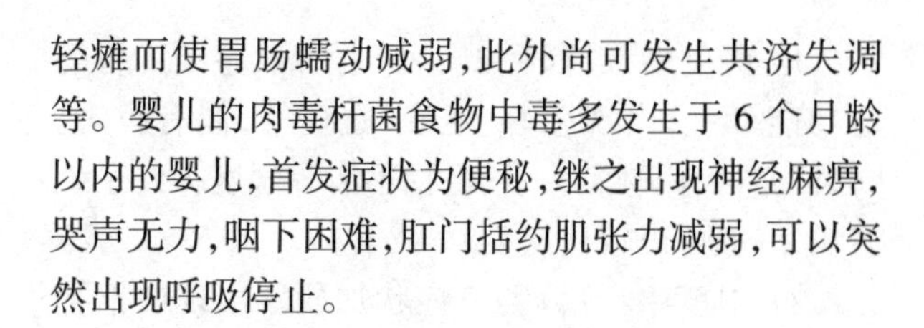
轻瘫而使胃肠蠕动减弱，此外尚可发生共济失调等。婴儿的肉毒杆菌食物中毒多发生于6个月龄以内的婴儿，首发症状为便秘，继之出现神经麻痹，哭声无力，咽下困难，肛门括约肌张力减弱，可以突然出现呼吸停止。

三、真菌性食物中毒

很多真菌对动植物和人类危害极大，食入可致中毒。急性中毒死亡率极高，慢性中毒可发生癌变。系由放久发霉变质食料产生真菌毒素而引起，且不被高温所破坏，故经高温蒸煮的真菌污染食品食后仍可中毒。急性中毒潜伏期短，先有胃肠道症状，后发生肝、肾、神经、血液等系统损害。

1. **霉变甘蔗中毒**　霉变甘蔗外皮无光泽，呈灰暗色，有霉味，或呈酒糟及酸辣味，剖面呈淡黄、橘红、棕褐、灰黑色斑，有时可见黑色霉点或白色菌膜，在显微镜下常可见到真菌菌丝。误食霉变甘蔗致中毒，常危及生命或留有神经系统后遗症，病死率在10%以上，重症可达40%。

（1）毒理：未完全成熟的甘蔗，含糖量低，有利于霉菌生长、繁殖。目前认为导致霉变甘蔗中毒的病原是节菱孢霉菌，产生3-硝基丙酸（3-NPA），为神经毒素，进入人体后迅速吸收，短时间内引起广泛性中枢神经系统损害，干扰细胞内酶的代谢，增强毛细血管的通透性，从而引起脑水肿，继发脑疝等。严重者导致缺血坏死，出现各种有关的局灶症状。

（2）临床特点：潜伏期最短10分钟，亦有长至48小时，潜伏期愈短则病情愈重，病死率愈高。

1）轻度中毒：食后2~3小时发病，主要为胃肠道功能紊乱，出现恶心、呕吐、腹痛等，偶有腹泻。同时，亦可有头痛、头晕、视物不清等轻度神经系统症状，一般可以较快恢复。

2）中度中毒：胃肠道症状加剧。出现中枢神经系统病变的症状如阵发性、强直性抽搐，意识不清，运动性失语，眼球偏向凝视或双眼上翻，眼球震颤，幻视，瞳孔增大或缩小，腱反射亢进等；脑脊液常规及生化检查无异常，可能有压力增加。眼底正常或有视网膜水肿，眼底静脉充盈。1~2周逐渐恢复，或留有语言、意识及运动障碍等后遗症。

3）重度中毒：主要表现为深度昏迷和癫痫持续状态。体温早期正常，以后可升高。病程中常发生血尿、柏油样大便及肺水肿等。常因呼吸衰竭而致死。生存者多留有严重的神经系统后遗症。CT可见双侧苍白球、壳核、尾状核等部位呈低密度区，间以片状出血；后期可见弥漫性脑萎缩。脑电图可有广泛的轻、重度异常。

2. 毒蕈中毒　无毒蕈类可食，鲜美可口，营养丰富，有些有药用价值。毒蕈（毒蘑菇）部分可经高热等烹调方法解毒，亦有不能用一般方法破坏其毒性的极毒蕈类。

（1）毒理：毒蕈中所含四种主要有毒成分。

1）毒蕈碱：类似乙酰胆碱的生物碱，具有拮抗阿托品的作用，毒性极强，能够兴奋胆碱能节后纤维，主要是兴奋副交感神经，引起心跳变慢、变弱，使胃肠平滑肌痉挛、蠕动加强、瞳孔缩小等。同时对交感神经亦有作用，如促进汗腺分泌等。有的毒蕈还含有一种类似阿托品作用的毒素，表现为阿托品中毒症状。

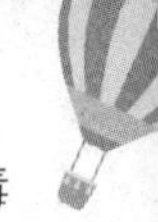

2）毒蕈溶血素：可引起溶血。

3）引起精神症状的毒素：如发红毛绣伞、红网牛肝蕈、光盖伞属中某些蕈类含有毒蝇碱、蟾蜍素、光盖伞素等毒素，能引起幻觉及精神异常等。

4）毒肽和毒伞肽：主要是毒伞、白毒伞、鳞柄百毒伞和褐鳞小伞等毒蕈所含的毒性物质，此种毒素可侵害肝、肾、心、脑、神经系统，对肝脏损害最大。死亡病理检查显示肝脏显著缩小，切面呈槟榔状，显微镜检查可见肝细胞大片坏死，肝细胞索支架塌陷，肝小叶结构破坏，肝窦扩张，星型细胞增生或有肝细胞脂肪变性。

（2）临床特点：每种毒蕈含有 1 种或多种毒素，患儿体质、饮食习惯各异，故毒蕈中毒症状复杂，常表现为混合症状。

1）潜伏期：发病迅速，多在误食毒蕈后数分钟至 6 小时即出现中毒症状。毒粉褶蕈及白蘑科、牛肝蕈科、乳菇科等毒蕈所引起者，潜伏期为 0.5~6 小时；鹿花蕈等引起者，潜伏期约为 6~12 小时；瓢蕈、白毒伞蕈及栗茸蕈中毒者，潜伏期最长，15~30 小时内均无症状。

2）胃肠炎症状：恶心、呕吐、腹泻和腹痛，重度中毒可有持续严重的呕吐、剧烈腹痛及频繁地排出水样粪便，有时带血，常见于毒粉褶蕈、百毒伞（白帽蕈）、绿帽蕈（毒伞）等中毒。水及电解质大量丧失可引起血液浓缩、血压降低、腓肠肌痉挛，甚至休克、昏迷或急性肾衰竭等严重后果。

3）毒蕈碱样症状：可产生流涎、流泪、多汗、血管扩张、血压下降、心搏变慢、呼吸急促、肠蠕动加强、瞳孔缩小、支气管痉挛、急性肺水肿等，最后可因呼吸道阻塞或呼吸抑制而死亡。必须严密观察，及早救治。

4）阿托品样症状：可有心动过速、瞳孔散大、兴奋、狂躁、谵语、惊厥、昏迷等。

5）神经精神症状：可有幻听、幻觉、谵妄、狂躁、抽搐、精神错乱、昏迷等。角鳞灰伞蕈及臭黄菇中毒可致头晕、精神错乱、神志不清、昏睡等；毒蝇伞、红网牛肝蕈中毒可有矮小幻视、谵妄，部分类似精神分裂症，常有迫害妄想等，大多能自行恢复。有些四肢远端发生对称性的感觉和运动障碍、麻木或强直、膝反射消失等周围神经炎表现。

6）血液系统症状：含有溶血素的毒蕈如鹿花蕈中毒可引起溶血，出现贫血、黄疸、血红蛋白尿及肝、脾大等。可以引起肾脏损害，甚至继发尿毒症等危重症状。可引起继发性血小板减少而出血，如皮肤紫癜、呕吐或便血等。

7）肝脏损害症状：极毒蕈如绿帽蕈（毒伞）、白毒伞（白帽蕈）、鳞柄白毒伞和褐鳞小伞等所含的毒肽，除对肝脏有严重损坏外，并对肾、心、脑、神经系统均有毒害作用，少数患儿呈暴发型，在潜伏期后1~2天内突然死亡，可能是由于中毒性心肌炎或中毒性脑病等所致。病情凶险而复杂，病死率高。

四、其他

1. 黄曲霉毒素中毒　此种毒素现已分离出12种，其中最重要的和毒性最大的是黄曲霉毒素B_1，常寄生在大米、小麦、玉米、花生米及花生饼中，属肝脏毒素。表现为肝脏急性损伤（如肝细胞变性、脂肪浸润、胆小管纤维组织增生及出现黄疸、肝脏出血、坏死等）。

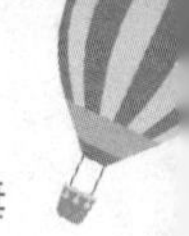

2. 黄变米中毒（毒青霉中毒） 为黄绿青霉毒素，被侵染特征是大米有色斑点，具有麻痹性臭味，属神经毒性。急性中毒时中枢神经麻痹、下肢瘫痪，最后可导致横膈和心脏停搏、呼吸麻痹而致死。有学者认为此菌与脚气病有关。

3. 镰刀菌中毒（食物中毒性白细胞缺乏症） 为梨孢镰刀霉菌（早熟禾镰刀霉菌）和假分枝镰刀霉菌（拟顶胞镰刀霉菌）及牙枝霉菌，常寄生在麦类、玉米、水稻等中，出现骨髓损伤性白细胞缺乏症。急性中毒时出现恶心、呕吐、呼吸加快，重症出现痉挛和心力衰竭，流行时病死率很高。亚急性中毒分为四期：①初期：出现急性中毒症状；②静止期：3~8 周；③症状恶化期：出现口腔黏膜坏死、咽头炎，鼻腔、口腔、消化道、肾脏出血，白细胞极度减少、淋巴细胞比例异常增大（90%）、血小板减少、红细胞减少和凝血时间延长，易发生二重感染；④恢复期：轻症 3~5 天，重症可持续数周，偶有后遗症。

4. 黑葡萄状穗霉毒素中毒 为黑葡萄状穗霉毒素，常由麦秸、谷糠和草藁所致。①初期：流涎、颌下淋巴结肿胀、眼部口腔充血及黏膜皲裂；②静止期：起病后 8~30 天白细胞增多或减少、血小板减少、粒细胞消失和凝血时间延长，持续 5~50 天；③第三期：体温升高、腹泻、脱水、脉搏微弱不整，血小板显著下降，白细胞下降，出现非病原性感染，口腔、齿龈、舌系带、硬腭黏膜、软腭黏膜、口唇等处发生坏死，一般 1~6 天死亡。非典型中毒者可在吃了大量有毒物后出现神经损害和休克。

5. 紫色麦角菌中毒 为紫色麦角菌生物碱，存在于麦类和一些禾本植物的果穗中。急性中毒时出现口渴、呕吐、腹泻、腹上部有烧灼感、头痛、皮肤刺痒、发冷、脉弱而快。严重时意识丧失、惊厥、虚脱，最后因呼吸麻痹、心跳停止而死亡。慢性中毒为开始四肢无力、头痛、嗜睡、腹泻、腹痛、四肢末端剧痛、发冷、失去感觉，出现坏疽变黑，最后因长期化脓或有中枢神经系统症状，可发生精神错乱和癫痫。

第三节　植物中毒

一、蓖麻子中毒

1. 毒理　蓖麻榨油内服，可作泻药，中毒多因生食蓖麻子而致，小儿吃生蓖麻子 5~6g 即可致死。蓖麻子中除含有 30%~50% 蓖麻油及其他无毒成分外，主要含有蓖麻碱和蓖麻毒素两种毒性成分，煮沸 2 小时后皆可破坏。蓖麻毒素是一种细胞原浆毒，使肝、肾等实质脏器细胞发生损害而致混浊肿胀、出血及坏死，并有凝集和溶解红细胞及麻痹呼吸运动中枢的作用，致死的主要原因为循环衰竭及急性肾衰竭。

2. 临床特点　潜伏期约为 3~24 小时，也有迟至 3 天出现中毒症状者。先有咽喉及食管烧灼感，继而出现恶心、呕吐、腹痛、腹泻，偶尔有血样大便。头痛、嗜睡、惊厥、昏迷或多发性神经炎。中毒数天后可发生血液凝集、溶血及肝肾损害症状，出现黄疸、出血、血红蛋白尿、蛋白尿、尿闭等。严重者多在中毒后 6~8 天，可因脱水、惊厥、休克及心力衰竭等致死亡。

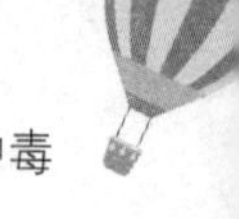

二、白果中毒

1. 毒理　白果又名银杏，为银杏科落叶乔木银杏的种子，核内有黄白色肉仁，富有滋养质，味香甜，可以煮食或炒食。白果为治疗痰喘及妇女白带等症的中药，尚有抗菌作用，对皮肤真菌亦有抑制作用。不论成人或小儿均可因食入过量白果而发生中毒，毒性以绿色的胚为最剧，生食者中毒症状更剧。年龄越幼、体质越差，越易发生中毒，或中毒症状越严重，预后亦差。婴儿连食10枚左右即可致死，3~7岁儿童连食30~40枚可发生严重中毒，甚至死亡。主要表现为中枢神经系统损害及胃肠道症状，偶尔有末梢神经功能障碍。

2. 临床特点　轻症精神呆滞、反应迟钝、食欲缺乏、口干、头晕、乏力等，1~2天逐愈。严重者则有头痛、呕吐、腹泻、发热(可高达41℃)、极度恐惧、怪叫、反复抽搐或惊厥等，轻微的声音及刺激即能引起，开始身体强直，以后渐呈疲软。气急、发绀、脉搏微弱、呼吸困难、神志不清、瞳孔散大、对光反应及角膜反应消失。常于1~2天内因心力衰竭、呼吸衰竭、肺水肿及支气管肺炎等而危及生命。少数可有末梢神经功能障碍，如触、痛觉消失，两下肢弛缓性瘫痪，膝腱反射迟钝或消失。脑脊液外观清亮，蛋白略增，细胞增多。

三、棉子中毒

1. 毒理　棉子是棉花植物的种子，棉子内有许多小球状色素腺体，含有棉酚等多种色素，对多

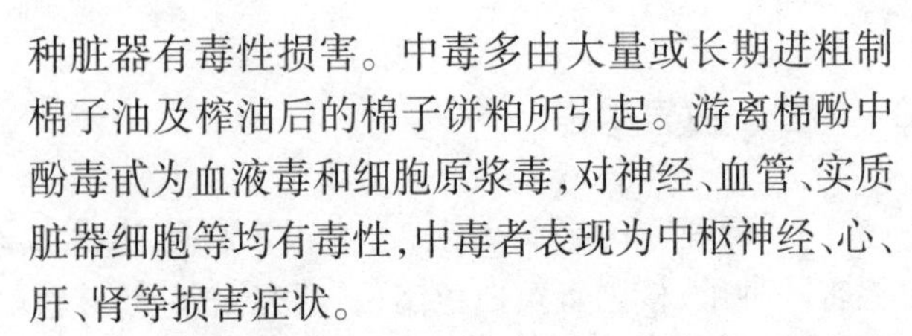

种脏器有毒性损害。中毒多由大量或长期进粗制棉子油及榨油后的棉子饼粕所引起。游离棉酚中酚毒甙为血液毒和细胞原浆毒，对神经、血管、实质脏器细胞等均有毒性，中毒者表现为中枢神经、心、肝、肾等损害症状。

2. 临床特点　潜伏期大多为2~4天，轻度中毒有恶心、呕吐，吐出物多为褐色，胃部烧灼感、便秘、腹胀腹痛及乏力、四肢发麻、头昏、精神萎靡等。严重者可发生嗜睡或烦躁、昏迷、抽搐等中枢神经系统症状，剧烈腹痛、胃肠道出血，部分发生心动过缓、血压下降、肺水肿、黄疸、尿毒症，可因呼吸、循环中枢衰竭而危及生命。炎热季节部分可出现高热、皮肤发红、无汗或少汗、难以忍受的烧灼感，称之为"烧热病"。少数肢体麻木、软瘫，多尿排出大量电解质，使血钾明显降低，血钠、血镁、血钙降低，可致心脏停搏或呼吸肌麻痹而危及生命。

四、发芽马铃薯中毒

1. 毒理　未成熟、青紫、发绿及发芽马铃薯中，致毒成分龙葵素含量高，具有腐蚀性及溶血性，对运动中枢及呼吸中枢有麻痹作用。死亡病理检查可见脑充血、水肿。有口腔炎、胃肠炎及肺、肝、心肌和肾皮质的水肿、胰头部分坏死等。

2. 临床特点　潜伏期为10分钟至数小时，咽喉部及口腔烧灼感、紧缩感和痒感，恶心、呕吐、腹痛、腹泻，可致失水、电解质失衡、血压下降等。发热、耳鸣、畏光、头痛、眩晕、瞳孔散大、呼吸困难、颜面青紫、口唇及四肢末端呈黑色，偶可引起肠源性青紫病。严重者可有昏迷、抽搐，可因呼吸中枢麻

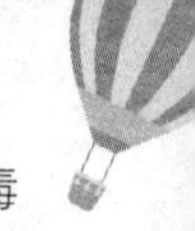

痹而死亡。检验材料加 3ml 浓硫酸，再加 3 滴冷饱和溴水，微摇，溶液染玫瑰紫色至堇紫色，即为阳性。或将剩余的马铃薯切开，在芽的附近加浓硫酸数滴，如有龙葵素，则变为玫瑰红色。

五、肠源性青紫病

1. 毒理　由体外摄入或肠内生成的亚硝酸盐类，使血液中血红蛋白变为高铁血红蛋白(达 1.5%)而出现青紫和组织缺氧，达 20% 时造成低氧血症。高铁血红蛋白时，皮肤黏膜可发生青紫；若血红蛋白转变为高铁血红蛋白时，则口唇青紫尤为明显。许多蔬菜和野菜均含有较多硝酸盐；苦井水也含有硝酸盐及亚硝酸盐；水经多次蒸煮水分蒸发，亚硝酸盐含量显著增高；过夜蒸锅水熬粥也可致中毒。大量食用后，胃肠道消化功能障碍及胃酸过低时，过量繁殖的肠内硝酸盐还原菌(包括大肠埃希菌和沙门菌属)使进入体内的硝酸盐还原为亚酸盐而致中毒。腌咸肉或加工熟食卤味、腐败变质或腌制数日的咸菜摄食过多均可发生中毒。体内维生素 C 缺乏、营养不良、腹泻等均为诱因。亚硝酸盐有松弛小血管平滑肌的作用，使血管扩张，血压下降。

2. 临床特点　潜伏期为 0.5~3 小时，全身皮肤及黏膜呈现不同程度的青紫、蓝灰、蓝褐或蓝黑色，与呼吸困难不成比例。四肢发冷，全身寒战，体温一般不高。呕吐、腹痛、腹泻、腹胀，烦躁不安、精神萎靡、反应迟钝，重者嗜睡、惊厥及昏迷。因血管扩张血压降低、出汗、肺水肿征象，可致窒息或呼吸和循环衰竭。

3. 鉴别 因高铁血红蛋白为褐色，静脉血亦为紫黑色。

（1）抽静脉血：数毫升盛于玻璃管内加入抗凝剂，在空气中振摇15分钟，仍不转为鲜红色，在5~6小时后才变为鲜红色，24小时不变红者为硫化血红蛋白。正常静脉血吹入氧气后变为鲜红色，患儿静脉血经吹氧气后仍为紫褐色。

（2）玻片法：取患儿几滴血放在玻片上，正常血为暗红色，患儿血是褐色，在空气中放置短时间内不变色。

（3）化学法：在试管的血内加入5%氰化钾数滴，如紫褐色血液变为鲜红色，则证实有高铁血红蛋白；血液中有硫化血红蛋白时，其颜色不变。

（4）光镜检查：可发现在红色区630nm处有高铁血红蛋白的吸收光带。加入5%氰化钾，光带消失。硫化血红蛋白的吸收光带618nm加入氰化钾并不能使光带消失。

六、豆浆中毒

1. 毒理 进食大量未煮开的豆浆、未炒熟的黄豆粉或生食大豆，内含一种有毒的胰蛋白酶抑制物，抑制体内蛋白酶的活性，对胃肠道有刺激作用。

2. 临床特点 潜伏期很短（1小时内），恶心、呕吐、腹痛、腹胀与腹泻，3~5小时即可自愈，也可持续1天左右。部分患儿有头痛、头晕等。

七、菜豆角中毒（四季豆）

1. 毒理 中毒大多发生在秋季，患儿常由于

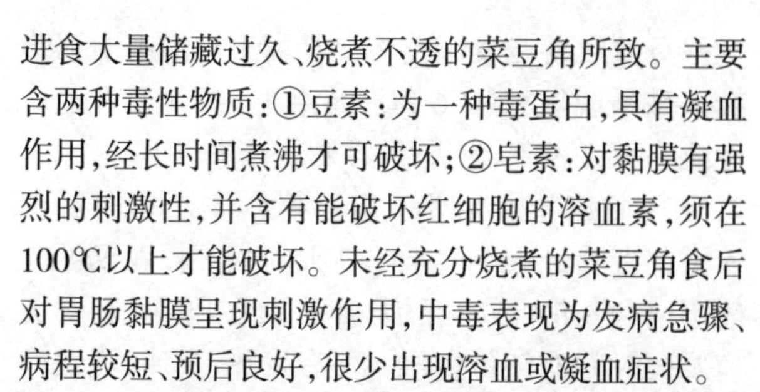
进食大量储藏过久、烧煮不透的菜豆角所致。主要含两种毒性物质：①豆素：为一种毒蛋白，具有凝血作用，经长时间煮沸才可破坏；②皂素：对黏膜有强烈的刺激性，并含有能破坏红细胞的溶血素，须在100℃以上才能破坏。未经充分烧煮的菜豆角食后对胃肠黏膜呈现刺激作用，中毒表现为发病急骤、病程较短、预后良好，很少出现溶血或凝血症状。

2. 临床特点 潜伏期为1~5小时，恶心、呕吐、腹痛、腹泻、腹胀、头晕、头痛，部分患儿有胸闷、心慌、出冷汗、手脚发冷、四肢麻木、畏寒、发热等，亦有血钾降低的报道。

八、荔枝病

1. 毒理 荔枝种子含α-次甲基环丙甘氨酸，有降血糖作用。连日多食影响食欲，可出现低血糖症状。

2. 临床特点 头晕、出汗、面色苍白、乏力及心悸，偶有高热，部分有口渴、饥饿感，腹痛、腹泻，重者可突然昏迷。大多有阵发性抽搐及某些生理反射迟钝或消失，瞳孔缩小或扩大，偶有巴氏征及克氏征阳性，但无颈项强直，可有面瘫或四肢瘫痪，多于1~2天内消失。四肢厥冷、脉搏细速、发绀、心律不齐（如过早搏动）、心音低钝、血压降低。

九、蚕豆病

1. 毒理 无论食入新鲜的或干的、生的或熟的蚕豆及蚕豆制品均可致病，严重程度与进食量无关，少数可在吸入或接触豆花粉后发病，乳母进食蚕豆可致婴儿发病。溶血是由于红细胞中葡萄糖-6-磷酸脱氢酶(G-6-PD)的伴性不完全显性遗传性缺陷所致,90%为男性,多数在5岁以下。

2. 临床特点　吸入花粉者大都立即发病,食入蚕豆者约经数小时至1~2天发病。轻者仅见一般不适和苍白,或有乏力、食欲缺乏、腹泻、轻度黄疸及短时间血红蛋白尿。可有发热、头痛、阵发性腹痛、呕吐及贫血,尿少,呈红葡萄酒样、酱油样尿,肝脏增大,有嗜睡。半数有脱水、酸中毒。重症可有高热、寒颤、中度黄疸、昏迷、持续性惊厥,偶有极重者可在1~2天内死亡。红细胞及血红蛋白显著下降,红细胞内有大量较大的珠蛋白小体,网织红细胞增加,尿隐血试验阳性,血红蛋白尿,血间接胆红素增高,G-6-PD活性降低,谷胱甘肽测定值明显降低。

第四节　动物中毒

一、河豚中毒

1. 毒理　常因剖剥、洗涤、烹调河豚等处理不当致食后中毒。河豚毒素以卵巢、肝脏含量最多,肌肉一般无毒。河豚毒素稳定,为钠离子通道阻滞剂,经炒煮、盐腌、日晒等均不能破坏,是一种非蛋白性嗜神经毒素,毒性强烈,可阻碍神经传导,使脑干中枢和末梢神经麻痹,最后致呼吸中枢和血管神经中枢麻痹而死亡。

2. 临床特点　潜伏期为0.5~5小时,进食量

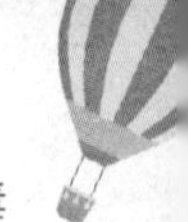

越大，潜伏期越短，预后越差。食后不久即有恶心、呕吐、口渴、腹痛或腹泻，口唇、舌尖、指端麻木，眼睑下垂、四肢乏力、行走不稳、共济失调、瘫痪或排尿困难，严重者血压及体温下降、声音嘶哑、呼吸困难、瞳孔放大、昏迷，最后发生呼吸中枢麻痹或房室传导阻滞。取尿液 5ml，注射于雄蟾蜍的腹腔内，于注射后的 0.5、1、7 小时分别观察其中毒现象，可作确诊及预后诊断。

二、贝类中毒

1. 毒理 常见引起中毒者有哈贝、扇贝、牡蛎、蛤仔、织纹螺、泥螺等。由于海水中某些单细胞藻类含有黄色或棕色色素，在适宜温度下迅速繁殖大量集结，形成红斑具有毒性，贝类动物摄食此藻类，人再食此贝类而发生中毒。

2. 临床特点 症状多发生于胃肠、神经、皮肤等。潜伏期为 0.5~12 小时，恶心、呕吐、腹泻、下腹痛，口唇、舌、手指等处的麻木感，继而颈部和四肢麻痹，步态蹒跚，发音障碍，头痛，口渴，可因呼吸麻痹而致死亡。由于泥螺体内含有对光敏感物质，可出现皮炎症状。贝类中毒还可致黄疸或急性黄色肝萎缩。

三、鱼胆中毒

1. 毒理 大多是淡水养殖的鱼类，熟食、生食、冲酒服用均可中毒。鱼胆汁中组胺类物质等导致各脏器毛细血管通透性增高，继发细胞变性及坏死。鱼胆进入胃肠道，毒性成分经吸收先达肝脏排出，临床常以急性肾衰和肝损害发病率最高，其他依次为胃、肠、心脏、脑等脏器受累，病死率甚高。

2. 临床特点　潜伏期为15分钟到14小时，潜伏期越短，预后越差。肝、肾衰竭约占半数以上，严重者发生多器官功能衰竭而死亡。恶心、呕吐、腹痛、水样泻、肝大有触痛、黄疸、肝功能异常，持续1~2个月。重症者3天后出现少尿、全身水肿、血压升高及急性肾衰竭。部分患儿出现头晕、头痛、嗜睡、四肢远端及唇舌麻木、双下肢肌肉弛缓，重度可有脑水肿表现，有抽搐、昏迷及眼球震颤。严重者可出现溶血、心肌损害、心力衰竭、休克。

四、蚕蛹中毒

1. 毒理　蚕蛹内含特异性神经毒素，耐热，即使将蚕蛹油煎或煮熟后进食仍可中毒，主要损害神经系统，出现锥体外系和小脑损害综合征等。食后迅速起病，与食用量无关，半数有虫体变色、发红、其味不鲜或有麻辣感。

2. 临床特点　潜伏期为1~20小时，有头晕、头痛、乏力、口唇及四肢麻木、表情淡漠、视物不清、嗜睡等；多伴有眼睑、面颊、口唇及舌体、四肢（尤其是手及前臂）不规则肌阵挛。可出现共济失调、斜视眼阵挛、发音困难、一过性失语、全身震颤、排尿困难或尿失禁、抽搐、昏迷等。

五、蜂蜜中毒

1. 毒理　由野蜂（偶有蜜蜂）采集了有毒花粉

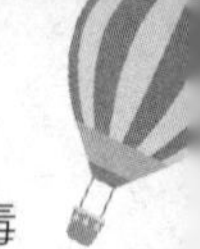

所制的蜂蜜引起，偶有患儿对蜂蜜过敏。在有毒植物附近的家养蜂，亦可能采集有毒花粉酿蜜。有毒蜂蜜色泽常较深暗，带有苦涩或麻口等感觉。

2. 临床特点　潜伏期为半小时至3天，一般有头痛、恶心、呕吐、腹痛、腹泻、发热、心悸、口唇及四肢麻木，可有肝、肾损害及一过性视觉障碍等。重症则有抽搐、昏迷、血压下降、呼吸衰竭，甚至死亡。食入含有洋地黄花蜜有洋地黄中毒表现，食入含有曼陀罗花蜜则有颠茄类中毒表现。对蜂蜜过敏者可在食后1小时内出现喉部痒感、皮肤潮红、荨麻疹、心悸、胸闷、腹痛、水样大便或过敏性休克等。

第五节　农药中毒

一、有机磷农药中毒

（一）毒理

有机磷杀虫剂依其毒性大小分为三类：①高毒类：对硫磷、甲氨磷、甲基对硫磷等；②中毒类：敌敌畏、乐果、倍硫磷等；③低毒类：美曲膦酯、马拉硫磷等。人对有机磷的中毒量和致死量差异很大。小儿多由于用有机磷灭虱、配制或喷洒农药时接触有机磷液体或吸入有机磷气体过量，家庭用有机磷治虫、杀灭蚊蝇，误食，母亲喷洒农药后未洗手换衣就给婴儿哺乳等因素引起。有机磷农药可经胃肠道、呼吸道迅速吸收，经皮肤吸收较慢，有大蒜臭味，被吸收后经血液和淋巴分布到全身，其毒性作用主要是抑制胆碱酯酶的活性而产生一系列中毒症状，包括毒蕈碱样、烟碱样及呼吸中枢麻痹等表现。

（二）临床特点

吸入中毒者，呼吸道及眼部症状出现最早，口服中毒者常先发生胃肠道症状，皮肤接触中毒则以局部出汗和邻近肌纤维收缩为最终表现。急性中毒多在12小时内发病，大量口服者在5分钟内可出现症状，根据症状轻重和血液胆碱酯酶活力降低的程度，临床上可分为四级。急性中毒常有暂时性血糖升高及糖尿，但尿中无酮体，有时有氨基酸尿、微量血尿和凝血功能改变。小儿有机磷中毒的临床表现有时很不典型，易被误诊为脑炎、脑膜炎、急性胃肠炎、中毒型痢疾、肺炎、肾炎、癫痫、急性感染性多发性神经根炎、其他药物（如巴比妥类、阿片类、氯丙嗪、水合氯醛）中毒等。

1. 潜在性中毒　无症状，仅血液胆碱酯酶活力降低，为正常的70%~90%，无需特殊处理，需观察12小时以上。

2. 轻度中毒　患儿可出现头昏、头痛、恶心、呕吐、流涎、多汗、视物模糊、四肢麻木等早期症状。血液胆碱酯酶活力下降到正常的50%~70%。

3. 中度中毒　患儿可有轻度意识障碍、步态蹒跚、语言不清，并有瞳孔缩小，肌肉震颤，流泪，轻度呼吸困难，支气管分泌物增多，肺部有干、湿啰音，心动过缓，腹痛、腹泻，发热，寒战，多汗、血压轻度升高等。血液胆碱酯酶活力下降到正常的30%~50%。

4. 重度中毒　患儿可出现昏迷，常有心动过

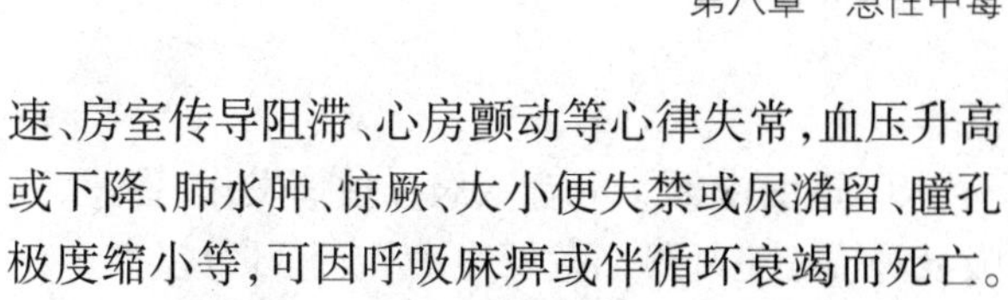

速、房室传导阻滞、心房颤动等心律失常，血压升高或下降、肺水肿、惊厥、大小便失禁或尿潴留、瞳孔极度缩小等，可因呼吸麻痹或伴循环衰竭而死亡。血液胆碱酯酶活力下降到正常的 30% 以下。

二、有机氯杀虫剂中毒

（一）毒理

有机氯农药可分为以苯为合成原料的氯化苯类，如六六六、滴滴涕等；以氯为合成原料的氯代甲撑萘制剂类，如氯丹、七氯化茚等；尚有不少有机氯的混合农药。可经皮肤、呼吸道及胃肠道吸收而进入人体，对脂肪和类脂质有特殊的亲和力，且可蓄积于脂肪组织中。进入血液循环中的有机氯分子与基质中氧活性原子作用而发生去氯的链式反应，主要累及神经系统、肝、肾及心脏。

（二）临床特点

一般在 30 分钟至数小时发病。呼吸道吸入中毒的患儿可有咽喉部不适、喉痉挛、气管炎、支气管炎、肺炎等，重症发生肺水肿，眼部污染者可引起剧痛、羞明、流泪等结膜炎症状。皮肤污染时可出现接触性皮炎或过敏性皮炎，有时可发生支气管哮喘。

1. 轻度中毒　可有头痛、头晕、乏力、视物模糊、恶心、呕吐、腹痛、腹泻、易激动、偶有肌肉不自主抽动。

2. 中度中毒　可有剧烈呕吐、出汗、流涎、肌肉震颤、抽搐、腱反射亢进、心动过速、发绀、体温升高等。

3. 重度中毒 可有癫痫样抽搐发作、昏迷、呼吸衰竭或心室纤颤而危及生命,或有肝肾损害。

三、有机氮农药中毒

(一)毒理

有机氮农药是一类内吸性广谱杀虫、杀螨剂,主要有杀虫脒、螟蛉畏、巴丹等,属高毒类农药,可通过皮肤、呼吸道和消化道进入人体而引起中毒。毒理可能为抑制了一种单胺氧化酶,从而影响交感神经,但不影响副交感神经,对胆碱酯酶也无抑制作用。

(二)临床特点

主要是神经系统、泌尿系统、血液系统三方面的症状。尿中4-氯邻甲苯胺测定可作出诊断。

1. 神经系统 可有头晕、头痛、乏力、精神萎靡、反应迟钝、嗜睡、四肢麻木。嗜睡较为突出,严重者可出现昏迷、中毒性脑病、呼吸衰竭。

2. 泌尿系统 12~48小时内可出现尿频、尿急、尿痛等出血性膀胱炎症状,镜下或肉眼血尿,尿中还可出现白细胞和蛋白质。

3. 血液系统 2小时左右出现发绀,以口唇、鼻尖、指端明显,无气促。

4. 其他 皮肤接触处有烧灼感或麻、痒感,粟粒样丘疹,片状脱屑。可出现心音低钝、心电图显示Q-T间期明显延长。

四、氨基甲酸酯类农药中毒

（一）毒理

氨基甲酸酯类农药有较快的发展，主要有速灭威、害扑威、呋喃丹等。除草剂有燕敌、燕麦灵等。可通过呼吸道、消化道及皮肤吸收而导致中毒，使胆碱酯酶氨基甲酰化，抑制胆碱酯酶活性，故中毒症状与有机磷中毒相似。

（二）临床特点

经皮肤或呼吸道进入者 2~15 小时发病，经口者 15 分钟即可发病。轻者以毒蕈碱样症状为主，表现为头晕、头痛、视力模糊、乏力、恶心、呕吐、腹痛、食欲减退、流涎、多汗等。重者出现面色苍白、瞳孔缩小、胸部挤压感、肌肉震颤、脉搏及呼吸加快、浅昏迷等。皮肤接触处出现皮肤潮红，伴刺痛、奇痒、充血疱疹等。

五、氟乙酰胺中毒

（一）毒理

氟乙酰胺为有机氟内吸性杀虫剂，又名敌牙胺，主要经口由于误服而引起中毒。进入人体后脱胺形成氟乙酸，与三磷酸腺苷和辅酶 A 作用，形成氟乙酰辅酶 A，再与草酰乙酸作用生成氟柠檬酸而抑制乌头酸酶，使柠檬酸不能代谢为乌头酸，导致三羧酸循环中断，妨碍正常的氧化磷酸化作用，主要影响神经系统、消化系统、心血管系统及糖代谢。

（二）临床特点

潜伏期一般为15小时，严重者可在1小时左右发病。血中柠檬酸量增高（正常全血含量为2.5mg%）、血氟含量增高（正常为0.2~0.5mg%）即可诊断。

1. 轻度中毒 可有头痛、头晕、视物模糊、黄视、无力、四肢麻木、肢体小抽动、口渴、恶心、呕吐、上腹部烧灼感、腹痛、心动过速、体温降低等。

2. 中度中毒 可有呼吸困难、分泌物增多、烦躁不安、肢体间歇性抽搐、血压降低，心电图提示轻度心肌损害等。

3. 重度中毒 可发生惊厥、心律失常（如早搏、房室传导阻滞，甚至心室颤动）、严重心肌损害、心力衰竭、呼吸衰竭、肠麻痹等。

第六节 杀鼠药中毒

一、磷化锌中毒

（一）毒理

磷化锌属高毒类毒物，呈蒜臭味。误服拌有磷化锌的毒饵2~3g便有可能致死。口服后经胃液中盐酸作用产生磷化氢和氯化锌，两者对胃肠道黏膜有刺激和腐蚀作用，引起炎症、充血、溃疡及出血等。作用于细胞酶，影响细胞代谢，使细胞发生内窒息。中枢神经、呼吸、心血管系统及肝肾功能均受影响，以中枢神经系统受损出现的最早、最重。

（二）临床特点

多在48小时内发病，可出现口腔、咽喉糜烂、疼痛、食管和胃内有烧灼样疼痛、口干、恶心、呕吐、腹痛、腹泻，呕吐物及粪便有蒜臭味，在黑暗处可见荧光，严重时呕吐物和粪便带血，甚至大量呕血。有狂躁、谵妄、昏迷、惊厥、脑水肿、肺水肿、呼吸衰竭、血压降低、心律失常、心肌损害、肝大压痛、黄疸、皮肤弥漫性出血、肾衰竭等。

二、敌鼠中毒

（一）毒理

敌鼠是一种抗凝血灭鼠剂，进入机体后，通过竞争性抑制，使维生素K的活性降低，干扰肝脏对维生素K的利用，从而阻碍肝脏合成凝血酶原及凝血因子Ⅶ、Ⅸ、Ⅹ，使出、凝血时间延长，导致各部位出血。此外，敌鼠可直接损伤毛细血管壁，使管壁通透性及脆性增加，加重出血倾向。

（二）临床特点

误食后3天内出现中毒症状，初为恶心、呕吐、食欲减退、精神不振等。继续发生全身各处出血，如鼻出血、齿龈出血、皮肤紫癜、咯血、便血、尿血等，出血严重者可发生休克。可出现关节痛、腹痛、腰痛、低热等。

三、氟乙酸钠中毒

（一）毒理

氟乙酸钠是一种剧毒有机氟杀鼠剂，可经消化道、皮肤吸收，干扰三羧酸循环。

（二）临床特点

误服后6小时即可出现中毒症状，表现为精神恍惚、烦躁不安、恶心、呕吐、流涎、麻木、上腹部疼痛、抽搐、心律失常。严重者可出现休克、心搏骤停及呼吸衰竭。

四、安妥中毒

（一）毒理

安妥是一种比较安全的杀鼠剂，大量误服可引起中毒，儿童及对该药敏感者较易引起毒性反应。经胃肠道吸收后，主要分布在肺、肝、肾及神经系统，主要由肾脏排出，其毒性作用除对胃肠道黏膜的刺激作用外，还可引起肺毛细血管通透性增加，导致肺水肿及胸膜渗液，也可引起肝、肾脂肪变性及坏死。

（二）临床特点

主要表现为口渴、恶心、呕吐、胃部灼热感、头晕、乏力、嗜睡等。重症患儿出现刺激性咳嗽、呼吸

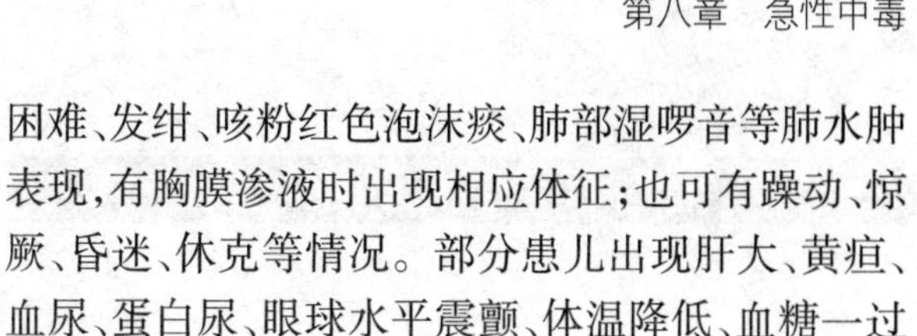

困难、发绀、咳粉红色泡沫痰、肺部湿啰音等肺水肿表现，有胸膜渗液时出现相应体征；也可有躁动、惊厥、昏迷、休克等情况。部分患儿出现肝大、黄疸、血尿、蛋白尿、眼球水平震颤、体温降低、血糖一过性增高。

五、毒鼠强中毒

（一）毒理

毒鼠强化学名为四亚甲基二砜四胺，又称没鼠命、三步倒、闻到死，其剧烈的毒性可能对环境和生命健康带来严重的潜在危害，具有中毒量小、毒作用快、死亡率高的特点。我国已禁止使用毒鼠强，但中毒事件仍时有发生。毒鼠强是一种强烈的中枢神经系统兴奋剂，尤其对脑干有兴奋作用，具有强烈的致惊厥作用，若不及时抢救患儿常死亡；还可直接作用于交感神经，导致肾上腺能神经兴奋症状。

（二）临床特点

主要为顽固性惊厥，表现为头颈后仰、两眼上翻、牙关紧闭、口吐白沫、意识丧失、发绀、尿失禁、心动过速、癫痫样大发作。潜伏期在0.5~2小时内，最快可在5~10分钟内猝死。1天内可发生数次至数十次，甚至呈惊厥持续状态，反复抽搐可导致低氧血症和脏器的缺氧损伤，严重者可出现呼吸衰竭、心跳停止而死亡。

第七节 小儿药物过量

一、小儿与成人药物过量的区别

1. 儿童尤其是五岁以下的儿童常因无知好奇、缺乏识别能力意外地接触中毒物、药物而致中毒，年龄稍大的儿童可由于家庭缺乏温暖、脾气暴躁、容易冲动、与人争执或受委屈而主动接触毒物。儿童中毒的发生地点绝大多数在居室内，现代家庭中有潜在毒性的物品大多数是在厨房和卫生间，药品多数是在卧室，因此预防儿童中毒的关键是加强对儿童、家庭成员、看护人员的教育，避免把有毒物品放在儿童可能拿到的地方。

2. 小儿自控能力差，意外中毒发生率较高。而成人自控能力强，意外中毒发生率很低，但有意识中毒(如自杀、滥用药物、追求精神刺激等)者增多，以药品占绝大多数。在西方国家抗抑郁药中毒最常见，其次为止痛药，毒品造成的死亡明显增加，酒精中毒也很常见。

二、药物中毒的常见中毒综合征

有些中毒的表现具有特殊的症状群和特征性体征，能使医务人员迅速作出判断并据此进行实验性治疗，争取了抢救时机。

1. 胆碱能毒综合征 胆碱能毒综合征的毒性表现主要是由于乙酰胆碱酯酶的降解受到干扰而使乙酰胆碱增多；也可以由竞争性的拟胆碱受体物

质引起这些症状，如毛果芸香碱；还可以是非竞争性的，如有机磷酯和氨基甲酸酯杀虫剂。临床表现为拟副交感兴奋的周围神经系统症状，突出的表现为分泌过度，包括流涎、流泪、排尿、排便、胃肠道不适和呕吐。其他胆碱能作用包括瞳孔缩小、肌纤维颤动，甚至弛缓性麻痹、意识模糊、抽搐或昏迷。严重病例可出现水肿或心律不齐。若使用阿托品能快速控制症状，则可以肯定诊断。

2. 抗胆碱能毒综合征　乙酰胆碱被各种药物拮抗后出现抗胆碱中毒，如颠茄类生物碱、阿托品、紫曼陀罗、东莨菪碱、抗组织胺药物、环类抗忧郁药。主要特点为口干、皮肤干、眼干、吞咽困难、肠鸣音弱、尿潴留、发热、皮肤发红、显著的瞳孔扩大伴视物不清和怕光、心动过速、谵妄和呼吸衰竭。试用毒扁豆碱有助于确定诊断。

3. 阿片类制剂中毒综合征　其标志为三联征，即昏迷、明显的呼吸抑制和瞳孔缩小如针尖样，可伴有肺换气不足、低血压，见于可待因、海洛因、丙氧吩、喷他佐辛。对可疑病例，可试用纳洛酮治疗明确诊断，有效者大多数症状可消失。

4. 镇静—安眠药中毒综合征　主要表现为中枢神经系统抑制，典型的药物是巴比妥类。轻度中毒者非常类似于乙醇中毒，如情绪不稳定、判断力下降、构音障碍、动作不协调，常伴有眼球震颤，但缺乏周围血管扩张且无酒味。中度中毒者皮层受抑制，表现为呼吸抑制和反射减弱。严重中毒者导致迟缓性或无反射性昏迷。少数患儿出现反射活跃、强直、痉挛和双侧巴宾斯基征阳性。典型的巴比妥中毒者瞳孔缩小(也可以出现瞳孔扩大)，但瞳孔有对光反应能力，此点有助于与器质性

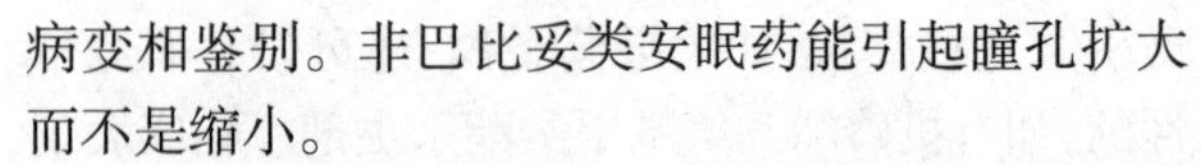

病变相鉴别。非巴比妥类安眠药能引起瞳孔扩大而不是缩小。

5. 拟交感毒综合征　典型的药物是苯异丙胺，中度中毒可引起焦虑、易激、话多、易疲劳、厌食、失眠和运动过度。严重中毒者可出现偏执狂样精神分裂症状，常出现重复、刻板、目的性不明确的行为。

三、常见药物中毒

（一）氯丙嗪类中毒

1. 毒理　常有的氯丙嗪、乙酰丙嗪、异丙嗪、奋乃静、三氟拉嗪等，中毒多由于用药过量或小儿自取过多误服所致，偶有应用治疗剂量发生过敏反应者。具有对抗肾上腺素及去甲肾上腺素的升压作用，导致血压下降；使纹状体上的神经末梢处多巴胺不足，失去抑制作用，乙酰胆碱的兴奋作用相对增强，出现震颤麻痹。

2. 临床特点　有头晕、嗜睡、流涎、恶心、腹痛、黄疸等，常发生心悸、房室传导阻滞、四肢发冷、血压下降、瞳孔缩小、昏迷、反射消失，长期大剂量应用可致粒细胞减少、血小板减少、溶血性贫血等，甚至发生再生障碍性贫血。偶有过敏反应者，少数可发生视力减退，甚至失明。尿内氯丙嗪试验阳性。

（二）巴比妥类中毒

1. 毒理　常用药物有巴比妥钠、异戊巴比妥、硫喷妥钠等，易透过胎盘分布到胎儿组织。巴比妥

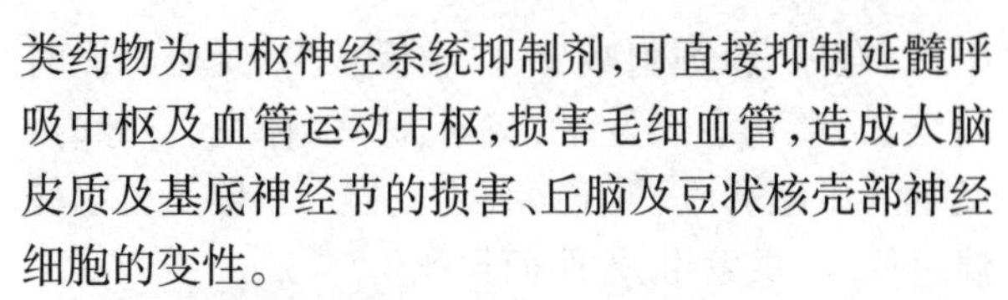

类药物为中枢神经系统抑制剂，可直接抑制延髓呼吸中枢及血管运动中枢，损害毛细血管，造成大脑皮质及基底神经节的损害、丘脑及豆状核壳部神经细胞的变性。

2. 临床表现　头痛、眩晕、言语不清、视物模糊、复视、色觉异常、嗜睡、昏迷、瞳孔缩小（晚期扩大）、对光反射迟钝、腱反射消失、病理反射阳性。可出现狂躁、谵妄、幻觉、惊厥等，严重者呼吸、循环衰竭，偶致脑水肿、肺水肿，还可有发热和各型皮疹。

（三）氨茶碱中毒

1. 毒理　有效治疗量接近其中毒量，有效血浓度为10~20μg/ml，高于25μg/ml即可引起中毒，一般中毒剂量为17~28mg/kg，个体差异较大。对中枢神经系统有兴奋性，首先兴奋大脑皮质，继而兴奋延脑及脊髓。

2. 临床特点　恶心、呕吐、腹痛、便血，头痛、烦躁、谵妄、震颤、惊厥、昏迷，出现呼吸加快、心动过速及心律失常、体温升高、血压下降，可有多尿、血尿及蛋白尿，严重病例可因肺水肿、肺栓塞、脑水肿、呼吸麻痹、心力衰竭等导致不良后果，过敏者可发生过敏性休克，静注速度过快或浓度过高可致心搏骤停。

（四）退热药物中毒

1. 毒理　退热药物包括氨基比林、安乃近、保泰松等，均可影响造血系统，引起粒细胞缺乏。对胃有刺激性，对肝、肾有毒性作用，偶有过敏反应。

2. 临床特点　恶心、呕吐、无力、兴奋、胃肠道

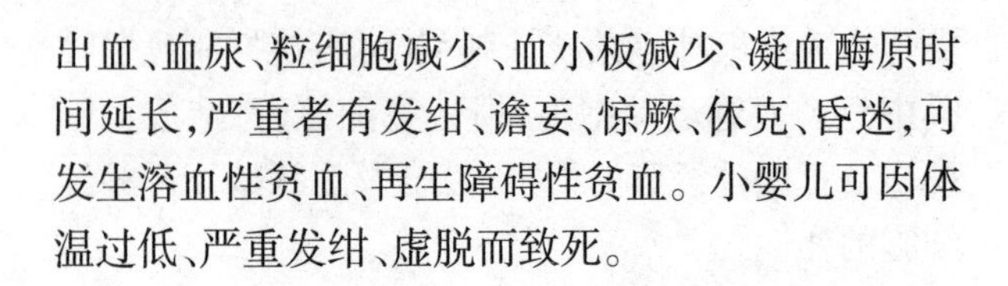

出血、血尿、粒细胞减少、血小板减少、凝血酶原时间延长，严重者有发绀、谵妄、惊厥、休克、昏迷，可发生溶血性贫血、再生障碍性贫血。小婴儿可因体温过低、严重发绀、虚脱而致死。

（五）酒精中毒

1. 毒理　小儿对酒精耐受性较低，纯酒精的致死量，婴儿为6~10ml，儿童约为25ml。酒精可抑制中枢神经系统，导致运动及神经精神的失常、呼吸中枢麻痹，与内源性阿片肽释放、酒精的代谢产物乙醛在体内与多巴胺缩合成阿片样物质直接或间接作用于脑内阿片受体有关，其中作用最强的是β-内啡呔。

2. 临床特点　小儿酒精中毒时常无兴奋期，很快进入昏睡，不省人事，易因严重低血糖而发生惊厥。还可发生高热、休克、吸入性肺炎及颅高压等。

（六）避孕药中毒

1. 毒理　分为女性避孕药和男性避孕药两大类，普遍应用的主要为女性避孕药，均含雌激素和孕激素。多数口服避孕药的剂型为糖衣片，小儿常由于当作糖丸误服而致中毒。

2. 临床特点　主要导致假性性早熟，误服后出现临床症状的时间为1~3个月，误服量1~10片。表现为双侧乳房发育伴乳晕着色，女童有外阴发育伴着色（男童可见包皮着色），可有阴道流血，但无周期性月经。

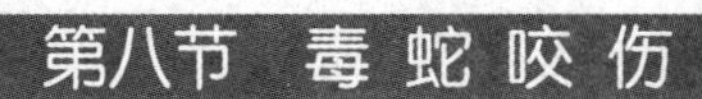

第八节　毒蛇咬伤

一、毒理

具有毒腺的蛇叫做毒蛇，毒腺位于蛇头侧眼后下方的皮肤下面，有导管通至毒牙基部的毒牙鞘内，当毒蛇咬人时，头部肌肉压迫毒腺，毒液经导管，通过毒牙注入人体，并随血液或淋巴循环进入人体其他部位引起中毒。毒蛇咬伤的伤口，常见明显的成对的两个毒牙痕（有时可见1~4个毒牙痕），无毒蛇咬伤仅见到一排整齐的牙痕。

1. **神经毒素**　是一种小分子蛋白质或多肽类。原理：①作用于运动神经末梢与骨骼肌接头处的突触后膜，与乙酰胆碱受体结合，导致骨骼肌弛缓性麻痹，不能被新斯的明对抗；②作用于运动神经—骨骼肌接头处的神经末梢，释放乙酰胆碱增多致耗竭（2~4小时），使骨骼肌弛缓性麻痹，新斯的明有兴奋其骨骼肌作用，对外源性乙酰胆碱也有反应。

2. **血液循环毒素**　包括心脏毒类、凝血毒及出血毒。可引起各种心律失常、休克、循环衰竭、心脏骤停，导致血液凝固、弥散性血管内凝血、广泛的难以止住的内外出血。

3. **酶类**　蛋白酶、磷脂酶A、L-精氨酸酯水解酶与中毒有密切关系。可致咬伤局部肿胀、出血，甚至坏死，红细胞膜破裂而致溶血，肥大细胞释放组胺及5-羟色胺而产生局部反应。

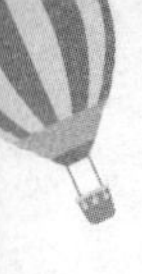

二、临床特点

1. **局部症状**　肿胀、剧痛，迅速向近心端发展，伤口出血不止，有时仅有麻木感。可发生水疱、血疱、组织坏死，局部淋巴结炎、淋巴管炎。

2. **循环系统**　心律不齐，心电图可见 ST-段 T 改变、Q-T 间期延长、束支传导阻滞等，严重者可发生室颤、心力衰竭、血压下降及休克。

3. **神经系统**　横纹肌弛缓性瘫痪，如眼睑下垂、吞咽困难、声音嘶哑、呼吸困难等，甚至呼吸麻痹而死亡。尚有头晕、嗜睡、流涎、听力障碍、瞳孔散大、大小便失禁、抽搐、昏迷等。

4. **其他系统**　出血、溶血、尿少及无尿，颅内出血，甚至死亡。

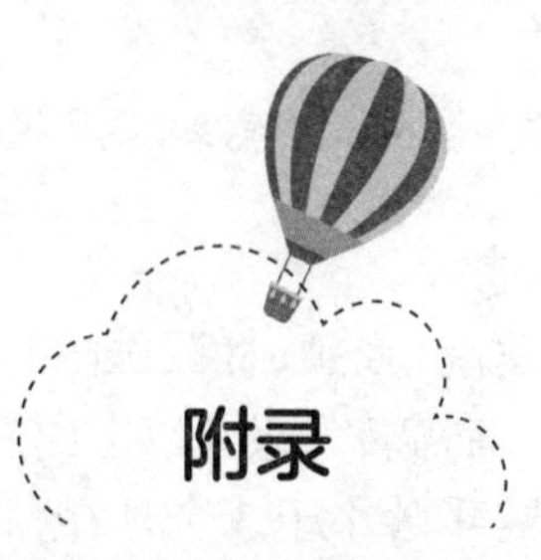

附录

重症儿童院际间三级转诊专家建议

（中华医学会急诊分会儿科学组，中华医学会儿科分会急救学组，中国医师协会儿童重症医师分会，执笔：祝益民　钱素云）

为把握重症儿童的正确转诊时机，确保需要转诊的患儿及时安全转运到有条件的医院诊治，制定适合国情的转诊指南或专家建议能够有效改善重症儿童的救治能力，提高儿科急诊抢救水平，降低高危患儿的病死率。按照卫生行政部门的要求，把握儿童疾病的特点，建立区域性急诊与重症患儿的三级转诊体系，因地制宜开展重症儿童转运，是保障儿童健康和生命的关键。重症儿童转运分为现场转运、院内转运及院际转运。现场转运是通过公共急救电话呼叫开展的转运；院内转运是指在同一医院不同医疗区域间的转运；院际转运是指在不同医疗单位之间开展的转运。本指南旨在为各级医院提供重症儿童院际转运的基本原则。

一、转诊指征

根据国家医院等级标准和条件，积极开展分级诊疗，建立三级转诊体系，将重症儿童从一级医院转往二级及以上医院，二级医院转往三级医院或区域性医学中心救治。

1. 一级医院（乡镇、社区医院） 急性起病，有下列情况之一者需转二级及以上医院儿科治疗。

（1）发热：年龄小于3个月；超高热；持续高热伴精神反应差或伴惊厥者；发热时间超过3天仍病因不明者。

（2）肺炎：伴有呼吸、心率增快；精神反应差；出现并发症（心力衰竭、呼吸功能不全、中毒性脑病、胃肠功能障碍等）或合并症（胸腔积液、脓胸、肺不张、气胸等）。

（3）腹泻病：治疗后临床症状未见好转并有加重，或出现下列症状之一者：①腹泻或频繁呕吐；②大便带血或伴有腹胀、腹痛；③不能正常饮食，明显口渴、无泪、尿少等脱水表现者；④持续发热、精神反应差等。

（4）意外伤害：包括急性中毒、烧烫伤、咬伤、窒息、异物、溺水、电击、跌落、创伤等，不具备救治条件经紧急对症处理后立即转院。

（5）其他急诊：惊厥、昏迷、出血、心跳呼吸骤停复苏成功后、需专科救治的儿科急症（含传染病）、需要紧急进行外科手术均应及时转院。

2. 二级医院（县、区级医疗机构） 急性起病，医疗技术力量、仪器设备不足时，有下列情况之一者应转诊至具有救治条件的省、市三级医院PICU。

（1）呼吸衰竭：无呼吸支持治疗条件或病情无改善或出现相关并发症。

（2）异物：呼吸道异物或食管异物无取出条件或不能顺利取出。

（3）重症哮喘：规范治疗不能缓解。

（4）心力衰竭：规范治疗病情无改善。

（5）严重心律失常。

（6）心肺复苏:复苏成功后需进一步生命支持。

（7）休克:规范抗休克治疗后病情不稳定。

（8）癫痫持续状态:规范治疗未控制。

（9）昏迷:经治疗无改善;明确有脑死亡不再转运,需器官移植者除外。

（10）外科急诊:不具备儿外科条件需要急诊外科手术。

（11）其他:任何原因引起的多器官功能障碍或衰竭。

3. 三级医院(省、市级医疗机构) 急性起病,无救治条件,为争取更进一步抢救,有下列情况之一者应尽快转诊至区域性医学中心 PICU 或条件更好的医院进行监护治疗。

（1）需要体外膜肺治疗。

（2）需要床旁支气管镜检查或治疗。

（3）严重心律失常需要使用心脏起搏器。

（4）需要血液净化治疗。

（5）需要采用亚低温治疗。

（6）心脏病需限期手术治疗。

（7）急腹症、多发创伤等合并严重并发症。

（8）其他需要开展的新技术。

二、转诊方式

转诊可在上下级医院间进行纵向转诊,也可在同等级医院间进行专科横向转诊。双向转诊是以区域卫生资源分布和社区首诊为基础的转诊制度。

转运工具首选救护车进行陆地转诊,远距离转运可创造条件开展空中转运。危重患儿需就地抢

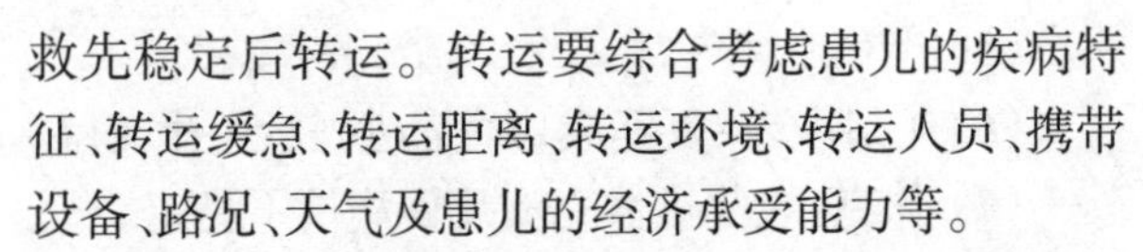

救先稳定后转运。转运要综合考虑患儿的疾病特征、转运缓急、转运距离、转运环境、转运人员、携带设备、路况、天气及患儿的经济承受能力等。

救护车应当符合卫生行业标准，医疗救护员应当按照国家有关规定经培训考试合格取得国家职业资格证书，医师和护士上岗前应当培训考核合格。

三、转运设备及用品

1. 救护车与救护设备　符合卫生行业标准并配备车载儿童和婴儿床等装置。

2. 急救箱　内装有不同型号的喉镜和气管导管或各种型号气管插管包、气管插管管芯、吸痰管、牙垫、复苏气囊、面罩、输液器材（包括注射器、糖盐水）、血压计（包括不同规格的袖带）、体温表、碘伏、固定用胶带、听诊器、胃管、备用电池等。

3. 常用抢救药物　包括肾上腺素、去甲肾上腺素、多巴胺、碳酸氢钠、葡萄糖酸钙、西地兰、甘露醇、呋塞米、阿托品、利多卡因、胺碘酮、地塞米松、安定、生理盐水、退热药等。

四、转运人员要求

转运人员应由儿科医生、护士、专职司机共同组成，有条件的医院可以成立专业转运队伍，固定部分人员。医疗救护员可以参与转运，病情不稳定者必须由医师主导转运，病情危重（Ⅱ级）者宜由急诊科和PICU的专业儿科医生负责。路途遥远或夜间出诊应适当增加医护人员和专职司机。参与

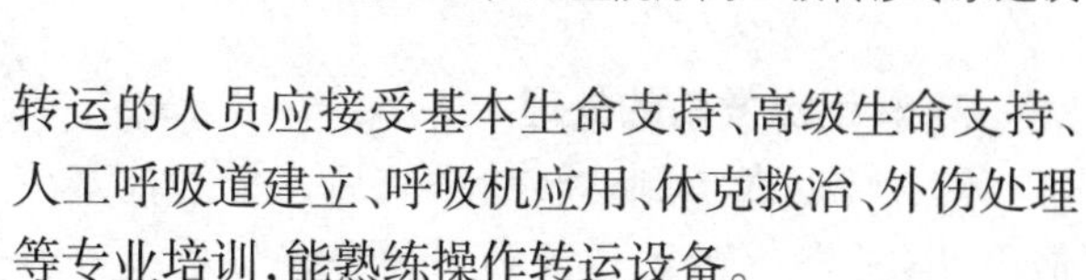

转运的人员应接受基本生命支持、高级生命支持、人工呼吸道建立、呼吸机应用、休克救治、外伤处理等专业培训，能熟练操作转运设备。

五、转运措施

（一）转运前的准备

1. 转诊医院

（1）主管医师根据患儿疾病情况及救治条件决定是否转运，联络接收医院，报告患儿初步诊断、处理及目前生命体征状况。

（2）根据接收医院医师的建议对患儿做好转运前病情稳定的相关处理。

（3）与患儿家长谈话，告知转运的必要性和潜在风险，需要承担的大致费用，征得家长理解和知情同意，填写转运申请单后签字。

2. 接收医院

（1）设立24小时转运急救电话，由专人接听。

（2）接到转诊医院的转运电话后记录转诊医院地址、患儿姓名、年龄、病情、转诊原因、联系电话等。

（3）通知转诊值班的医护人员和司机，及时赶到。

（4）检查转运设备和药品，重点查看医用气体是否充足，调试各种医疗设施至正常工作状态；司机进行临行前车辆安全检查，油箱的油量（不能载有患儿时加油）。核对后在登记表上打勾后尽快出发。

3. 转运出发前的处理

（1）转运人员到达转诊医院后先详细检查评估患儿，可进行转运儿童早期预警评分系统评分（transport pediatric early warning scores，TPEWS）。保持好两条通畅的静脉通路。

（2）采用 STABLE 模式对患儿进行处理。维持血糖正常（S，sugar，血糖）；保持体温稳定（T，temperature，体温）；确保呼吸道通畅（A，airway，呼吸道）；维持血压稳定（B，blood pressure，血压）；稳定内环境（L，lab work，基本实验室检查）；向法定监护人解释（E，emotional support，情感支持）。

（3）将患儿病情及转运途中可能会发生的各种意外情况，征得家长同意签字及交接后携带好各种病历及影像学资料及时转运。

（二）转运途中监护

1. 体温管理　保温，保持车厢温度适当，确保患儿转运途中的体温稳定。

2. 呼吸管理　维持好体位，固定患儿头部，保持呼吸道开放。持续呼吸及经皮血氧饱和度监测。气管插管者注意防止气管导管脱出，如病情突然恶化应考虑导管移位或堵塞、发生气胸或仪器故障，尽快作出相应处理。

3. 循环管理　心电监护，监测脉搏血氧饱和度、心率及血压，观察肤色、皮温和毛细血管再充盈时间，了解循环灌注情况，调节适当的输液速度，防止静脉通道堵塞和滑脱。

4. 其他管理　与接收医院的 PICU 医师保持联系，观察并记录患儿转运途中的各种情况、突发事件及处理措施等。司机、医务人员和患儿陪人均

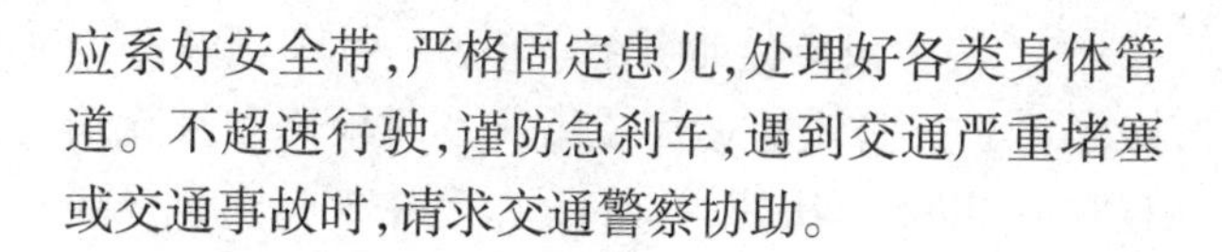

应系好安全带,严格固定患儿,处理好各类身体管道。不超速行驶,谨防急刹车,遇到交通严重堵塞或交通事故时,请求交通警察协助。

(三)到达接收医院的处理

1. 到达接收医院后,患儿通过急诊绿色通道直接进入 PICU 或相关科室。与值班人员进行交接,包括转运记录和当地病历资料。

2. 转运人员与 PICU 详细介绍患儿转运全过程情况,并再次应用“STABLE”程序进行评估。交接后应书面签字确认。

3. 指导家长办理入院手续,收集整理好全程转运资料,评估转运效果。有条件者建立信息化档案和转运信息化体系,全程管理患儿救治情况,患儿出院后向转诊医院反馈诊疗情况和效果。

六、转运要求

1. 转运存在风险,转运前应该充分评估转运的必要性和可行性。儿童重症具有相对性与可变性,需动态观察患儿病情变化。经积极处理后血流动力学仍不稳定、不能维持有效呼吸道开放、通气及氧合严重障碍、生命体征不稳定的Ⅰ级濒危患儿不宜转运。需立即外科手术干预的重症儿童,创造条件积极转运。

2. 制定转运的相关制度和质控标准,以保证重症患儿的转运质量,包括建立转诊流程、值班调度与审查制度、不良事件报告制度等。转运人员需接受临床培训和定期复训,评估考核合格才能独立转运。

3. 转运设施定期维护，包括急救车辆及车内设备维护。每次转诊完成后应及时检修和补充消耗物品，以备下次使用。转运过程中保持通讯畅通和随时联系。

4. 传染性疾病重症患儿的转运除遵守上述一般原则外，还必须遵守传染性疾病的相关法规及原则。

5. 实施转运的各类人员在转运过程中均存在人身安全风险，需为所有参与院际转运的相关人员购买相应的保险。

6. 本指南未罗列的其他儿童相关疾病和相关转运方式，可参照上述要求执行。原则上各系统重症超出所在医院救治能力或对救治缺乏经验时应转诊至上一级医院，还要注意识别潜在重症或可能发展为重症的患儿。

7. 免责声明：本指南为单纯临床医学技术问题，由于各省市区域性医疗条件差异，并非强制性执行，也不作为医疗纠纷医学鉴定与医疗官司法律责任的评判依据。